普通高等教育案例版系列教材

案例版

供临床、预防、基础、口腔、麻醉、影像、药学、检验、护理、法医等专业使用

医学伦理学

第 3 版

主　　编　李文喜　景汇泉

副 主 编　王星明　唐宏川　张瑞宏　孙英梅　梁　莉

编　　委　（按姓氏笔画排序）

王经纬（承德医学院）　　　　　王星明（滨州医学院）

孙英梅（沈阳医学院）　　　　　孙淑文（滨州医学院）

李文喜（滨州医学院）　　　　　张瑞宏（昆明医科大学）

罗　萍（昆明医科大学）　　　　贾伊伶（成都医学院）

唐宏川（成都医学院）　　　　　梅春英（滨州医学院）

梁　莉（承德医学院）　　　　　景汇泉（首都医科大学）

科学出版社

北　京

郑 重 声 明

为顺应教学改革潮流和改进现有的教学模式,适应目前高等医学院校的教育现状,提高医学教育质量,培养具有创新精神和创新能力的医学人才,科学出版社在充分调研的基础上,首创案例与教学内容相结合的编写形式,组织编写了案例版系列教材。案例教学在医学教育中,是培养高素质、创新型和实用型医学人才的有效途径。

案例版教材版权所有,其内容和引用案例的编写模式受法律保护,一切抄袭、模仿和盗版等侵权行为及不正当竞争行为,将被追究法律责任。

图书在版编目(CIP)数据

医学伦理学 / 李文喜,景汇泉主编 . —3 版 . —北京:科学出版社,2020.1

ISBN 978-7-03-063672-0

Ⅰ.①医… Ⅱ.①李… ②景… Ⅲ.①医学伦理学－医学院校－教材 Ⅳ.① R-052

中国版本图书馆 CIP 数据核字(2019)第 272150 号

责任编辑:张天佐 胡治国 / 责任校对:郭瑞芝
责任印制:赵 博 / 封面设计:范 唯

科 学 出 版 社 出版
北京东黄城根北街 16 号
邮政编码:100717
http://www.sciencep.com
天津市新科印刷有限公司印刷
科学出版社发行 各地新华书店经销

*

2007 年 8 月第 一 版 开本:850×1168 1/16
2020 年 1 月第 三 版 印张:9
2023 年 1 月第十九次印刷 字数:350 000
定价:39.80 元
(如有印装质量问题,我社负责调换)

前　言

《医学伦理学》（案例版，第 2 版），自 2012 年 1 月出版以来，被高等医药院校广泛选用，对提升医学生医学职业精神，训练临床伦理思维能力，增强医学科研伦理意识，起到了重要作用。教学实践证明，《医学伦理学》（案例版，第 2 版）教材内容丰富，编写体例新颖，体系完善，问题意识突出，教育意义深远。

为适应国家《关于深化医教协同 进一步推进医学教育改革与发展的意见》中提出的以 "5+3"（5 年临床医学本科教育 +3 年住院医师规范化培训或 3 年临床医学硕士专业学位研究生教育）为主体医学教育人才培养目标的需要，追踪医学科技发展的前沿，及时反映医药实践中的新情况新问题，我们在《医学伦理学》（案例版，第 2 版）的基础上，对教材进行了较为全面的修订，编写了《医学伦理学》（案例版，第 3 版）。

《医学伦理学》（案例版，第 3 版）有以下特点：

（1）继续保持教材案例特色：在不改变现有教学体制的情况下，教材中增加案例或标准化案例，这是本教材有别于其他教材的特点。使用本教材组织教学时，既可以按传统模式讲授，案例作为补充，供学生阅读使用；也可以案例为先导引导教学，丰富教学内容，提高学习效率。

（2）课程内容满足 3 个层次的需求（"三纲"）：《普通高等学校本科专业类教学质量国家标准》；毕业后执业资格考试和硕士研究生入学考试的需求；专业认证的需要。

（3）本教材内容紧跟国家执业资格考试和硕士研究生入学考试案例分析的命题方向；突出教材 "三基"（基本知识、基本理论、基本技能）、"五性"（思想性、科学性、先进性、启发性、实用性）和 "三特定"（特定对象、特定要求、特定时限）的基本要求。

因此，本教材内容紧扣了临床执业资格考试大纲要求，主要针对 5 年制本科医学教育，同时衔接规范化培训和硕士研究生入学考试要求。全书包括伦理学与医学伦理学概述、医学伦理学的规范体系、医疗人际关系伦理、临床诊疗伦理、临终关怀与死亡伦理、公共卫生伦理、医学科研伦理、医学高新技术研究与应用伦理、医疗人员医学伦理素质的养成与行为规范、卫生经济与医院管理伦理共十章内容，涵盖医学伦理学的基本内容，可作为医药学院临床医学及相关专业教材，也可以作为医疗机构从业人员培训、进修教材。

本教材由滨州医学院、首都医科大学、沈阳医学院、昆明医科大学、成都医学院和承德医学院六所高等医学院校的专家学者合作编写，具体写作分工如下：第一章，景汇泉、孙英梅；第二章，孙淑文；第三章，孙英梅；第四章，梅春英；第五章，唐宏川；第六章，张瑞宏；第七章，罗萍；第八章，梁莉、王经纬；第九章，王星明；第十章，贾伊伶。编写完成后，为力求内容的科学性，编委会内部多次进行互审。其中，王星明、唐宏川、梁莉、孙英梅、张瑞宏负责统稿。李文喜教授负责全书统稿和最后定稿。在编写过程中，作为一线教师的编委老师们充分共享了各自在课程教学中积累的各类教学案例与资源，查询和参考了国内外专家的著作、文献和教材，吸收借鉴了众多学者的宝贵资料和研究成果，由于篇幅所限，不能一一标注，敬请谅解，并在此表达最诚挚的谢意。当然，由于精力和能力所限，本书难免存在疏漏不当之处，恳请广大师生批评指正，以期日臻完善。

编　者

2019 年 3 月

目　　录

第一章 伦理学与医学伦理学概述

第一章PPT

医学活动是人类的重要社会活动，作为研究人类道德现象的伦理学，自然要关注医学领域中的伦理关系，同时作为维护人类健康的医学，也必然重视道德因素在防病治病过程中的价值。而且，医学本身也和其他科学一样是一把双刃剑。因此，把握医学伦理学的学科性质、研究内容及其在医学发展、社会生活中的地位、作用是学习医学伦理学的基本前提。

> **案例 1-1**
>
> 17岁的患者李某到某三级甲等医院就诊。就诊后的当天傍晚，李某突然闯进诊室用水果刀砍向三名医生和一名实习医生王某。三名医生受到了不同程度的伤害，王某因抢救无效死亡。王某此前刚刚收到某大学医学院博士生录取通知书。案发后，李某很快被抓获。当被问到为什么要对医生行凶时，李某说，医生折腾人。原来，李某患有强直性脊柱炎及肺结核，这是他第六次到该院就诊。当天一大早，李某同患有癌症的爷爷坐了9个多小时的火车来到该医院治病。但医生说治疗其疾病的注射用英夫利昔单抗不利于肺结核病痊愈，让其先到胸科医院治疗肺结核。李某与爷爷乘坐公交车到胸科医院就诊，医生告知李某，其所患的肺结核基本痊愈，不用治疗了。李某返回医院，医生又让其回到胸科医院取胸片，等李某将片子取回后，医生让李某在走廊外等候，让其爷爷进入诊室，告知其爷爷还是让李某先治疗肺结核。李某听说后，非常愤怒，认为"大老远来了，家里条件也不好，爷爷还患有胃癌，身体很累，感觉大夫有意习难我，不停地折腾我，就有了杀人的想法"。实际上，还有一个情况，医生并不了解。李某幼年时，其父因伤害罪入狱，其母也离开年幼的李某，李某由爷爷奶奶抚养大，爷爷患有胃癌，尽管做了手术，身体仍很虚弱，生活十分艰辛。李某一心想尽快将病治好，出外打工，以便减轻家里的负担。当听说不能立刻治愈疾病时，火气就上来了，导致发生伤医杀医的恶性案件。
>
> **问题：**
>
> 此恶性案件是否可以避免？为什么？

第一节 伦理学与医学伦理学

一、伦　理　学

微课 1-1

伦理学是一门有着几千年历史的古老学科，又是一门有着很大发展潜力和广阔发展前景的科学。伦理学研究人类社会的道德现象，对道德现象进行理论概括和哲学考察。它是人类意识形态发展的理论成果，在人类历史中发挥着重要的作用。

（一）道德

道德（morale）是人们在社会生活实践中形成并由经济基础决定的，用善恶标准去评价，依靠社会舆论、内心信念和传统习俗来维持调节人与人、人与社会、人与自然之间相互关系的行为规范的总和。不论中国还是外国，基本上都把"道德"和"伦理"这两个概念视为同义异词，它们指的都是处理人与人、人与社会之间关系应该普遍遵循的道理和规则，指的是社会道德现象，日常生活中也常用"伦理道德"这个复合词。但两者又有区别，"道德"较多地是指人们之间的实际道德关系；"伦理"则较多地指有关这种关系的道理。"道德"侧重于实践，"伦理"侧重于理论。

"道德"这个概念，在我国很早就已经使用了。"道"一般是指事物运动变化的规律，并引申为人们必须遵循的行为准则和规范；"德"一般是指人们遵循准则和规范有所得。道德是由一定的社会经济基础决定的社会意识形态，它以善恶为评价标准，依靠传统习俗、社会舆论和人们的内心信念加以维护。道德，作为社会现象，属于上层建筑和社会意识形态，是在人们的实践活动中形成的，受到经济基础的决定和制约。但是道德又不同于政治、法律规范，它是一种非制度化的规范，也是一种内化的规范，没有也不使用强制性手段为自己的实践开辟道路。同时，道德作为一种精神也不同于科学、艺术等其他精神，而是一种以指导行为为目的、以形成人们正确行为方式为内容的精神，因而它是一种实践精神。道德的评价标准是善恶。善的行为，即有利于他人、社会的行为就是道德的；反之，恶的行为，即有害于他人、社会的行为，就是不道德的。道德的评价方式是通过社会舆论、内心信念、传统习俗等约束人们的行为。道德一般分为社会公德、职业道德和家庭伦理道德等。所谓职业道德，是指从事一定职业的人们必须遵守的与其特定职业活动相应的行为规范的总和。医学道德就属于职业道德。

（二）伦理学的概念

伦理学（ethics）是以道德作为研究对象的学科，是研究道德的起源、本质、作用及其发展规律的科学，是道德现象的系统化与理论化。它是对道德现象的哲学思考，所以伦理学又称道德哲学。

伦理学是一门古老的学科。在西方，古希腊、古罗马哲学家们的伦理思想是奴隶制社会伦理思想的典型代表。这个时期的道德研究所注重的还只是个人道德品质问题。在中国，殷商时代就形成了道德概念、范畴和规范，西周时期提出的"以德配天""敬德保民"就是早期的政治伦理观。春秋时期，孔子在伦理思想上极大地发挥了前人的思想，形成了以"仁"为核心范畴的伦理思想体系。欧洲封建社会的伦理思想是在封建专制和基督教神权统治下发展起来的。其基本思想主要是坚持奥古斯丁的"原罪"说，认为人生来就是有罪的，无德性的，只有向上帝忏悔，才能因得到"神的启示"而具有德性。中国封建社会在伦理学的研究上，广泛地涉及道德的根源性问题（即人性善、恶问题），道德与利益的关系问题（即义、利问题），个人与整体的关系问题（即群、己问题），道德行为的动机与效果的关系问题，道德的原则规范问题，以及道德教育、道德修养、道德理想和道德境界等问题。其中，儒家学派的伦理思想一直居于主导地位。

（三）伦理学的研究对象

伦理学是系统研究各种道德问题的学问。"道德问题"是个弹性极大的概念，完全可以将伦理学的全部研究对象一网打尽。毫无疑问，不仅道德本身的问题，即道德的起源、演化、本质、特征、类型、结构、形态、功能等问题是道德问题，而且由道德作为人际关系规范所派生的道德价值（善与恶、应当与不当）、道德语言、道德意识、道德活动、道德关系、道德秩序、道德风尚、道德生活等问题也属于道德问题；不仅道德与人生、自由、幸福的内在关联问题可归之为道德问题，而且道德与经济、政治、法律、制度、宗教、科技、文艺等的外部关系问题，同样也可以归之为道德问题；不仅人类实践在各个领域遇到的各种具体的"应当如何"的问题是道德问题，而且将一个民族或一个国家的道德放到整个社会、文化的背景下进行总体性和历史性的审视而形成的各种道德文化问题，也属于道德问题。这就充分说明，以道德问题作伦理学研究对象的统摄，是恰当而周延的，一方面可以包容全部伦理思想史的研究内容，另一方面也可以包容伦理学在当代乃至未来的新拓展。

道德现象同政治、法律、文化等现象一样，都是由经济基础决定的，同属于上层建筑，这是道德现象的一般本质。道德现象的特殊本质则是其特殊的规范性和实践精神；特殊规范性表明其不同于政治、法律规范，而是一种非制度化或内化的规范，不使用强制性手段为自己的实践开辟道路；实践精神表明其不同于科学、艺术等精神活动，而是以指导人类行动为目的，形成人们正确的行为方式的实践精神。

（四）伦理学的分类

伦理学因为研究方式的不同可以分为描述伦理学、元伦理学、规范伦理学和应用伦理学四种类型。

1. 描述伦理学（description ethics）　是对道德行为和道德信仰加以如实的描述，目的在于描述、解释道德现象或提出与伦理问题有关的本性理论，为伦理学研究提供鲜活的经验材料和课题。

2. 元伦理学（meta ethics）　是运用逻辑和语言学的方法分析道德概念、判断道德性质和意义的道德哲学理论。20世纪初产生的元伦理学又称理论伦理学，它主要研究道德体系的逻辑结构和道德语言。元伦理学只对道德进行逻辑分析，它不制定任何道德规范和价值标准。它对道德概念的语言揭示，对道德判断功能的分析，对道德逻辑规则的设立，对伦理学高度的科学性、逻辑性的论证等，从一个侧面丰富和深化了伦理学的研究内容。元伦理学运用逻辑推理的方法，从概念本身的演绎中来建立自身严密的理论体系，它曾经在西方伦理学中占据重要地位，并且产生过不可忽视的影响。

3. 规范伦理学（normative ethics） 研究道德上的是非善恶标准，确立道德规范和论证道德判断，探讨道德规范和判断对人类的行为、品质、制度和生活方式的直接影响，目的是找到和明确地表述一种合理的道德规范体系，以指导人类的道德实践。它是古希腊哲学家亚里士多德首创的，主要研究人们的行为准则，制定规范和价值体系，从而规定人们应当如何行动。规范伦理学包括道德理论、道德原则、道德规范三个重要部分。

4. 应用伦理学 是研究将伦理学的基本原则应用于社会生活的规律的科学，是对社会生活各领域进行道德审视的科学。应用性和学科交叉性是应用伦理学的基本特征。伦理学可以分为理论伦理学和应用伦理学。理论伦理学的任务在于发现社会道德生活的原理或者规律；实践伦理学的任务则在于应用这些原理或者规律，以此来达到社会现实的目的。

二、伦理学的基本理论

（一）功利论

功利论是以"功利"作为道德标准的学说。功利论继承和发展了历史上幸福论和快乐主义的伦理传统，认为人的本性就是追求快乐和幸福。由于利益是幸福和快乐的基础，所以追求利益就成为道德的标准。功利论用"功利"来定义善的内涵，功利是指对有感受力的存在者而言的利益、好处、快乐、善或幸福。功利论强调行为的结果，不重视行为的动机，即判断道德正确与否的标准是看这一行为是否带来了善的结果，并且要看这一后果是否实现了"善"总量的最大化，亦即"最大多数人的最大幸福"原则。

功利论就是作为一种道德理论，它主张人的行为道德与否，看行为的结果，凡是行为结果给行为者及与其相关的人带来好处，或带来利大于弊的这样的一种行为就是道德的，否则就是不道德的。功利论认为什么叫道德，什么叫不道德，就看你这个行为者跟相关的人给他带来的好处是什么，或者是带来了利大于弊的行为，这就是道德的，否则就不是道德的。

美国著名哲学家弗兰克纳认为，功利原则十分严格地指出，我们做一件事情所寻求的就是善或利超过恶或害的可能的最大余额，也可以说是恶超过善的最小的差额。要注意这里讲的"善"或者"恶"，指的是非道德意义上的善和恶，非道德意义上的"善"和"恶"是什么呢？简单说就是好和坏。功利论又分为行为功利论和规则功利论。行为功利论是不依据规则，而是根据当下的情况决定我们的行动，就是根据眼前的情况来决定我们的行动，只要它能够带来好的效果就是道德的。规则功利论是依据规则，我们做事情依据某种规则，这个规则能带来好处，能带来好的结果就是一种道德行为。所以，简单地说，功利论就是效果论，你做事情能不能获得好的效果。获得了好的效果，获得了利益，获得了好处，获得了实惠，它就是道德的，否则就是不道德的，简单地说就是这么一个问题。

（二）义务论

义务论是指人的行为必须遵照某种道德原则或按照某种正当性去行动的道德理论，与"目的论""功利主义"相对。强调道德义务和责任的神圣性及履行义务和责任的重要性，以及人们的道德动机和义务心在道德评价中的地位和作用，认为判断人们行为的道德与否，不必看行为的结果，只要看行为是否符合道德规则，动机是否善良，也就是行为的动机正确与否。凡行为本身是正确的，或者行为所依据的原则是正确的，不论结果如何都是道德的。依据行为所遵循的动机，或者遵循的某种原则，不看行为的结果怎么样，只要动机是好的，做事情的原则是正当的就是道德行为。美国哲学家弗兰克纳认为，义务论主张除了行为和规则效果的善恶之外，还有其他可以使一个行为或规则成为正当的，或应当遵循的理由，这就是行为本身的某种特征，而不是他所要实现的价值。

义务论也可以分为行为义务论和规则义务论。所谓行为义务论是不一定有什么规则，做事情不一定遵循什么规则，只要行为本身是合乎道德的，这个行为就是正当的。规则义务论是说行为遵循的规则必须是合乎道德的，否则便不是道德的行为。这就是说，义务论本身可以有行为义务论，也可以有规则义务论。行为义务论看行为本身正当与否，规则义务论是看遵循的规则是否正当。

（三）美德论

美德论又称德性论或者品德论，它是研究做人应该具备的品格、品德、品性及如何培养这样的品格、品德、品性的理论，也即研究什么是道德上的完人及如何成为道德上的完人的理论。美德论是经典规范伦理学研究的重要内容，也必然是医学伦理学所关注的重要理论。医学美德论以医学道德品质、医学美德和医务人员为中心，研究和探讨医务人员应该具有的品德，回答有道德的医务人员是什么样的人，怎样才能成为这样的人。

随着义务论和功利论的盛行，美德论曾一度被边缘化，但在 20 世纪后期又再度兴起，其代表人物有阿拉斯代尔·麦金泰尔、伊丽莎白·安斯库姆、理查德·泰勒等。美德论旨在指导人们"首先成为一个有同情心、令人尊敬和值得信赖的生命"，并在提醒人类其生命中有某些不需要理由的但在极其重要的价值方面的不可忽视的作用。

微课 1-2

三、医学伦理学的研究对象和研究内容

（一）医学伦理学的概念

医学伦理学是规范伦理学在医疗实践中的具体应用，即运用一般规范伦理学的理论来分析和解决医学实践、医学科学发展中的各种关系之间的道德问题而形成的一门科学。作为一门科学，有其特定的研究对象和研究内容。只有正确理解医学伦理学的研究对象，掌握医学伦理学的具体内容，才能为系统地学习医学伦理学打下良好基础。

（二）医学伦理学的研究对象

医学伦理学是以医学领域中的医学道德现象和医学道德关系为研究对象。通过对医德现象的全面研究，揭示医德现象所表现的医德关系的各种矛盾及其变化发展的规律。

1. 医务人员与患者及其家属的关系　即医患关系。这是伴随医学的诞生最早产生的主体之间的关系。在医疗活动中，医患关系是最大量的、首要的关系，因此，它是医学伦理学的核心问题和主要研究对象。随着现代医学的发展和伦理观念的更新，围绕着医患关系，出现了一系列新的理论问题和现实问题。如何正确地评价和分析这些现象，并合理地协调这种关系，促进其健康发展成为医学伦理学研究的中心议题之一。处理医患关系的基本原则，是医务人员要永远把患者的利益放在第一位，全心全意地为患者的身心健康服务。案例 1-1 就是医患关系处理不当导致的结果。由于医生与患者李某没有进行充分的沟通交流，没有完全了解患者的心理轨迹及生活艰辛等情况，也没有将治疗强直性脊柱炎的注射用英夫利昔单抗会影响肺结核康复这一情况耐心讲给李某，导致李某对医生产生误解，认为医生来来回回让其往返于两个医院之间，是在折腾人，进而恼羞成怒，挥刀砍向医生，断送了年轻实习医生王某的性命与前途，也使他自己锒铛入狱。如果医患之间能够进行有效沟通，那么误解就不会产生，伤医案件也就不会发生。

2. 医务人员之间的关系　即医际关系。它包括医生与医生，医生与护士，临床医生与检验、麻醉等技术人员，医护人员与医院管理人员等之间的关系。在现代医疗条件下，医学出现高度分化的同时，还出现了高度综合的趋势，独立的、单个人的医疗活动已不能适应医疗技术的发展要求。在一所医院内，各类人员之间既有分工的区别，又有工作上的合作。"一切以患者为中心"是医务人员应共同遵守的道德原则，也是建立良好医际关系的基础。医务人员之间的相互支持和密切协作，有利于患者的诊治和康复。

3. 医务人员和社会的关系　即医社关系。医学模式、健康观念、社会疾病观的转变，不仅扩大了医学服务范围，也扩大了医务人员与社会各方面的联系。医疗活动不仅关系着患者及其家属的利益,而且关系着社会的利益,如在卫生资源有限的条件下如何解决公正、合理的分配、传染病的控制、卫生预防等问题,如果不从整个社会利益着眼,医务人员就很难进行行为的选择,也很难确定其行为是否合乎道德。因此,在现代社会中,医务人员的责任已不局限于某一个特定的患者,还包括对公众和社会的责任,医务人员与社会的关系已成为一种重要的医德关系。

4. 医务人员与医学科学发展之间的关系 随着医学高新技术的发展和临床应用,人们面临着许多道德难题。如基因的诊断与治疗、人类辅助生殖技术、器官移植、克隆技术、安乐死等亟须研究的问题,它们对于促进医学科学的发展和临床医疗活动具有重大意义。这些都是医学伦理学研究的领域。

（三）医学伦理学的研究内容

医学伦理学有着完整的学科体系,其内容十分丰富,既有对医德传统的继承,又有对现代医学伦理的概括。医学伦理学的研究内容主要包括医德理论、医德规范体系、医德实践、生命伦理学四个方面。

1. 医德理论 是医学伦理学的精髓。主要阐明医学道德的产生、本质、特征、作用、历史渊源、发展规律及医德与医学科学发展的关系等。这些基本问题,贯穿于整个医学伦理学体系,起着指导作用。

2. 医德规范体系 是医学伦理学的主干。主要阐明医学活动中行为主体应承担的道德责任,指出从事医学活动过程中应遵循的道德原则以作为医务人员医学活动的出发点,作为评价医学活动道德与否的具体标准。它包括医德的基本原则和具体原则、医德规范和医德范畴。它们共同构成了医德规范体系。

3. 医德实践 是医学伦理学的基础。医学伦理学是医德实践的理论概括与总结,同时又运用于医学实践,指导医学实践。医学伦理学研究的医德实践主要包括医德教育、医德评价和医德修养等。通过医德实践,使社会确定的医学道德在医务人员身上得以实现,形成良好的医学美德。

4. 生命伦理学 是当代医学伦理学内容的扩展,它所要研究的是当代生命科学发展进程中迫切需要解决的伦理课题。近年来,随着克隆、基因重组等技术的成熟,其中的伦理问题,成为人们密切关注的热门话题和难题。随着科学技术的快速发展,医学科学和医学实践正越来越多地面对许多新情况和新问题,研究和回答这些问题,成为医学伦理学研究的新内容。生命伦理问题主要包括生命与生殖伦理、死亡与临终关怀伦理、基因诊断与治疗伦理、人类干细胞研究伦理、克隆技术和器官移植伦理等。

医学伦理学的医德理论、医德规范体系、医德实践、生命伦理学四个部分,既相对独立,又相互贯通,是一个有机的整体,共同构成了医学伦理学学科体系。当然,当代医学伦理学还处在演化中,其理论与体系还不够成熟,许多问题还难以最终确立,这给我们的研究和学习提供了一个十分广阔的空间。

四、医学伦理学的基本观点和学科属性

（一）医学伦理学的基本观点

医学伦理学的基本观点是支撑医学职业的核心价值观念,生命观和医学人道观是医学伦理学的两个基本观点,树立正确的生命观和人道观是医务人员从事医学职业的观念基础。

1. 生命观 人类对自身生命的认识,经历了漫长的过程。生命论是围绕如何看待人的生命而确立的理论,也是人类社会发展到一定阶段,生产力发展到一定水平,人类生存及发展需要得到基本满足和自身价值得到实现后的产物,其主要包括生命神圣论、生命质量论及生命价值论。生命之所以神圣,就在于生命有质量、有价值。

（1）生命神圣论:起源于神灵主义医学模式时期。在当时的人们看来,人是最高主宰"天"的奴仆,人的生命是至高无上的"天"赋予的,生命被赋予了神授色彩。既然人是由神圣的"天"所赐,那么人的生命也必然是神圣的,人们不能随心所欲地放弃和作践自己的身体和生命。毕达哥拉斯曾说:"生命是神圣的,因此我们不能结束自己和别人的生命。"随着科学进步和人们认

识水平的提高，这一理论的根据逐渐发生了变化，转而认为生命的神圣性就在于生命本身，人的生命是神圣不可侵犯、至高无上、极其重要的，对人的生命过程进行干预，对人口数量和质量实施控制都是应该反对的。

（2）生命质量论：认为生命质量是指某一生命就生物学生命的意义上是否具备作为人的基本要素，主要是指人的生命的自然质量，从医学角度讲，是从体能和智能两方面加以判断和评价。生命质量论的出现，从理论上弥补了生命神圣论的不足，人类完全可以根据整体利益，有条件地而且人道地干预人的生命过程，医学的最终目的不应当是机械地保全人的性命，更重要的是要发展和完善人的生命。生命不是绝对神圣的，应通过生命质量评价，衡量生命价值，有价值的生命才是神圣的，无质量、无价值的生命并不神圣。

（3）生命价值论：是指根据生命对自身和他人、社会的效用如何，而采取不同对待的生命伦理观。生命价值论为全面认识人的生命存在意义提供了科学的论证，它的出现和发展，标志着人类的生命观和伦理观念有了历史性的转变，它比生命神圣论、生命质量论在视野上更加开阔，在情感上更加理智，在思维上更加辩证。

2.人道观　是一种认为人具有最高价值从而应该善待每一个人的思想体系。医学人道观古已有之，其主要内容包括尊重患者的生命、尊重患者的人格、平等地对待患者、尊重患者的生命价值，其中尊重患者的生命是医学人道主义最基本的或最根本的思想，尊重患者平等的医疗保健权利是医学人道观的基本主张和重要目标。医学人道观要求医务人员应当尽量排除非医疗因素如政治、经济、文化、宗教等干扰，珍重生命，尊重人的价值和权利，尽力救治患者，让每个患者都能人道地、平等地实现医疗目的。在医疗实践中不仅要重视患者的生命质量，也要尊重患者的生命价值。

（二）医学伦理学的学科属性

医学伦理学是医学与伦理学的交叉学科，其所处理的问题不仅涉及自然科学，而且涉及社会与人的问题。所以，医学伦理学不仅与其他学科存在密切的联系，而且医学伦理学的研究也必须以多种学科为基础。医学伦理学与生命科学、决策科学、行为科学等关系密切，其中生命伦理学是医学伦理学问题的主要来源，是生命决策科学的一部分；行为科学的研究成果是医学伦理学深入研究的基础；而哲学、法学、心理学和社会学等学科则是医学伦理学的学科基础。一直以来，医学伦理学是哲学的一部分或一个分支，而心理学、社会科学的研究方法和成果使医学伦理学研究更接近于现实而避免抽象。医学伦理学与卫生法学的关系则是最为紧密，二者在内容上相互吸收，在功能上相互补充，共同来调节医学实践中的各种人际关系，维护公民的健康利益和社会秩序。由此可见，学习与掌握医学伦理学这门学科，对其他多学科知识的了解和熟悉不仅十分必要，而且是大有裨益的。

第二节　医德传统与医学伦理学的历史发展

一、我国医德思想概述

（一）我国古代医德思想发展概述

案例1-2

　　唐贞观年间，唐太宗李世民的长孙皇后怀孕已十多个月不能分娩，大臣徐茂功便将孙思邈推荐给唐太宗。在封建社会，由于有"男女授受不亲"的礼教束缚，医生给宫内妇女看病，大都不能够接近身边，只能根据旁人的口述，诊治处方。孙思邈一面向皇后身边的宫女细问病情，一面要认真阅读太医的病历处方。根据这些情况，他做了详细分析研究，然后取出一条红线，让宫女把线的一端系在皇后右手腕上，从竹帘拉出线的另一端，在皇后的房外开始"引线诊脉"了。孙思邈诊完脉之后，吩咐宫女将皇后的左手扶近竹帘，他看准穴位猛扎了一针，皇后疼痛得浑身颤抖。不一会儿，婴儿呱呱坠地。唐太宗大喜，欲留孙思邈在朝执掌太医署，但他不愿在朝为官，立志漂泊四方为百姓舍药治病，婉拒唐太宗赐给的官位。唐太宗不好强求挽留，御赐金牌一面、良马一匹和黄金千两、绸缎百尺。但孙思邈又拒绝了唐太宗赐给的黄金绸缎。唐太宗十分欣赏孙思邈，后来还曾亲临华原县五台山去拜访孙思邈，并赐颂词一首。今药王山南庵内还留有唐太宗御道、"拜真台"、"唐太宗赐真人颂"古碑一通等。

问题：

孙思邈的故事给我们什么启发？

中华民族有着五千年的文明史，世世代代的中国人以创造思想文明和精神文明著称于世。我们的祖先在长期同自然灾害、疾病作斗争的过程中，不仅创造了传统的中华医学，也创造了优秀的医学文化思想和人文精神，成为中华民族优秀文化遗产中耀眼的明珠，也为后世的医学工作者提供了道德和精神的脉基。

在原始社会，生产力水平极其低下，人类过着茹毛饮血、构木为巢的生活。人们在劳动和出猎时，难免受到损伤，而且经常受到因采食野生植物而中毒的威胁。随着疾病的出现，人们逐步掌握了治疗疾病的方法和经验，如按摩、包扎、止血、挤压脓液、荫蔽降温等。在这些粗浅的防病治病的方法中，人们产生了对患者的同情和原始的医学道德观念，初步认识到医学的目的是"以拯夭枉""令民知所避就"。《淮南子·修务训》中记载："神农氏……尝百草之滋味，水泉之甘苦，令民知所避就。当此之时，一日而遇七十毒"。神话是无稽的，但令人动容的是一个医者的献身精神，以及那种人饥己饥、人溺己溺、人病己病的同情心。身为一名医生，当然不必一天中毒七十余次，但贴近别人的痛苦，体谅别人的忧伤，怀着恻隐之心诊看每一个身罹疾病的人，是难能可贵的。"神农尝百草"反映了当时的人们已经有意识地对多种药物进行人体试验，这种为积累治疗疾病的知识而自我牺牲的精神，是古代医者的优良医学道德品质。

我国传统医学体系及其医德思想形成于春秋战国时期。这一时期，产生了我国现存第一部医学典籍《黄帝内经》，其中有许多关于医学道德的论述。它是在西周之后、秦汉之前，经过许多医家的共同劳动创造出来的。其内容包括《素问》《灵枢》两部，共18卷，162篇。《黄帝内经》以古代朴素的唯物主义医学道德观为指导，从整体观念出发，阐述了有关病理、诊断、预防、治疗等医学技术问题，同时在医学道德方面进行了系统的阐述。《黄帝内经》成书时间长达400多年，它总结了西汉以前的医学伦理思想与实践经验，不但确立了我国古代医学理论体系的雏形，而且标志着我国传统医德思想已经形成。在《灵枢·师传》篇专门论述了医生的责任和良心，指出医生就要"使百姓无病，上下和亲"，要利用"人之情，莫不恶死而乐生"的共同心理，对患者"告之以其败，语之以其善，导之以其所便，开之以其所苦"，以求得患者的配合，达到治病救人的目的。在《素问·徵四失论》篇，针对当时的某些具体情况，指责了"受师不卒，妄作杂术，谬言为道，更名自功"和"精神不专，意志不理，外内相失"等医术浅薄、喜于谋功的不良作风。《黄帝内经》的问世，哺育了许多医学世家，并经过他们的言传身教，逐步形成了具有约束力的我国古代医德传统。这一时期，还出现了名医扁鹊，他不仅医术高超，而且医德高尚。扁鹊是中国传统医学的鼻祖，对中医药学的发展有着特殊的贡献。扁鹊在总结前人医疗经验的基础上创造总结出望、闻、问、切的诊断疾病的方法。在这四诊法中，扁鹊尤擅长望诊和切诊。当时，扁鹊的切脉技术高超，名扬天下。而且，扁鹊看病行医有"六不治"原则：一是依仗权势，骄横跋扈的人不治；二是贪图钱财，不顾性命的人不治；三是暴饮暴食，饮食无常的人不治；四是病深不早求医的不治；五是身体虚弱不能服药的不治；六是相信巫术不相信医道的不治。他遍游各地行医，擅长各科，全心全意地为老百姓解除疾病的痛苦，获得老百姓普遍的崇敬和欢迎。"六不治"是医师在医疗实践中进行伦理抉择的依据，对后世也有着重要的影响。

我国古代医德思想历经西周东周、春秋战国而逐步形成，至汉代已有了长足的发展，到了唐代达到一个高峰。此阶段医家辈出，如东汉的医圣张仲景、名医华佗，唐代的药王孙思邈等。他们不但在医学上具有伟大的成就，而且对医学伦理的发展也做出了重要贡献。

东汉杰出的医学家张仲景（公元150—219）以其巨著《伤寒杂病论》开创了祖国传统医学辨证论治体系，对于推动后世医学的发展起了巨大的作用。建安年间，他行医游历各地，目睹了各种疫病流行对百姓造成的严重后果，也借此将自己多年对伤寒病的研究付诸实践，进一步丰富了自

笔记栏

己的经验，充实和提高了理性认识。经过数十年含辛茹苦的努力，终于写成了不朽之作——《伤寒杂病论》。这是继《黄帝内经》之后，又一部有影响的光辉医学典籍。在这本书的序言中，他继承了前人的医德思想，结合自己的行医实践，阐发了济世救人的从医目的。东汉末年的名医华佗，医技高超，却淡于名利，终身以医为业，矢志不移。华佗行医，主要是精研前代医学典籍，在实践中不断钻研、进取。在华佗多年的医疗实践中，他非常善于区分不同病情和脏腑病位，对症施治。华佗在使用心理疗法时，利用喜、怒、忧、思等情志活动调理机体，以愈患者之疾。

隋唐时期，我国封建社会繁荣昌盛，科学文化十分发达，医学伦理思想也随之进一步发展。孙思邈是唐代著名的医药学家，也是我国传统医德发展历史中最具有代表性的人物。他写就的《大医精诚》是中国医学伦理史上的光辉文献。他认为"大医"要"精"，即医术精湛，"大医"要"诚"，即医德高尚。"为医者，必须有德有体"，提出对待患者首先要从思想上给予同情，其后对待患者的治疗都是基于这一恻隐之心的出发点。所谓医之德，是指医生的仪态要端庄，举止要检点、得体。他提出要平等对待一切患者，尊重患者的人格和自尊心，"若有疾厄来求救者，不得问其贵贱贫富，长幼妍媸，怨亲善友，华夷愚智，普同一等，皆如至亲之想"。在文学家卢照邻向其请教"人事奈何？（即医患之间如何面对）"时，孙思邈从古代哲理思想出发，提出"心小、胆大、智圆、行方"的从医准则。前二者要求医生恭谦小心地对待患者，在处理疾病时则应果敢决断，后二者要求医生智慧圆通，行为方正，在医疗实践中随机应变，确立医德修养的法则。他还提出了与同行相处之道："为医之法，不得多语调笑，谈谑喧哗，道说是非，议论人物，炫耀声名，訾毁诸医，自矜己德。"案例1-2中，描述的就是孙思邈不追求名利、不贪图钱财、甘为百姓治病的医学美德。他的高尚思想品德，一直为后世医家和民众所称赞。时至今日，他仍然是医务工作者和医学生道德修养的楷模。

宋金元时期，对医学的认识更为全面深刻，医德思想比隋唐时期更加活跃，内容也日益丰富，医家更加重视医德教育、医德修养。这一时期，出现了不少医德专著，如张杲的《医说》、林逋的《省心录·论医》、陈自明的《妇人大全良方》、《小儿卫生总微论方·医工论》等。它们对医学道德规范均有具体和详细的论述，反映了这个时期我国的医德规范、医德教育和医德理论已日臻完善。"赤诚济世"是古代医家对医学事业及医家社会责任的认识。古人认为，"救人"与"济世"二者是一致的。因此，许多医家把范仲淹的名句"不为良相，当为良医"作为自己的座右铭，认为医家要用自己的赤诚之心和精良医术为社会服务，"使百姓无病，上下和亲，德泽下流，子孙无忧，传于后世，无有终时"。"赤诚济世"的思想演变到今天，实质就是报效祖国，服务人民。

这一时期，医学界出现了学派争鸣的局面，充分体现了学术上勇于创新的精神。医学界出现了四大学派，即寒凉派刘完素（约1120—1200）、攻下派张从正（约1156—1228）、补土派李杲（1180—1251）、养阴派朱震亨（1281—1358）。这四大学派各树一帜，他们勇于突破旧的学说，提出新的学术见解，对医学发展起了一定的推动作用。这一时期的医德除了继承"济世""救人"的传统外，突出表现为关心人民疾苦，热心救治，不计名利的道德风尚和从实际出发著书立论、遵古不泥古、探索争鸣的创新精神，以及热衷医业、勤求博采、勇于实践、反对巫医骗术的科学态度和作风。如刘完素认为，"医道以济世为良，以愈疾为善"，意思是去评价一个医生的医道和医德的根本一点就是医疗效果——济世和愈病。他在《素问病机气宜保命集·原道论》中说，"主性命者在乎人，去性命者亦在乎人，养性命者亦在乎人，何则？修短寿夭皆自人为"，阐明了人自己可以掌握自己的命运，而不是由"天数命定"的道理。这种尊重人的尊严、尊重人的价值的思想就是人道主义精神，也是医学人道主义的一个新发展。刘完素在自己的医疗实践中具体体现了这种医学人道主义思想。

明代名医李时珍在数十年行医及阅读古典医籍的过程中，发现古代本草书中存在着不少错误。于是李时珍决心重新编纂一部本草书籍。明世宗嘉靖三十一年（1552年），李时珍着手开始编写《本草纲目》，以《证类本草》为蓝本，参考了800多部书籍，其间，从嘉靖四十四年（1565年）起，多次外出考察，足迹遍及全国许多名山大川，弄清了许多疑难问题。经过27年的长期努力，于明神宗万历六年（1578年）完成《本草纲目》初稿，时年61岁。之后又经过10年三次修改，前后历时30余年。万历二十一年（公元1593年）李时珍去世。万历二十四年（1596年），也就是李时珍逝世后的第三年，《本草纲目》在金陵（今南京）正式刊行。明代名医陈实功著有《外科正宗》共四卷，书中提出的医德守则《五戒十要》被美国列为1978年出版的《生命伦理学百科全书》世界古典文献之一，与《希波克拉底誓言》和《迈蒙尼提斯祷文》并列。

清代是我国历史上最后一个封建王朝，清代医家在医学伦理规范的探索与实践方面，既继承了前人医德学说的精华，又有新的发展。这时影响最大的是喻昌所著的《医门法律》一书。喻昌在《医门法律》中说："仁人君子，必笃于情；笃于情，则视人犹己，问其所苦，自无不到之处。"所谓"笃于情"，即把全部情感投入其中，全面掌握患者的本末由来，进行综合分析，做出正确诊断，才能治疗无误。

（二）我国近代医德思想发展概述

我国近代的医德思想是伴随着反帝、反封建的革命斗争而形成和发展的，最初是以爱国主义和革命人道主义为其特征，许多具有爱国主义思想和民族主义思想的医生，开始探索救国救民的道路，他们的爱国主义精神充实了我国医学道德的内容。其中的代表人物是孙中山和鲁迅。孙中山（1866—1925）出生于广东省香山县翠亨村的一个贫苦农民家庭，早年学医，1892年毕业于香港西医书院。他怀着"医亦救人之术"的意愿学医。他的伦理思想是讲"仁爱"，这是他思想体系中的一个重要组成部分。他"济世为怀""粟金不受，礼物仍辞"，被人奉为"孙菩萨"。鲁迅也是怀着"医学不仅可以给苦难的同胞解除病痛，但愿真的还可以成为我们民族进行社会改革的杠杆"的希望学医的。

民国时期，随着西方医学在我国的传播和发展，出现了西医和中医问题的长期论争。施今墨、恽铁樵、张锡纯等代表人物看到了中西医各自的长处，他们主张通过中西医的相互学习来促进祖国医学的发展。从此在我国逐步形成了中医、西医并存的新局面。1932年6月，爱国学者、现代医学教育家、我国医学伦理学先驱宋国宾（1893—1956）撰写出版了我国第一部有关医学伦理学专著《医业伦理学》，他在书中以"仁""义"这一传统道德观念为基础，对"医师之人格""医生与患者""医生与同道""医生与社会"的"规己之规"作了精辟的论述，强调医生必须加强医德修养，"良医当勤其所学，忠其所事，出其热忱，修其仪表。"他的学说，不仅在当时具有"众醉独醒之卓见"，而且为我国近、现代医学伦理学的发展做出了重要的贡献。

在新民主主义革命过程中，根据地和解放区的广大医务工作者从劳动人民的根本利益出发，继承我国古代医学伦理的优良传统，发扬救死扶伤的革命人道主义精神，形成了新民主主义革命时期的医学伦理思想。他们在条件异常艰苦的情况下，以忠诚医学事业、乐于奉献、不怕牺牲的坚定信念，以"真心实意地为群众谋利益""一切为了伤病员、一切为了指战员的健康"的服务宗旨，以实事求是、一切从实际出发的科学态度，以"从斗争中创造新局面"的开拓创新精神和自力更生、艰苦创业的优良作风，忠实履行革命医务工作者的神圣职责，积极为革命战争和广大人民群众服务，为根据地和解放区的发展壮大做出了不可磨灭的贡献，为新中国医疗卫生事业的发展积累了宝贵的财富。1931年，毛泽东为红色卫生学校制定了"培养政治坚定，技术优良的红色医生"的医学教育方针。1941年，毛泽东又为中国医科大学题词："救死扶伤，实行革命的人道主义。"这个题词是对当时我军医疗卫生工作经验的精辟概括，同时也反映了这一时期医疗卫生工作的显著特点和医务人员的优良医德。我国的医务人员和患者在这一著名题词和毛泽东的《为人民服务》《纪念白求恩》等经典著作的思想指导下，共同参与到医疗活动中，构成了平等的同志式的新型医患关系。

（三）我国现代医德思想发展概述

新中国成立以后，防病治病、救死扶伤、全心全意为人民群众服务的医学伦理思想和医学伦理原则，在更加广泛的范围内得到体现和发展。新中国成立初期，对医药卫生事业进行了改造和整顿，并确定和落实了党的卫生工作"面向工农兵，预防为主，团结中西医，与群众运动相结合"的四大方针，还组织力量防治对人民健康危害大的疾病，严格控制烈性传染病，如霍乱、鼠疫、血吸虫病等。1965年，我国政府提出"把医疗卫生工作重点放到农村去"，农村卫生队伍迅速扩大，涌现出数以百万计的亦农亦医的医疗保障人员，这支遍布城乡工厂矿山企业、穷乡僻壤的群众性卫生队伍，活跃在基层，实施现场初级救护，普及卫生保健知识，有力地保障和促进了广大人民群众的身体健康。

党的十一届三中全会以后，我国把职业道德作为社会主义思想道德建设的重要内容之一。1981年和1988年，卫生部先后颁发了《医院工作人员守则》《全国医院工作条例》。1983年

9月，上海第二医学院出版了新中国成立以后的第一本医学伦理学教材——《医德学概论》。20世纪80年代后期以来，中国医学伦理学引进国外的大量理论和研究成果，并与中国传统医学伦理学结合，开始进入具有当代中国医学伦理学自身研究特色并取得丰硕成果的时期。其间，从事医学伦理学教学与研究的中国学者对医学伦理的基本理论、基本原则、医学道德教育、卫生改革和医学科学发展中面临的医学伦理问题，进行了广泛而深入的探讨。随着时间的推进，研究由医学伦理的一般理论，扩展到临床医疗、预防、科研、管理等几乎所有的医学领域中的伦理问题。1988年以后，有关医学伦理学研究的期刊也相继问世，如《中国医学伦理学》《医学与哲学》等。20世纪90年代以后，《中华人民共和国执业医师法》《医学生誓言》《中国医师宣言》等陆续出台，标志着我国的卫生事业已步入法制化轨道。同时，也为现代医学伦理学的发展做出了重要的贡献。

二、国外医德思想发展概述

国外医德思想同样有着悠久的历史。它的演变与发展，大体以欧洲的文艺复兴为界，分为文艺复兴以前的古代和中世纪的医德思想，以及文艺复兴后的近代医德思想。随着社会生产力和科学技术的进步，国外医德思想也在不断丰富和完善中发展。

> **案例1-3**
> 　　在美国纽约东北部的撒拉纳克湖畔，静卧着一座不起眼的坟墓。近百年来，世界各地一批又一批的医生来到这里，为的是拜谒这位长眠于此的医学同行——爱德华·利文斯通·特鲁多博士（Edward Livingston Trudeau，1848—1915），重温刻在他墓碑上的这则名言：To Cure Sometimes, To Relieve Often, To Comfort Always. 这则名言简洁而富有哲理，译成中文为：有时，去治愈；常常，去帮助；总是，去安慰。这段话是他一辈子行医生涯的座右铭。他用自己一生的医疗实践完美地诠释了医学的人文本质和医学的人性光辉。
> **问题：**
> 　　如何理解爱德华·利文斯通·特鲁多博士墓碑上的这段话？

（一）国外古代医德思想发展概述

1.古希腊医德思想　西方医德思想有着悠久的历史。古希腊是当时世界上最发达的国家之一，是欧洲的医学中心。随着医学的产生和发展，医学道德作为一种职业道德在医务人员同疾病做斗争的实践中产生了。西方医德思想传统最早、最著名的代表人物是古希腊伟大的医学家希波克拉底（Hippocrates，公元前460—前377）。他是西方医学道德的奠基人。他提出的"体液学说"和机能整体的观点，对医学体系的创立和医疗实践的发展起了很大的作用。他认为，医生所医治的不仅是病，而且是患病的人。从而在一定程度上改变了当时医学中以巫术和宗教为根据的观点。他拒绝担任宫廷医师，为古希腊人民的健康和医学事业的发展献出了毕生的精力。希波克拉底的许多著作被后人汇集成《希波克拉底全集》而流传至今。其中《原则》《操行论》，特别是《希波克拉底誓言》奠定了医德思想的基础，成为世界上医学人道主义的第一座里程碑。《希波克拉底誓言》中的主要思想：第一，强调医疗行为的目的是为患者服务，把患者的健康恢复视为医生的最高职责。他指出："无论至于何处，遇男或女，贵人或奴婢，我之唯一目的，为病家谋幸福""我愿尽余之能力与判断力所及，遵守为病家谋利益之信条"。第二，敬重医学同道。他指出："凡授我艺者敬之如父母，作为终身同业伴侣"。第三，注重医生的品格修养，强调医生不能做损害病人利益的事情。他指出："检点吾身，不做各种害人及恶劣行为，尤不做诱奸之事"。第四，行医中保守秘密。他指出："凡我所见所闻，无论有无业务关系，我认为应该守秘密者，我愿保守秘密"。上述这些观点，为医生的行为提供了最基本、最重要的准则，至今仍有重要的现实意义。1948年，世界医学大会对这个誓言加以修改，定名为《日内瓦宣言》。后来又通过决议，把它作为国际医务道德规范。

2.古罗马医德思想　继古希腊医学之后，古罗马医学随着科学文化的进步，有了很大的发展。古罗马时代的医学与古希腊医学有着继承性的联系。从史书记载看，《十二铜表法》中记录了许多卫生方面的规定。例如，禁止在城市内掩埋尸体，不得饮河水而要饮用泉水，孕妇死亡时应取出其腹中之活婴等。这时期主要的代表人物是盖伦（Galen，约129—199）。盖伦原籍古希腊，他是继希波克拉底之后杰出的古代医学理论家、自然科学家和哲学家。盖伦创立了医学和生物学的知识体系，对西方医学的发展起了很大的促进作用，他继承了希波克拉底的体液学说，发展了机体的解剖结构和器官生理概念，为西方医学中的解剖学、生理学、病理学和诊断学的发展奠定了初步基础。在医德方面，他认为："作为医生，不可能一方面赚钱，一方面从事伟大的艺术——医学。"他的学说在中世纪医学中占绝对统治地位，从2世纪到16世纪，长达1000多年的时间内被奉为信条。

3. 古印度医德思想　古印度是世界文明的发源地之一，医学发展很早。其医德思想最早主要出现在公元前5世纪的名医、印度外科鼻祖妙闻的《妙闻集》和公元前1世纪印度名医、印度内科鼻祖阇罗迦的《阇罗迦集》的言论中。他们对医学本质、医师职业和医德思想都有精辟的论述。妙闻在《妙闻集》中指出："医生要有一切必要的知识，要洁身自持，要使患者信仰，并尽一切力量为患者服务。"并且认为："正确的知识、广博的经验、聪明的知觉及对患者的同情，是为医者的四德。"《阇罗迦集》中也有对待患者应有"四德"的提法，反对医学商品化。阇罗迦在文集中说："医生治病既不为己，亦不为任何利欲，纯为谋人幸福，所以医业高于一切；凡以治病谋利者，有如专注于砂砾，而忽略金子之人。"

4. 古阿拉伯医德思想　阿拉伯医学和医德思想的代表人物是犹太人迈蒙尼提斯（Maimonides，1135—1204），他著有《迈蒙尼提斯祷文》。《迈蒙尼提斯祷文》是阿拉伯医德思想史上一篇具有重要学术价值和广泛社会影响的文献，其在行医动机、态度和作风方面表现出了高尚的医德思想，是医德史上堪与《希波克拉底誓言》相媲美的重要医德文献之一。《迈蒙尼提斯祷文》中提出：要有"爱护医道之心"，"毋令贪欲、吝念、虚荣、名利侵扰于怀"，要集中精力"俾得学业日进、见闻日广"；要诚心为患者服务，"善视世人之生死"，"以此身许职"，"无分爱与憎，不问富与贫"。凡诸疾病者，一视如同仁等。

（二）国外近代医德思想发展概述

国外近代医德思想是从14～16世纪的欧洲文艺复兴后开始的。文艺复兴运动冲破了中世纪封建宗教统治的黑暗，代表新兴资产阶级的思想家提出了人道主义的口号，批判了以神道为中心的传统观念。人道主义作为反对封建统治的武器，为医学科学和医德思想摆脱中世纪宗教统治和经院哲学的束缚起了重要作用，促进了以实验医学为基础的医学科学的迅速发展。于是，伴随着近代医学的成长，西方的医德思想也有了迅速发展。

17世纪，实验生理学的创始人之一，英国医生威廉·哈维（William Harvey，1578—1657）在前人研究成果的基础上，用实验方法发现了血液循环学说，并于1628年发表了《心血运动论》，其中的血液循环学说不仅纠正了流行1500年之久的盖伦错误的理论，还取代了盖伦关于血液运动的学说。哈维的贡献是划时代的，他的发现标志着新的生命科学的开始，属于发端于16世纪的科学革命的一个重要组成部分。哈维因为他的出色的心血系统的研究，使得他成为与哥白尼、伽利略、牛顿等齐名的科学革命的巨匠。他的《心血运动论》一书也像《天体运行论》《关于托勒密和哥白尼两大体系的对话》《自然哲学之数学原理》等著作一样，成为科学革命时期以及整个科学史上极为重要的文献。

随着近代医学的发展和医疗卫生事业的日益社会化，特别是医院出现以后，向医学实验伦理道德不断提出了新的课题。医生除了个人行医外，集中行医日益成为医疗活动的主要形式，医疗卫生成了一种社会性事业，医生与患者的个人关系扩大为一种社会关系。针对这个新课题，不少医学家进行了研究。18世纪，德国柏林大学教授胡弗兰德（Hufeland，1762—1836）的《医德十二篇》就是其中的代表作。《医德十二篇》中提出了救死扶伤、治病救人的医德要求，在西方医学界广为流传，被誉为《希波克拉底誓言》的发展。1781年，英国医学家托马斯·帕茨瓦尔（Thomas Percival，1740—1804）专门为曼彻斯特医院起草了《医院及医务人员行动守则》，他的《医学伦理学》也于1803年出版。此书的出版标志着医学伦理学已经成为一门独立的学科。此书对医学伦理学的重大贡献在于：突破了医德学阶段仅有的医患关系的内容，引进了医际关系，即医务人员之间的关系，医务人员与医院的资助者之间的关系等。1847年，美国医学会成立，以帕茨瓦尔的《医院及医务人员行动守则》为基础，制定了医德教育标准和医德守则。内容包括：医生对患者的责任和患者对医生的义务，医生对同行的责任，医务界对公众的责任，公众对医务界的义务等。案例1-3特鲁多医生的名言，字里行间体现了医者的一种理性的谦卑、职业的操守、人性的悲悯和医学人文关怀的朴素情愫。"有时，去治愈"，道出了医学的局限性。"常常，去帮助"，强调了医生的职业态度。"总是，去安慰"，这是一种人性的传递，体现了医学的人文关怀。医生面对患者渴盼的眼神，特别是面对已无法医疗的疾病时，必须在患者面前裸露出人性的悲悯，展现出大医的关爱。一个有悲悯之心的医生，除了"有时，去治愈"外，对待患者要"常常，去帮助"，更要"总是，去安慰"，这恰恰是我们医生职业的闪光点，也是最能感动人心的地方。因为，除了疾病本身，患者在心理上的孤独和无助也非常需要这种"帮助"和"安慰"。遥远的撒拉纳克湖畔的名言，道出了医学人文的真谛。作为医生，我们应该时时重温特鲁多闪耀着人性光辉的这则名言，并将作为我们职业生涯的座右铭，使白色圣殿处处洋溢着人性的光辉。

（三）国外现代医德思想发展概述

1. 医德义务论向公益论转化　在医德思想发展的不同历史时期，其核心思想始终是义务论，即要求把患者的利益放在首位。但是，义务论往往片面注重患者个人生命的生物学价值而忽视社会价值，不考虑社会责任和社会后果。这就使得当今医学科学面临许多伦理难题。因此，现代医德思想的发展，出现了义务论向公益论转化的趋势，即要求医务人员不仅要对患者个人负责，也要对社会负责。公益论并不否定义务论，而是对义务论的新认识，是要求医务人员更多地注意医疗服务的社会公益问题。

2. 医德思想促进法律法规的发展　医德规范只有以法律的形式加以体现和推行才能强化其权威性。例如，荷兰安乐死立法的问题，美国承认脑死亡的法律及实施程序，还有许多国家都在加快本国的医学伦理法规建设的步伐。

三、医学伦理学发展概述

医学伦理学按照其发展的历史进程来看，可以划分为三个阶段，即医德学、近现代医学伦理学和生命伦理学。三个阶段的划分与医学的发展密不可分，同时医学伦理学的发展也受到社会经济、政治制度及文化发展的影响。

（一）医学伦理学的发展阶段

1. 医德学　是医学伦理学的初始阶段，亦称传统的医学伦理学。我国古代和西方中世纪以前的医学伦理学都属于医德学。医德学，与当时的医学处于经验医学阶段，医疗方式主要是个体行医，当时的医学伦理关系基本是医患关系，医学伦理实践强调的是医师个体的道德自律，医德学的内容主要是医师的行医戒条和医师的行医美德。它还没有形成系统的理论体系，因此还不是一门完整的学科。但是，其优良医德传统被后世所继承，为近代医学伦理学的诞生和发展奠定了基础。例如，中国古代医家的济世救人和仁爱为怀的精神、廉洁正直和不为名利的道德品质、普同一等和尊重同道的待人态度、认真求实和精勤不倦的作风等，至今仍应该是医生的美德。再如，古希腊的希波克拉底不仅使希腊医学摆脱了宗教迷信的束缚，走上了科学道路，而且提出了医生应具备的美德，《希波克拉底誓言》成为西方医学道德的规范，他提出的不伤害原则、为患者利益原则和保密原则至今仍具有现实意义。

2. 近现代医学伦理学　1803年，英国医生托马斯·帕茨瓦尔《医学伦理学》一书的出版被看作近现代医学伦理学诞生的标志。此时的医学已经超越了经验医学阶段，实验医学兴起、生物医学模式得以确立，医疗卫生发展成为一种集体和社会性事业。医学伦理关系不再仅局限于医患关系，还包括医疗机构与医疗机构之间、医师与医师之间的关系，医学团体与社会的关系。医学伦理实践由过去的医师个体自律，转变为医界的行业自律。

3. 生命伦理学的诞生　生命伦理学是近现代医学伦理学的进一步发展和完善，它首先诞生于20世纪60年代的美国，之所以如此，与美国迅猛发展的生物医学技术引发的伦理冲突及独特的社会文化背景有关。生命伦理学是根据道德价值和原则对生命科学和卫生保健领域内的人类行为进行系统研究的学科。生命伦理学研究的视野由医疗卫生领域扩大到所有生命与健康科学领域，内容涉及生命维持技术、人类辅助生殖技术、人类基因技术、器官移植、人体试验、卫生改革与政策等诸多问题。此时的医学超越了生物医学模式，生物 - 心理 - 社会医学模式得以确立。医学伦理学进入了一个崭新的阶段。

（二）现代医学伦理的主要内容

1. 诞生一系列国际性的医学伦理规范 为适应现代医学和医学伦理发展及国际交流的需要，世界医学会等国际医学团体、组织先后通过并发布了一系列世界医务人员共同遵守的国际性医德规范。

1946 年，纽伦堡国际军事法庭通过了著名的《纽伦堡法典》，制定了关于人体试验的基本原则："一是必须有利于社会；二是应该符合伦理道德和法律观点。"

1948 年，世界医学会出版了经过修改的《希波克拉底誓言》，并汇编成《医学伦理学日内瓦协议法》，它标志着现代医学伦理学的诞生。

1949 年，世界医学会在伦敦通过了《国际医学道德守则》，进一步明确了医生的一般守则、医生对患者的职责和医生对医生的职责共三个方面的内容。

1953 年 7 月，国际护士协会制定了《护士伦理学国际法》，1965 年 6 月在德国法兰克福会议上修订并采纳，并于 1973 年通过时作了重要修改。

1864 年 8 月，由瑞士发起在日内瓦召开会议，签订了《日内瓦公约》，这个公约拟定了在战争中医护人员如何救护战地伤病员，如何以人道主义精神对待已放下武器的战俘。

1964 年，在芬兰赫尔辛基召开的第 18 届世界医学大会上通过了《赫尔辛基宣言》，制定了关于指导人体试验研究的重要原则。此文献于 1974 年又做过重要修改，强调了人体试验要贯彻知情同意原则。

1968 年 6 月，世界医学大会第 22 次会议在澳大利亚的悉尼召开，通过了《悉尼宣言》，确定了死亡道德责任和器官移植道德原则。

1972 年 10 月，第 15 次世界齿科医学会议在墨西哥举行，通过了《齿科医学伦理的国际原则》，并将其作为每位齿科医生的道德指南。

1975 年 10 月，在东京召开的第 29 届世界医学大会上，通过了《东京宣言》，规定了关于对拘留犯和囚犯给予折磨、虐待、非人道的对待和惩罚时，医师的行为准则。

1977 年，在夏威夷召开的第 6 届世界精神病学大会，通过了关于精神病医生道德原则的《夏威夷宣言》。

1978 年，在苏联阿拉木图召开的国际初级卫生保健会议，发布了《阿拉木图宣言》，要求各国政府采取有效途径，在全世界特别是发展中国家开展和实现初级卫生保健。

1988 年，世界医学教育大会通过《爱丁堡宣言》，提出面对当前社会新的挑战和新的需求，医学教育必须进行改革的问题。

1996 年，国际人类基因组的伦理、法律和社会问题委员会起草，由国际人类基因组海德堡会议批准《遗传研究正当行为的声明》，该文件提出了如何合乎伦理地进行人类基因组研究计划和人类基因多样性研究计划的建议。

1997 年 11 月，联合国教科文组织大会第 29 届会议通过《世界人类基因组与人权宣言》，这是关于人类基因组领域第一个国际性的医学伦理学文件，要求人类基因组研究既要保证尊重各种权利的基本自由，也确认必须保证研究自由，提出各国必须就科学与技术进行伦理讨论，在道义上必须承担相应义务。

1999 年 3 月，国际人类基因组的伦理委员会发布了《关于克隆的声明》，就动物克隆、人的生殖性克隆、基因研究和治疗性克隆提出了伦理建议。

2000 年，世界卫生组织发布《生物医学研究审查伦理委员会操作指南》。

2003 年 1 月，联合国教科文组织国际生命伦理学委员会制定了《人类遗传数据国际宣言纲要（修正稿）》，规定了收集、处理、使用和储存科学数据及医疗数据、个人数据和敏感数据时应遵循的伦理规范。

2005 年 10 月，联合国教科文组织通过了《世界生物伦理和人权宣言》，并由此郑重声明，国际社会承诺在科技研发和应用中尊重人类的一些普遍原则。

以上这些文件，都从不同方面对医务人员提出了国际性的医学道德原则。

2. 生命伦理学的发展　生命伦理学这一概念提出以后，为许多国家的医学伦理学家引用和采纳。目前，已出现了全球研究生命伦理学的热潮。自 20 世纪 70 年代以来，随着现代医学前沿技术的发展，医疗手段、设备的更新，在与人的生命活动各阶段密切相关的医疗实践中，伦理、社会、法律等问题层出不穷。例如，试管胚胎的医学价值与滥用的伦理冲突问题；由其他人工生殖技术诞生的后代是否享有各种相关权利的问题；人体器官、精子、卵子等的出售与商业化倾向问题；器官移植中供体与受体的伦理问题；寻求胎儿优生、流产与胎儿性别鉴定问题；对待脑死亡的观念与法律的制定及实施问题；安乐死与临终关怀问题；基因技术与基因信息的获得、处理的权利问题与基因歧视、克隆人问题等，这些问题仍处于争论不休、悬而未决的状态中，均有待进一步深入探索与研究。近些年来，人类基因组研究带来的一系列伦理、社会、法律问题更是引起全球的关注。科学家预测：21 世纪是生命科学的世纪。而生命科学的进展，生物技术更广泛的应用，不仅会给人类展现更美好的曙光，同时也带来了更多的伦理难题，给生命伦理学的理论研究和实践提供了更大的发展空间。可以预见的是，生命伦理学将进一步成为伦理学中的显学。

国内一些学者把生命伦理学的研究范围概括为五大领域和十大议题。生命伦理学主要研究的五大领域是：理论生命伦理学、临床生命伦理学、研究生命伦理学、政策和法制生命伦理学、文化生命伦理学。生命伦理学主要研究的十大议题是：生命伦理学理论、遗传与发育、生殖与生育问题、人体试验、健康保障、死亡和濒死、人口控制、生态伦理学、科学研究、其他问题。

第三节　学习医学伦理学的意义和方法

对于医学学科及医学相关学科的学生来说，医学伦理学是一门非常重要的必修学科。学习医学伦理学对于培养德才兼备的医学人才，促进医学科学和医疗卫生事业健康发展具有重要的意义。同时，学好医学伦理学需要运用科学的方法。

一、学习医学伦理学的意义

（一）有利于培养德才兼备的医学人才

职业道德品质是专业人员的必备素质。因为医学服务的目的是治病救人、维护人的健康，所以医学职业道德品质对于医学专业人员更为重要。医务人员的职业道德如何，直接影响到防病治病的效果，直接关系到患者的生死安危。

无论中外还是古今，对行医者都提出了很高的道德要求，医者不仅要医术精湛，而且规定"无恒德者不可为医"。唐代名医孙思邈在《备急千金要方》中认为："人命至重，有贵千金，一方济之，德逾于此。"他还提出了"大医精诚"的思想，认为一个好的医师，必须具备两个基本素质即对医术的"精"和对患者的"诚"。只有具备"精"和"诚"两个基本的素质，才能成为"大医"，即医术精湛、医德高尚的医家。希波克拉底是西方医学的奠基人，他认为，医生"应当具有优秀哲学家的一切品质"，因此"利他主义，热心、谦虚、高贵的外表，严肃冷静的判断，沉着、果断、纯洁的生活，俭朴的习惯，对生活有用而必要的知识"等被希波克拉底看作培养医生的重要标准。希氏思想对西方医学教育产生了深刻久远的影响，《希波克拉底誓言》至今仍被视为医学教育的经典。

一方面，学习医学伦理学对培养和完善医学人才的素质和知识结构具有重要意义。对于医学生来说，今天所学的专业，同明天所从事的职业是直接联系的。医学生学习医学伦理学，掌握有关医德知识和规范，从思想上重视加强医德修养，毕业走向工作岗位后才能更好地胜任本职工作。医学生如果只重视专业知识的学习，而忽视医德修养的提高，即便有再高的医术也会失去它的价值。

另一方面，医学生是我国医疗卫生事业的后备力量，加强医德教育，不仅关系到医学生个人成长，而且关系到未来社会的道德风尚，关系到我国整个医疗卫生事业的兴旺发达。因此，我国医疗卫生事业的发展也要求医学生和医务工作者在提高医术的同时，认真学习医学伦理学，促进自身的职业道德修养，不断提高自己的道德水准，做一个德才兼备的医务工作者。

（二）有利于促进现代医学科学的发展

医学科学发展到今天的水平，同社会道德面貌有着密切的联系，尤其是同医德的发展有着不可分割的联系。医学伦理学教育为医务人员提供他律范畴，主体通过他律而消化吸收转化为自律特性，使医务工作者发挥内在动力，从内心爱岗、敬业、忘我地献身于医疗卫生事业，从而推动医学科学的发展。

医学科学发展的目的是保护生命，减轻疾病，促进健康。而要实现这一目的，不仅需要医疗卫生工作者和医务人员具有精湛的医技、高尚的医德，更需要有科学的思维方式。当今，随着医学高新技术在医疗卫生事业中的广泛应用，引发了一系列的道德难题。这些问题不解决，就会影响医学的进一步发展。要解决这些难题，需要医学伦理学作为基础，需要医疗卫生工作者和医务人员通过医学伦理学的学习掌握科学的思维方式，使他们有能力识别医疗实践中的道德问题，知道如何进行工作，并且通过高水平的工作，在医疗实践中促进医学科学的发展和医学高新技术在临床医疗中的应用。

（三）有利于医疗卫生事业健康发展

随着市场经济体制改革的深入，医疗市场的竞争越来越激烈，患者对医疗服务的选择越来越多，对医疗质量的要求也越来越高。因此，人文关怀、诚信服务、良好的服务质量将是医疗机构在竞争中取胜的根本。

医学伦理学知识的普及对于提高医德水平和医疗质量，促进医疗卫生事业健康发展具有重要作用。具有高尚医德的医务人员能忠于职守，以高度的同情心、满腔的热情、美好的语言、端庄的行为给患者以慰藉、勉励，并千方百计采取相应的医护措施，创造良好的治疗和护理环境，有利于疾病的防治和康复，提高治疗效果。同时，良好的医德也是医院管理的基础。医院管理离不开医务人员和管理人员对医疗工作高度的责任感、事业心和严格遵守并自觉执行的各项规章制度和操作规程。

（四）有利于医药卫生单位及社会的精神文明建设

医务人员医学伦理素养的提高有助于医药卫生单位的精神文明建设，而医药卫生行业的良好形象对整个社会的道德风尚也有着重要影响。医务人员的良好职业素养能使患者获得安全感、信任感和温暖感，促使患者早日康复；患者及家属在医务人员及医疗机构的优质服务中获得的良好感受，可以传递到家庭、社会，促进社会的和谐稳定。反之，医务人员的不良伦理素养常常引起医患关系的紧张、医疗纠纷和矛盾的增加，其不仅影响医疗机构的正常运行，还会影响患者安危和幸福甚至社会安定。

二、学习医学伦理学的方法

科学的方法是学习理论的手段。学习医学伦理学较为常用的方法是历史的方法、实践的方法、比较的方法、典型案例分析方法等。

（一）历史的方法

社会物质关系是道德产生和存在的基础，只有从社会关系来说明道德问题，才能得出科学结论。医学伦理学是以医学领域、医学道德现象为研究对象的。这种医学道德是一定历史条件的产物，它同当时的社会经济、医学状况有着密切的联系，并受当时社会、政治、法律、文化、宗教等社会意识形态的影响。因此，学习医学伦理学，一定要坚持历史分析的方法，将医德现象和医德关系的研究同一定的社会经济关系、意识形态、政治和法律制度、医学的发展状况等联系起来，深入研究医德产生和发展的基础，探求其产生、发展的根源和条件。

中国古代的医学道德思想十分丰富，许多医家的医德思想和杰出事例，至今仍光彩夺目。不少医家把治病救人、维护患者的生命看作崇高的医德信条，提倡对患者一视同仁，不分贵贱，不为声色所诱惑，不为钱财所动摇，也不为威武所屈服，表现出高尚的道德情操。这些高尚的医德具有积极意义，实践中要在继承吸收的基础上不断地发扬光大。

在学习医学伦理学的过程中，坚持历史分析法对医学伦理学历史的遗产和现代的成果进行全面的清理、检验，取其精华，弃其糟粕，把有益的积极的成分和因素吸收到社会主义医学伦理学的道德体系中来。在社会主义条件下，学习和研究医学伦理学，必须从社会主义经济关系出发，坚持以科学理论为指导。只有这样才能认识社会主义医德本质和发展规律。

（二）实践的方法

理论联系实际是学习医学伦理学的基本方法。要始终坚持理论与实践、知与行的统一。首先，要认真学习医学伦理学的基本理论，懂得医德的起源、本质、功能及发展规律，进一步探索社会主义初级阶段反映在医德意识、医德现象、医德行为、医患关系上的新问题。同时要注意了解和掌握医学的发展动态。只有这样才能具备理论联系实际的前提条件，才能对现实提出的各种医德问题做出科学的说明。其次，身体力行、努力实践、做到知行统一是学习医学伦理学的目的所在。一方面要坚持从实际出发，注意观察和调查在医疗实践中出现的各种伦理问题。学习医学伦理学不要满足于对一些抽象概念的探讨，或把理论变成僵死的教条，而是要紧密联系我国卫生界的医德状况、先进人物及本单位、个人的思想实际，注意调查研究医学实践中产生的新道德问题，并用所掌握的医德理论进行解释，加深认识，逐步改变不适宜的医德观念，推动医学的发展和医德的进步，以指导自己的行动。可以通过见习、实习的实地考察及参观访问、座谈讨论等方法，针对各种伦理道德问题，进行有的放矢的研究，从中找出规律。另一方面要运用所学习和掌握的医德理论、医德原则规范来指导自己的行动，在医疗实践中自觉地加强医德修养，不断地锻炼培养自己的医德情感、意志和信念，全心全意为人民的身心健康服务，做一个德才兼备的医务工作者。

（三）比较的方法

比较法是探求和论证某一事物与其他事物的共同点和不同点的一种方法。学习医学伦理学通常采用纵比、横比、同比、异比的方法。纵比是从时间上比较古今医德观念的变迁，以批判、借鉴历史和了解现今医德观念的渊源。横比是从空间上比较不同地域、不同社会条件和文化背景下的医德观念、习俗的异同，并分析其原因，以借鉴国外有益的经验。同比是对同一道德观念、习俗进行比较，以发现相同的程度和性质，揭示出相同背后的不同。异比是将两类截然不同的医德观念或行为放在一起进行比较，以显示出它们的差异，并揭示其背后的根源。学习医学伦理学，运用比较的方法可以使我们明辨医德上的是非、善恶，揭示医德共性与特性，以便互相吸收和学习。

（四）典型案例分析方法

典型案例分析方法是学习医学伦理学的一种重要的方法。医学道德生活的多样化，道德难题的复杂性，决定每一个医学道德的境遇均有其特定的情景。案例首先是对具体医学道德境遇的描述，正因为有了这样的描述，医学道德的判断变得复杂化。医学伦理学为人们的行为选择提供的是相对固定的框架似的规范体系，然而现实生活是由一个个不尽相同的画面组成。一定的规范体系不可能面面俱到地适应于一切道德情景。仅仅依赖道德原则做出简单的道德推理难免出现判断失误。因此，灵活、生动的案例分析是准确掌握伦理学规范和方法的一种形式。

典型案例分析方法能激发医学生对道德问题的敏感性，开阔思维，提高医学生分析与解决问题的能力。如何在当今激烈的价值观念的冲突中，寻找合理的选择，只有通过案例分析才能真正做到这一点。医学伦理学需要在具体的道德境遇中做出是非判断，而且道德判断常常带有很强的感情色彩。医学伦理学的教学不应该仅仅是逻辑的推理或单纯的思辨，还应该在道德情感培养方面发挥作用。由于案例也常是一则生动的故事，以此为依据可以发挥感性教育优势。

（景汇泉　孙英梅）

思 考 题

1. 什么是医学伦理学？
2. 试述医学伦理学研究的对象和内容。
3. 学习和研究医学伦理学有何重要意义？

第二章　医学伦理学的规范体系

第二章PPT

现代社会中，由医学伦理学的原则、规范与基本范畴构成的医学伦理学规范体系，是医学伦理学的核心内容之一，为规范医务人员的行为提供了基本道德标准和行为准则。学习和把握医学伦理学的规范体系，对于加强医务人员的医学道德修养、培养医学伦理素质具有重要的意义和作用。

第一节　医学伦理学的原则

医学伦理学的原则是调整医学职业生活中各种关系、规范医务人员行为的指导思想和道德准则。它如一根主线贯穿于医学道德实践之中，渗透于医疗卫生工作的各个领域和方面，是衡量医务人员个人行为与品质的道德标准，也是医务系统确立医德规范、开展医德评价、改善医疗作风、树立职业形象的行动指南。

> **案例 2-1**
>
> 　　2007 年 11 月 21 日，怀孕 9 个月的李某因呼吸困难，在同居男子肖某的陪同下赴北京某医院就医，医生检查发现孕妇及腹中胎儿均生命垂危，建议施行剖宫产手术，但由于肖某多次拒绝在手术单上签字，在抢救了 3 个小时后，医生宣布孕妇抢救无效死亡。李某的父母认为医院方对李某及腹中胎儿之死有着不可推卸的责任，向北京市朝阳区人民法院提起诉讼，该法院于 2009 年 12 月一审根据司法鉴定中心出具的鉴定结果，判定医院的医疗行为与李某的死亡后果之间没有因果关系，驳回了李某家属的诉讼请求。
>
> **问题：**
>
> 　　1. 在医疗活动中，医学伦理学原则间发生冲突时该如何平衡？
>
> 　　2. 请结合本案例，谈谈你对尊重患者自主与医生做主之间关系的认识？

一、医学伦理学的基本原则

微课 2-1

（一）医学伦理学基本原则的含义与作用

医学伦理学基本原则是指一定社会依据其医学发展水平、卫生发展状况及医疗卫生发展的需要所制定的调整医疗实践中各方面关系的根本行为准则。就其实质而言，医学伦理基本原则是社会一般道德原则在医学领域中的具体运用和体现，是医学伦理学规范体系的总纲和精髓，在整个医学伦理学规范体系中居于核心与统帅地位，起着主导作用。它是确立医学道德范畴与规范的依据，也是医务人员树立正确医学道德观念、选择良好医学道德行为、进行医学伦理评价、接受医德教育应当遵循的基本道德原则，是一定社会衡量医务人员道德水平的最高标准。

（二）我国社会主义医学伦理学基本原则的内容与要求

在我国，社会主义医学伦理学基本原则是特指我国社会主义制度下规范医务人员医疗行为的基本道德准则，是调整我国社会主义各种医疗人际关系的最根本的行为规则。1981 年，在上海举行的"全国第一届医德学术讨论会"上，与会学者经过研讨，提出了我国当代医学伦理学基本原则即社会主义医德基本原则："救死扶伤，防病治病，实行革命的人道主义，全心全意为人民服务。"20 世纪80 年代中期，经过修改，其内容表述为"救死扶伤、防病治病，实行社会主义的人道主义，全心全意为人民的身心健康服务"。这一原则是以马克思主义伦理思想为指导，批判地继承了古今中外医德优良传统的成果，是对社会主义医学人际关系根本要求的集中概括。它集中体现了社会主义的人道主义，是对社会主义制度下医务人员行为方向的集中反映。

1. 救死扶伤，防病治病　是古今中外医学活动的直接目的，也是医务人员的首要的工作职责。

医护人员在工作中要充分认识自己对患者和社会所担当的这一特殊的职责与使命。在工作过程中，要本着对患者和社会负责的精神，积极主动、严谨认真地开展工作，不断加强业务知识与业务技能的学习，不断提高业务技能水平，保质保量地完成自己所承担的救死扶伤、防病治病、保护与促进人民群众身心健康的重任。

2. 实行社会主义的人道主义　是对我国医务人员履行工作职责时提出的基本的、起码的行为规范准则，是人道主义思想在社会主义医疗工作中的具体体现与应用。医学是人道主义事业，人道主义是贯穿于医学发展中的一条红线。在医疗实践中，医务人员要切实按照社会主义人道主义的要求行医，应当积极加强生命伦理观的学习，树立全新的生命伦理观念，切实从生命质量与生命价值的结合中审视生命，并指导自己工作的开展。同时，还要积极加强医学人道主义思想的学习，深刻领会、全面把握医学人道主义的精神实质与精髓，树立以人为本的理念，尊重维护患者的权利、人格与尊严，对患者切实做到普同一等、一视同仁。

3. 全心全意为人民的身心健康服务　是我国社会主义医学道德区别于一切传统道德的本质特征，是医务人员为人民服务在职业生活中的具体化，也是医学道德的根本宗旨，是医疗工作的出发点和最终归宿，是对医务人员履行工作职责提出的最高层次的要求。我国是社会主义制度的国家，我国特有的社会制度必然决定了我国医疗卫生事业是人民群众的事业，作为拥有医学专业知识与技能、负有保护与促进人民群众身心健康特殊职责与使命的医护人员，理应把全心全意履行工作职责作为自己的工作准则与要求，切实树立以人为本的观念和群众观念，正确认识与处理工作过程中医务人员个人利益与患者利益、集体利益、社会利益的关系，自觉地把为人民群众解除疾苦作为自己的天职，积极主动、严谨认真、任劳任怨地做好各项工作。

总之，救死扶伤，防病治病，实行社会主义的人道主义，全心全意为人民的身心健康服务，作为我国社会主义医学伦理学的基本原则，包含着三个不同层次、不同方面的要求。其中，"救死扶伤、防病治病"是医务人员的基本工作职责，是实现"全心全意为人民的身心健康服务"的重要途径和手段；"实行社会主义的人道主义"是"全心全意为人民的身心健康服务"的内在要求与精神；"全心全意为人民的身心健康服务"是前二者的目的与归宿。这三个不同的层次组成了相互联系、不可分割的一个完整统一体。

二、医学伦理学的具体原则

医学伦理学的具体原则是在基本原则指导下，结合医疗工作的特点归纳制定的用以规范医务人员行为的更为具体的行为准则，这些准则主要包括尊重原则、不伤害原则、有利原则、公正原则。

（一）尊重原则

1. 尊重原则的含义　尊重原则有广义与狭义之分。从狭义方面来说，尊重就是尊重患者的人格权。人格权是一个自然人一出生即享有的权利。在我国，依据现行法律和伦理文化传统，公民的人格权包括生命权、健康权、身体权、姓名权、肖像权、名誉权、隐私权、人格尊严权、人格自由权、人格独立权、人格平等权及其他人格权利等。狭义的尊重原则就是指尊重患者的上述权利。从广义方面来说，尊重不仅指要尊重的患者人格权，还指应当尊重患者的自主性，维护具有独立人格和正常理性的患者选择诊治决策自主权利。从广义方面理解，当今医疗实践中积极遵循并认真贯彻的尊重原则，就是指医务人员既要从人道主义的要求出发，尊重患者作为人应当享有的人格权利；同时，也要尊重患者的自主性，维护患者知情、同意、选择的自主权利。

2. 贯彻尊重原则的伦理意义　贯彻与执行尊重原则不仅是医学发展的必然要求，也是医学人道主义基本精神的具体体现。医学担负着救死扶伤、防病治病、保护与促进人民群众身心健康的神圣职责与使命，其服务的对象是每一个有生命、有思维、有情感的独立社会个体。在一定阶段上，医学研究也要把人作为研究对象。医学职责使命的特殊性与医学服务与研究对象的特殊性决定了医务人员要尊重患者的生命价值、人格权利和自主性。这恰恰也是以关心患者、同情患者、治病救人、重视人的生命价值为宗旨的医学人道主义精神的题中之意。而医学产生、发展的实践充分证实：尊重原则是医疗实践中医务人员一直认真遵守与执行的原则。

贯彻与执行尊重原则是保障患者健康利益、建立和维持和谐医患关系的必要条件和可靠基础。

正是基于对患者生命及其价值的高度尊重，医务人员才能给予患者更多的关心与关爱，才能够切实发扬不怕苦、不怕累、不怕脏、不畏艰难险阻、奋力拼搏的精神，认真履行工作职责，才能够取得患者及其家属、亲属更多的信任与协作，建立良好和谐的医患关系，有利于更好地维护与促进患者的身心健康。

3. 尊重原则对医务人员的要求　在临床实践中，医务人员要积极遵循并自觉遵守尊重原则，应当在如下几个方面做出积极的努力：

（1）树立医学人道主义的意识，强化"以人为本"的工作理念，积极用医学人道主义的思想来激励、约束、督导自身的行为，指导自己的工作。

（2）自觉加强医学道德修养，锤炼良好的医学道德品质，时时督促、激励自己以饱满的热情、端正的态度积极投身于各项医疗工作。

（3）要全面尊重患者，既要尊重患者起码的生命、生命的价值等人格尊严，更要尊重患者的自主性与自主选择权。

在医疗实践中，要很好地贯彻尊重原则，医务人员就必须正确认识与处理医方做主与患者自主之间的关系。医方做主与患者自主之间是既对立又统一的辩证统一关系。尊重患者的自主性及其自主性选择，其实质就是对患者知情、同意及选择权利的尊重和维护。在通常情况下，医方有义务主动提供适宜的环境和必要的条件，以保证患者充分行使自主权；医方在提供医疗照护活动之前，应当认真、详尽地向患者解释说明将要为患者采取的医疗照护活动的目的、好处、可能达到的结果与潜在的风险，保证患者或患者家属、亲属充分知情；要考虑到患者的知识文化背景，提供通俗、明了的信息；尊重患者或患者家属、亲属的自主决定，保证患者能够自主地选择医生或医疗小组。

需要强调的是，贯彻自主原则并不否认或无视医方做主，更不是要医务人员放弃自己应当承担的维护与促进患者身心健康的天职，而是要求医务人员正确认识与处理医方做主与患者自主、医务人员的特殊干涉权与患者自主权之间的关系。在医疗实践中，患者或患者家属行使自主权时，会受到患者或患者亲属的精神状态、医学专业知识背景等多方面条件的限制，有时甚至会做出错误的决定。因此，当存在以下情况时，医方做主是合理的：患者罹患"不治之症"，由患者或患者家属授权让医方全权做主；患者急需抢救，但因丧失意识或智力发育不全不能或不会表达自己的意愿，而患者家属或者患者单位又无人在场，无法代行患者的自主权；患者本人或者患者家属错误地行使自主权，明显对患者本人、他人的生命健康或者对于社会产生严重危害。遇到这些情况时，医务人员可以根据患者或者患者家属错误决策可能导致后果的严重程度，行使劝导、限制、干涉等特殊干涉权。医生尊重患者的自主选择权绝不意味着医生放弃或减轻自己的职业责任，完全听命于患者的任何意愿或要求。

尊重原则实现的关键是医方对患方的尊重，但医患交往的双向性也决定了尊重原则的贯彻实施需要患者及其家属、亲属对医务人员的人格、权利、辛勤劳动给予相应的尊重。如果患方对医方缺少应有的尊重，良好的医患关系和医疗秩序不能建立和维持，也必然会妨碍正常的医学诊疗过程的开展。

（二）不伤害原则

1. 不伤害原则的含义　在医学实践中，不伤害是指在诊疗、护理过程中不使患者的身心受到伤害。不伤害原则并不是要求医务人员绝对不能对患者有任何伤害，而是强调医务人员不应当有故意伤害患者的行为，其着重强调的是医务人员行为的动机，必须是处于善意的。也就是说，医务人员的行为，无论是从动机还是后果上，都应尽力避免给患者带来本可以避免的肉体上和精神上的痛苦、损伤、疾病甚至死亡及将患者置于受伤害的危险情况。

不伤害原则是古今中外医疗实践中一贯坚守的一个基本伦理规范，但并不是一个绝对原则。因为医学实践证实，在临床诊疗工作中，即使是被实践检验过的行之有效的临床诊疗手段与方法，由于药物、手术及其他的治疗手段与措施本身具有双重效应，也难免会给患者带来一定的痛苦与伤害。如进行肿瘤化疗的患者必须接受的某些带有一定疼痛与不适的侵入性检查等，但它们的目的是使患者获得较多的益处或预防较大的伤害，所以这种行为在伦理上是可以接受的。从医学的观点而言，凡是医疗上必需的，或是属于适应证范围的，那么，所实施的各种诊治、护理手段是符合不伤害原则的。相反，如果医疗上对患者疾病的诊治是无益的、不必要的或是禁忌的，若勉强去做，一定会使患者遭受损害，这就违背了不伤害原则。

根据伤害与医务人员的主观意识和责任的关系，医疗伤害包括有意伤害和无意伤害、可知伤害和不可知伤害、可控伤害和不可控伤害、责任伤害和非责任伤害等类型。不伤害就是要把可知的伤害尽量避免，或者把可控伤害降低到最低程度上，以及要绝对地避免有意伤害、责任伤害。不伤害原则要求医护人员在对患者提供诊疗照护前应运用专业的知识技能和智慧，对患者疾病做出正确诊断，对各种诊疗措施，仔细地评估、审慎考虑，并谨慎使用，预防可避免的伤害或将伤害减至最低程度，给患者提供安全、适当有效的医疗服务。

2. 执行不伤害原则的伦理意义 不伤害原则给出了所有医务人员行为的道德底线，是对医务人员行为的最基本要求。执行不伤害原则的意义不在于消除医疗伤害，而在于强调医务人员要对医疗服务对象高度负责，培养保护服务对象生命和健康的伦理理念，在实践中努力将避免不应有的医疗伤害。

3. 不伤害原则对医务人员的要求 不伤害原则是医疗实践中医务人员必须遵守的基本行为准则。在医疗实践中，医务人员很好地贯彻这一原则，应当在如下几个方面做出努力：

（1）以患者为中心，培养为患者的利益着想的动机和意向，坚决杜绝有意伤害和责任伤害，不给患者造成本可避免的身体上、精神上的伤害及经济上的损失。

（2）恪尽职守，努力预防和减少可知伤害和意外伤害的发生。

（3）积极了解、科学评估各项医疗活动可能对患者造成的不良影响，应对医疗行为可能带来的利害得失进行全面评价，经过风险与治疗、伤害与受益的比较权衡，选择受益最大、伤害最小的最佳治疗方案，并在诊疗实施过程中，尽可能将不可避免但可控的伤害降至最低限度。

（三）有利原则

1. 有利原则的含义 有利原则，又称行善原则，是指医务人员尽力做对维护与促进医学服务对象身心健康有所助益的事情或行为，也就是对医学服务对象行善，做善事。它包括了两层含义：从积极层面看，有利原则指医方要"为病家谋幸福"，促进医学服务对象现有健康利益的最大化；而从消极层面来看，有利原则指预防和避免对医学服务对象的现有健康利益减损。在医疗实践中，医务人员应当把医学服务对象的生命利益和健康利益放在首位，严谨认真地履行工作职责，尽力做对维护与促进医学服务对象身心健康有益的行为，预防和减少对医疗服务对象的伤害。

随着医学的发展和社会的进步，有利原则所涉及的医疗服务对象不断扩展。有利原则从最初医务人员的医疗行为要对患者本人有利，解除患者本人的疾病痛苦，维护患者的身心健康；正逐步发展为医学界的医疗行为不仅要考虑对患者本人有利，也要考虑对患者相关者和对社会公益有利。这是医学社会化与医学服务多样化的必然反映。

2. 遵循有利原则的伦理意义 救死扶伤、防病治病、维护健康是医学的基本使命，也是医学科学和医学职业独具的特殊性质。这一性质决定了医务人员要善待医学服务对象。对医疗服务对象有利是医学职业与医学科学特殊性的必然要求。正是基于此，有利原则，这一古老的医学伦理原则，成为医学伦理学具体原则中的首要原则。有利原则着重强调医务人员对待服务对象的医疗行为的效用，明确医疗行为的应有品格，并成为评价医务人员医学行为的首要标准。它是医学伦理学其他具体原则的前提和基础，而其他具体原则是在此基础上的延伸或派生。

3. 有利原则对医务人员的要求 在医疗实践中，医护人员贯彻有利原则，应当在如下几个方面做出努力：

（1）端正对本职工作的认识，树立"以人为本"的工作理念，培养真心维护患者利益和健康权利的动机与意向。

（2）自觉加强业务知识与技能的学习，掌握丰富的医学知识及娴熟的医疗技能，不断提高自己的医疗技术水平。

（3）认真履行工作职责，积极做对维护与促进患者身心健康有益的事，并且不会因为对患者有益而给他人或社会造成不应有的伤害。

（4）积极加强与患者的沟通，重视患者的愿望与利益。

（四）公正原则

1. 公正原则的含义　公正即公平正直、没有偏私的意思。公正的实质在于"等利害交换"。一个人最根本、最主要的利害交换是权利与义务的交换。一个人所享有权利与负有的义务相等是社会公正的根本原则。从理论上来看，公正应当包括形式公正与内容公正两个层面。形式公正是指对同样的人给予同样的对待，对不同的人给予不同的对待。内容公正是指应当根据一个人实际的地位、能力、贡献、需要等分配相应的负担和收益。当代医学伦理学所倡导的公正原则就是以形式公正和内容公正的有机统一为依据，分配和实现医疗健康利益的伦理原则。也就是说，在医疗实践中，具有同样医疗需要及同等社会贡献和条件的患者，则应得到同样的医疗待遇，不同的患者则分别享受有差别的医疗待遇；在基本医疗保健需求上要做到绝对公正，保障人人享有，在特殊医疗保健需要方面，要做到相对公正，保障有同样条件的患者得到同样的满足。

2. 遵循公正原则的伦理意义　遵循公正原则是医学社会化与医学服务多元化的必然要求。公正原则的提出有助于协调日趋复杂的医患关系，合理解决患者日益增长且多样化的健康需求与有限的医疗卫生资源分配与使用之间的矛盾。在医疗实践中，遵循公正原则既体现在医疗照护方面医务人员处理、协调医患关系时平等地对待每一位患者和有关的第三者，也体现在卫生资源的分配与使用方面医务人员公平合理地分配使用国家有限的医疗卫生资源。在宏观上，现有卫生资源的分配要保证人人享有基本医疗保健，并在此基础上满足人们多层次的医疗保健需求；在微观上，医院和医务人员对于住院床位、手术机会及稀缺卫生资源的分配更要体现公平合理。尽管对于血液、骨髓、移植器官等稀缺卫生资源如何更加公平合理地分配和使用，有不同的观点与主张。但更多的人认同分阶段进行。第一阶段是依据医学标准，认为只有获得这一稀有资源才可能获得最大最好医学效益的人，才能有资格获得使用这一资源的权利。因为只有这样，稀缺卫生资源才能得到最好的利用而不至于浪费。第二阶段是依据社会价值、家庭角色、科研价值、余年寿命等因素综合考量来确定使用者。根据患者既往和未来的贡献、在家庭中的地位和角色、患者的诊治对医学发展的意义及患者诊治后生存的可能期限等综合因素进行筛选，最终确定稀缺卫生资源的优先使用者。公正原则所维护的正是患者平等的生命健康权与医疗照护权。

3. 公正原则对医务人员的要求　概括起来说，公正原则主要对医务人员提出了如下要求：

（1）在处理医患关系上，要以公正公平的态度，认真负责的医疗作风，平等热情地对待每一个患者，给予每一位患者同等的尊重，对于老年患者、精神病患者、年幼患者和残疾人等给予更多的医学关怀。

（2）积极与患者进行沟通，多方了解患者的愿望与需求，公正分配稀有卫生资源，以确保患者享有平等的医疗照护权与生命健康权。

（3）公正地处理医疗纠纷与医疗差错事故，坚持实事求是。

第二节　医学伦理学的基本规范

医学伦理学的基本规范作为医务人员在医疗实践中必须遵循的行为准则，是医学伦理规范体系的主体内容。它对协调各方面的医德关系，促进良好医德医风的形成、提高医疗卫生服务的质量与水平、提高医院管理水平、指导医务人员培养良好医学道德品质、塑造良好的人格都发挥着极为重要的作用。

案例 2-2

　　我国著名外科专家华益慰从医 50 多年来一直工作在临床一线，做了数千例手术没有发生一起医疗事故。作为一名医生，华益慰有着良好的职业习惯：每天早晨上班，他总是提前半小时赶到，查看病房，准备医嘱；每次查房，他都稳稳地站在病床前，微笑与患者交谈；冬天为患者查体，他总要先搓热双手、焐热听诊器；手术前，他会提前到手术室等候患者，帮助摆体位，让患者在麻醉前看到医生；手术中，他都要亲自开腹关腹，直到缝好最后一针；手术后，他总是和护士一起把患者抬上车，送回病房，交代注意事项……这些看上去不起眼的细节，他坚持了一辈子。

他常对医护人员说："百姓是我们的衣食父母，医生应该用'心'为患者治病，处处尊重他们，为他们着想。"

问题：
　1. 你如何看待华益慰的这些职业习惯？
　2. 请结合本案例，谈谈你对医学伦理学基本规范的认识？

一、医学伦理学基本规范的含义和本质

规范就是约定俗成或明文规定的标准或准则。医学伦理学的基本规范是依据一定的医学伦理学理论和原则制定的，用以协调医疗实践中各方面道德关系的行为准则。

医学伦理学基本规范是医务人员在医学实践中的医德行为和医德关系规律的概括和总结，它体现了社会对医务人员行为的具体要求，是衡量医务人员医德意识与医德行为的具体标准。医学伦理学基本规范明确规定了医务人员应该做什么，禁止做什么，可以做什么，是把医德理想变成医德实践的中间环节。它既是医学伦理学理论在医务人员行为中的具体化，也是医学伦理学基本原则、具体原则的表现、展开和补充。同时，医学伦理学基本规范是医学伦理学基本范畴的直接指导，它规定着医学伦理学基本范畴的实质内容和价值取向。

二、医学伦理学基本规范的形式和内容

（一）医学伦理学基本规范的形式

医学伦理学基本规范以医务人员"哪些应该做、哪些不应该做"为表述，明确指出了医务人员在医疗实践中应该选择的行为方向。医学伦理学基本规范在形式上多种多样，既有"守则""法典""戒律"，如《医学伦理学日内瓦协议法》《世界医学会国际医德守则》《医务人员医德规范及实施办法》等；又有"誓言""宣言""誓词"等，如《希波克拉底誓言》《赫尔辛基宣言》《医学生誓言》等。这些形式简明扼要、是非清晰，便于为人们理解、记忆和操作，有利于指导医务人员的行为。

（二）医学伦理学基本规范的内容

医学伦理学基本规范作为医务人员共同遵循的行为准则，其内容非常丰富。我国教育部（原国家教育委员会）高等教育司于1991年印发了《医学生誓言》，2012年6月由卫生部、国家食品药品监督管理局和国家中医药管理局制定印发了《医疗机构从业人员行为规范》，该规范文件适用于各级各类医疗机构内的所有从业人员，提出了医疗机构从业人员基本行为规范，对于推进医务人员的医德建设、明确应当遵守的医学伦理学基本规范有着重要的指导意义。依据这两个规范文件的内容，可以将医学伦理学基本规范的内容简单概括为如下几个方面：

1. 以人为本，救死扶伤　是医务人员正确对待医学事业的基本准则，也是古今中外的医学大家一直倡导的根本的行医规范，同时也是发展医疗卫生事业、维护与促进人民群众身心健康的根本要求。在当今医疗实践中，医务人员要很好地遵守这一行医规范，就要正确认识医学职业的人道性、神圣性，培养高度的职业责任心与敬业精神，爱岗敬业、积极主动、严谨认真、任劳任怨地做好自己的本职工作。

2. 尊重患者，关爱生命　是指导医务人员处理与患者之间关系的一项基本行为准则。医学是人道主义事业，因此，在医疗实践中，医务人员应当从人道主义的基本要求出发，对患者给予高度的尊重，尊重患者的人格、权利、生命及生命价值，尊重患者的知情同意权和隐私权，为患者保守医疗秘密和健康隐私，维护患者合法权益。同时，由于维护、增进健康是人的普遍的、基本的权利，任何一个人，不管其民族、性别、职业、社会地位、财产状况、文化程度如何，也不管其政治信仰、宗教信仰如何，一旦因为疾病或者外伤的侵袭影响了身心健康，都有平等的权利到医疗机构就医，寻求医务人员的医疗照护。因此，古往今来的医学大家，都极力倡导在医疗实践中，尊重患者被救治的权利，不因种族、宗教、地域、贫富、地位、残疾、疾病等歧视患者。医务人员对患者一视同仁，以此实现医学的公正公平，实现医学维护与促进人民群众身心健康，推进社会发展进步的崇高目标。

3. 钻研医术，精益求精　是对医务人员在学风与工作作风方面提出的行为准则。医学是关乎人的生命、健康的职责重大的工作。因此，一个称职、优秀的医务人员，不仅要有高度尊重患者、热情真诚为患者服务的高尚医德之心，同时还应有高超娴熟的医疗技术，只有这样才能真正地体现、实现医者高尚的医德之心、真挚的医德之情。因此，医务人员应当积极加强医学知识与技能的学习，尤其在当前社会中，伴随着人们赖以生存的自然与社会环境的日益变迁，一些新的病原菌所引发的各种新的疾病也日益增多，医务人员要更好地履行救死扶伤、防病治病、保护与促进人们身心健康的职责，热爱学习，钻研业务，努力提高专业素养，诚实守信，抵制学术不端行为，不断提高业务能力与业务水平，力求做到技术上精益求精。

4. 文明礼貌，举止端庄　是对医务人员行医过程之中行为举止方面的要求，也是医务人员必须遵守的底线伦理准则。医学实践证实：医务人员在行医过程中能够做到举止端庄、文明礼貌，不仅能够展示医务人员良好的素质素养和精神风貌，同时也为赢得患者及其家属信任合作创造了重要条件，必然有助于良好医患关系的建立，有利于患者疾病的诊断与治疗。因此，医务人员要语言文明，举止端庄，认真践行医疗服务承诺，加强与患者的交流与沟通，自觉维护行业形象。

在医疗实践中，医务人员要切实做到文明礼貌、举止端庄。在行为方面，应当做到态度和蔼可亲，举止稳重得体，动作轻盈敏捷，遇到紧急情况能够沉着冷静、有条不紊。在仪表方面，要做到装束文明，着装、服饰要与职业相适应，力求规范、整洁、朴素、大方，既不能主观随意，也不能刻意包装。在语言方面，要积极加强语言修养，讲究语言艺术，提升语言的品位，多用热情、礼貌、文明、温和的语言与患者及患者的家属、亲属进行沟通与交流，切忌用不文明、不礼貌的语言，以免冲撞冒犯患者及其亲属，引发不应该发生的医患矛盾与医疗纠纷。

5. 诚实守信，保守医疗秘密　是医务人员处理医患关系时应当遵守的基本行为规则。这既有利于维护医者的职业形象，也有利于良好医患关系的建立与维持，也有利于患者疾病的诊治与康复。

诚信就是诚实、诚恳、守信、有信。从道德范畴来讲，诚信即待人处事真诚、老实、讲信誉，言必行、行必果，一言九鼎，一诺千金，反对隐瞒欺诈、弄虚作假。在医疗实践中，医务人员要做到诚实守信，一方面应当忠诚于患者，信守诺言，积极主动、严谨认真、恪尽职守，竭力维护患者的利益，保守医密，做老实人、办老实事，说老实话，坚决避免不利于患者疾病诊治的言行。另一方面就是要忠诚于医学事业，尤其是在医学研究与医学探索中，不盲从迷信权威，要敢于坚持真理、修正错误，坚决反对弄虚作假、背信弃义、欺诈巧取的不良医风与行为。

保守医疗秘密是由古希腊名医希波克拉底最早提出并积极倡导的一个古老的医学道德规范，同时也是为现代医学伦理学继承的一个极其重要的医德传统，是国际医务界共同倡导与遵守的一个重要医德规范。

6. 互学互尊，团结协作　是医务人员处理医际关系的基本原则。敬重同行，同行之间相互学习、相互关心、相互帮助，团结协作，共同提高，是医学发展进步的重要保障，更是现代医学发展高度分化、高度综合、高度社会化的客观要求，同时也是现代社会中强调集体主义、加强团队精神，更好地促进现代医学发展进步的客观需要。恪守这样的行为准则，既有利于促进医学事业的发展，也有利于医院整体效益的实现；既有利于医学人才的培养，也有利于和谐医患关系的建立与维持。

在医疗实践中，医务人员要恪守互学互尊、团结协作这一规范，就要在共同维护患者利益与社会整体利益基础之上，在人格上要做到彼此平等、相互尊重，工作中要做到相互支持、相互团结、加强协作；在交往上，要彼此信任，相互关心、相互爱护；在学习上，要取长补短，发挥优势，共同提高。同时，还要正确认识与处理竞争与协作的关系。为了更好地促进现代医学的发展，更好地做好医疗卫生服务工作，由此更好地维护与促进人民群众的身心健康，既要求医务人员积极开展正当的竞争，同时也要更好地加强协作。做到在竞争中协作，在协作中竞争。以竞争促协作，以协作促竞争，切实做到共同发展，共同提高，共同进步。

7. 廉洁奉公，遵纪守法　是医务人员处理与社会关系的行为规范与准则。在医疗实践中，医务人员要做一个患者与社会都很满意的称职优秀医务工作者，就应当清廉正直，奉公守法。

廉洁奉公、遵纪守法，是古今中外的医学大家一直主张与倡导的极其重要的行为规则，更是当今社会中广大医务人员需要认真培养锤炼的道德素养、道德品格。它要求医务人员在医疗实践中，医务人员要弘扬高尚医德，严格自律，不索取和非法收受患者财物，不利用执业之便谋取不正当利益；

不收受医疗器械、药品、试剂等生产、经营企业或人员以各种名义、形式给予的回扣、提成，不参加其安排、组织或支付费用的营业性娱乐活动；不骗取、套取基本医疗保障资金或为他人的骗取、套取行为提供便利；不违规参与医疗广告宣传和药品医疗器械促销，不倒卖号源；要自觉加强对医院制定的规章制度及国家颁布的相关卫生法律法规的学习，增强法治意识，强化法治观念，自觉并严格遵守医疗卫生行业规章和纪律，严格执行所在医疗机构各项制度规定，促进医疗工作协调有序有效展开，更好地维护与实现患者的健康利益。

微课 2-2

第三节　医学伦理学的基本范畴

医学伦理学的基本范畴是医学伦理规范体系的重要组成部分，受医学伦理学原则制约，反映医学道德原则和规范的要求，体现医务人员内在的自我要求。学习医学伦理学的基本范畴，对于引导医务人员协调处理各方面医德关系、加强医德修养、培养良好的医德品质具有重要作用。

> 案例 2-3
>
> 2013 年 9 月 2 日，患者李某在其男朋友黄某的陪同下到某市医院做无痛人工流产手术。手术过程中，医院安排数名某医学院的实习生来观摩手术。黄某试图阻拦，但医生告诉他安排实习生来观摩事先已征得了李某的同意。但是，当天下午李某告诉黄某，自己因被全身麻醉，始终处于昏迷状态，根本不知道观摩的事。
>
> 手术是成功了，但李某却陷于极度痛苦之中，认为医院侵犯了自己的隐私权，最后以一纸诉状将该医院告到法院，要求医院赔礼道歉，并赔偿自己各项损失 2 万元。
>
> 问题：
> 1. 在本案例中，医患纠纷的根源在哪？
> 2. 请结合本案例，谈谈你对医学道德权利的认识。

一、医学伦理学基本范畴的含义和作用

（一）医学伦理学基本范畴的含义

范畴是构成一门学科的基本概念。其本意是在实践的基础上，人们的思维对客观事物的本质属性及其关系的最一般的概括和反映。作为一门学科，医学伦理学也有自己的范畴，即医学道德范畴。医学道德范畴，是人们对医学道德现象、医学道德关系的普遍本质与重要特征的反映与概括。它有广义与狭义的理解。从广义上来说，医学道德范畴是指医学伦理学这个学科所使用的所有基本概念。狭义的医学伦理学范畴是指医学伦理学的基本范畴，也即反映最普遍、最重要、最本质的医学道德关系的本质与特征的概念，主要包括权利、义务、良心、荣誉、审慎、保密、情感等。

（二）医学伦理学基本范畴的作用

医学伦理学基本范畴是医学道德规范体系有机组成部分，在医德规范体系中居于重要的地位，发挥着十分重要的作用。它是医德规范体系之网的纽结，是医德基本原则、基本规范的具体化，对医德基本原则、基本规范起着解释说明的作用，是医德基本原则、基本规范的必要补充。

医学伦理学基本范畴是医务人员加强医德修养、锤炼良好的医学道德品质重要的理论与认识先导。医务人员凭借自己思维、心理及理性感知、判断、评价、选择等形式，认识、把握医学伦理学基本原则和规范，形成医学伦理学基本范畴，这是将对医务人员外在约束的他律向其内在要求的自律转化的直接前提、起点与环节，对于医务人员加强医学道德修养、培养良好的医学道德品质发挥着重要作用。

二、医学道德权利

权利是公民依法享有的权力与利益。在医学领域，医学道德权利是指医学道德主体在法律和道

笔记栏

德允许的范围内所享有的权力和利益。由于道德主体不同，医学道德权利可以分为两个基本方面，即医务人员的道德权利和患者的道德权利。

（一）医务人员的道德权利

医务人员的道德权利是指从事医疗卫生服务的医务人员在医疗卫生实践中能够行使的权力和应当享有的利益，既包括道德上的权利，也包括法律规定的权利。这两个方面的权利是一致的。一般来说，法律权利就是道德权利，而道德权利不一定是法律权利。法律上的权利是道德权利的底线。

依照 2009 年 8 月修订的《中华人民共和国执业医师法》的规定，我国执业医师在医疗实践中主要享有如下的权利：①在注册的职业范围内，进行医学诊查、疾病检查、医学处置、出具相应的医学证明文件，选择合理的医疗、预防、保健方案；②按照国务院卫生行政部门规定的标准，获得与本人活动相当的医疗设备基本条件；③从事医学研究、学术交流，参加专业学术团体；④参加培训，接受继续医学教育；⑤在执业活动中，人格尊严、人身安全不受侵犯；⑥获得相应的工资报酬与津贴，享受国家规定的福利待遇；⑦对所在医疗机构的医疗、预防、保健工作和卫生行政部分的工作提出意见和建议，依法参与所在机构的民主管理。以上权利既是医务人员的法律权利，也是医务人员的道德权利。

由于医学是人道主义事业，医务人员的医疗活动不仅关系着患者的身心健康、生命安危，而且关系到千家万户的悲欢离合、幸福安康。因此，在医疗实践中，医务人员的权利往往超越法学视野。为了维护与促进患者的身心健康，保障患者的生命安全，提升患者的生命与生活质量，医务人员还拥有很多道义上的权利。医疗工作的特殊性，决定了维护促进患者的身心健康是医务人员的专业职权，这种职权赋予医务工作者自主的诊断治疗权和必要的医疗干涉权。医务人员对患者的诊断与治疗不仅应当不受医学以外的如患者的性别、职业、民族、阶级、党派、宗教信仰等因素的影响与干扰，而且对社会或者患者所做出的一切不利于健康的活动或者行为，医务人员也都同样有权对其提出劝告、给予制止或向有关部门反映；对国家或者部门不慎下达的有害于健康的政策，医疗部门有权要求撤回或者修改。

（二）患者的道德权利

患者的道德权利是指在医疗实践中患者能够在道德允许的范围内行使的权力和应当享有的利益。尊重患者的权利是医学道德的重要内容。

患者权利保护可以追溯到 18 世纪 90 年代法国大革命时期资产阶级提出的"给患者以健康权"的口号。随着医疗事业和社会的快速发展，患者权利越来越受到重视。从世界的范围看，患者的权利是在广泛的民权运动、女权运动和消费者权益运动的背景下提出的。1973 年美国医院协会通过了《病人权利法案》，提出了患者的 12 项权利。1991 年，美国率先实施《患者自决法案》。随后，芬兰、荷兰、匈牙利、丹麦、挪威等国相继立法以保护患者权利。近几年，我国也对患者的权利进行了大量研究，并在《中华人民共和国宪法》《中华人民共和国民法通则》《中华人民共和国执业医师法》等有关的法规中规定了患者的权利问题。

根据国际相关约定和我国有关法律法规的相关规定，患者在接受医疗照护中主要享有的权利包括平等医疗权、知情同意权、隐私保护权、损害索赔权、医疗监督权、医疗选择权、社会免责权、照顾与探视权等。

在医疗实践中，医生要奉行医学人道主义原则履行工作职责，就应当充分知悉并充分尊重患者的这些权利。

三、医学道德义务

义务是与职责、使命同一意思的概念，是指生活在一定社会关系中的人必然担负的使命和职责。它是由社会经济关系及人们在社会生活中所处的地位决定的人们之间各种道德关系的反映。医德义务是医学伦理学的中心范畴，有着不同于政治、法律义务的内容与特征。

（一）医学道德义务的含义

医德义务是医学伦理学的中心范畴，包括医务人员的医德义务和患者的医德义务两个方面。医务人员的医德义务是指医务人员对患者和社会所承担的防病治病、维护促进患者身心健康、推进医学科学发展的职业责任，是一定社会或者阶级对从事医务工作的医务人员提出的基本行为要求。患者的医德义务是指患者医疗过程中所担负的道德责任。

医务人员的医德义务与人们在社会生活中担负的政治义务与法律义务相比较，医德义务的履行不是依靠外在的约束和限制强制执行，而是医务人员在自己医德良心的督促下自觉自愿做出的行为选择；它不以获取某种权利为前提，而往往需要医务人员以自我克制和自我利益牺牲为前提；它比政治义务和法律义务所涉及的范围更广泛，要求更高；履行医德义务，既维护着患者的健康利益，同时也维护着社会、集体的利益，是对患者个体的义务和对社会的义务的有机统一。

（二）医学道德义务的内容

1. 医生的道德义务　根据《中华人民共和国执业医师法》中关于执业医师的义务的相关规定来看，医务人员的医德义务主要有：遵守法律与法规，遵守技术操作规范；树立敬业精神，遵守职业道德，履行医师职责，尽力尽责为患者服务；关心、爱护、尊重患者，保护患者的隐私；努力钻研业务，更新知识，提高专业技术水平；宣传卫生保健知识，对患者积极进行健康教育。除此之外，根据相关执业规则的规定，在具体的医疗实践中，医务人员要按照国家有关规定，认真合法地填写和保护医学文书；对危急患者不得拒绝急救处置；合理合法地使用药品、设备，尤其是医疗性毒品、麻醉品等特殊药品；如实向患者或其家属介绍病情，特殊治疗应征得患者或者其家属的知情同意并经医院批准；在发生重大疫情或者自然灾害或者重大伤亡事故时，要积极奉命抗灾防疫；按相关法律法规的规定时限、方式及时上报疫情、非正常死亡或者涉嫌伤害事件等；积极进行医学科学研究，促进医学科学的发展；对患者及其家属认真解释、说明病情，对没有意识或者自主选择能力丧失的患者要积极施加医学干涉权，以保护其健康。以上皆是医务人员的道德义务。

2. 患者就医时的道德义务　建立维持正常的医患关系，需要医患双方密切合作。因此，患者就医时也应该履行相应的道德义务。患者就医时的道德义务，综合起来说，主要有：向医护人员如实地提供病情和有关的信息；在医师指导下接受并积极配合医生的诊治；努力避免将自己的疾病传播给他人；尊重医务人员的人格与劳动；遵守医院的规章制度，积极维护医院医疗环境与秩序；支持临床实习和医学科学的发展。

要正确看待患者履行义务与享受权利之间的关系。尽管患者履行义务与享受权利是互为前提的，但是在医学伦理层面中，医务人员应在主观上更加重视维护患者的权利，不能以患者未尽义务而放弃对患者权利的维护，或者以此为借口掩盖自己工作中的违规操作。在处理患者的隐私权与支持临床实习和医学科学发展的义务之间的关系时，必须要尊重和维护患者的隐私权。因为患者支持临床实习和医学科学发展的义务不是医务人员为患者诊治疾病的直接前提，患者是否履行上述义务不是强制性的，而是依赖于患者的自愿和配合。

四、医学道德情感

道德情感是人们根据一定社会的道德原则和规范评价他人或自己的言行时的情感。医学道德情感是道德情感的一种特殊形式，是反映道德原则和道德要求与道德行为关系的范畴，对于协调医患关系、调整医德行为具有重要意义。

（一）医学道德情感的含义

医学道德情感是指医务人员根据一定的医德原则和医德规范评价或衡量他人或自己思想、言行时所产生的心理反应和情感体验。它是医德认识的情感体现，是在长期的医疗实践中，基于对患者的生命和健康高度负责的基础上逐渐形成的特殊的道德情感。

医学道德情感有广义与狭义两个方面的理解。从狭义方面来说，医务人员的医德情感是指关心、同情、热爱患者，以及在这种关心、同情、热爱患者的情感激励下，所做出的急患者所急，想患者所想，帮患者所需，待患者如亲人的行为活动。就广义方面来说，医务人员的医德情感除了包括对患者的强烈的同情情感之外，还包括在强烈的同情情感激励下产生的做好本职工作的责任情感、事业情感和理性情感等诸多内容。

（二）医学道德情感的内容

医学道德情感应包括同情感、责任感和事业感等内容。

1. 同情感　是一个医务人员最起码的道德情感，是对他人不幸遭遇的共鸣和关心。医务人员的同情感主要表现在对患者的遭遇、痛苦和不幸能够在感情上产生共鸣，并体现出给予道义上和行动上的支持和帮助的倾向性。医务人员的同情感是产生仁慈、关怀、利他等美德的心理基础，是激励医务人员积极履行工作职责、正确处理医患关系的重要精神动力。医务人员的同情感是基于自己对人类生命的热爱、对生命价值的认识与尊重及对医学职业价值的认识的基础上而产生的。正是因为如此，祖国医学道德中有"医者父母心"的观念。

2. 责任感　是对医务人员的起主导作用的情感，是同情感的升华。责任感是医务人员把积极挽救患者的生命、促进患者的康复、延长患者的生命、提高患者的生命质量和生活质量，积极致力于医学科学的研究与探索，当作自己义不容辞的责任。责任感是建立在医务人员坚定的内心信念和对社会、对他人极端负责的基础之上的，并且是受着制度、法律、纪律约束之下的道德情感。它在医务人员的情感中发挥着特别重要的作用。只有在内心深处形成尊重患者的生命价值、积极维护和促进患者健康的责任感，才能始终坚持"以患者为中心"，自觉维护患者的利益。在现代医学实践中，许多医疗事故的发生，并不是因为医务人员技术方面的原因，更多的是因为医务人员医德情感淡漠、缺乏责任感、疏忽大意所致。

3. 事业感　是责任感的升华，是最高层次的道德情感。它指的是医务人员在从事本职工作中，能够把自己的本职工作与发展医学事业紧密联系起来，把医学事业看得高于一切并成为自己的终身追求、愿意为之献身的情感。医务人员事业感对激励医务人员做好本职工作、成就自己的事业与推进国家卫生事业都发挥着极其重要的作用。

（三）医学道德情感的作用

医学道德情感的作用主要包括以下两个方面：

1. 医学道德情感是激发和调节医务人员医德行为的内在动力，是将医德原则和规范转化为医务人员医德行为的纽带和杠杆。当医务人员对医德准则和规范产生积极的医德情感，才能促使医务人员从被动接受转化为主动认同，为践行医德行为铺平道路。否则，即使有对医德准则和医德规范的正确认识，但缺乏积极的医德情感，在认知与行为之间也会存在一条鸿沟，良好的医德行为也难以显现。

2. 医学道德情感对于医务人员医德品质的形成具有重要的推动功能。在医德品质形成的过程中，医学道德情感能够强化或弱化医务人员对于医德行为的认知和评价，加速、延缓或中断医务人员良好道德品质的形成。在医疗实践中，如果医务人员的道德行为得到积极肯定的评价，就会促进医务人员形成积极的医德情感体验，将道德准则和规范转化为稳定的道德需要，促使医务人员形成稳定的道德品质。

需要注意的是，医学道德情感并不是盲目、感性的。医务人员作为系统的医学专业知识与技能的学习者与掌握者，受科学思维、医学知识的引导与驾驭，能够采取科学理性的行为，有效地避免感情用事和行为上盲目冲动给患者造成的痛苦及给社会造成的负担。

五、医学道德良心

良心是人的内心信念、道德情感的深化，是人们在履行对他人和社会的义务过程中，对自己行为所负道德责任的自觉认识和自我评价能力。良心的实质是道德主体的高度自律。医学道德良心对医务人员的职业行为、执业活动及良好医德的培养都发挥着极其重要的作用。

（一）医学道德良心的含义

医学道德良心又称医德良心，是指医务人员在履行对患者、集体和社会应负有的职业义务的过程中形成的，对自己的职业行为负有的道德责任感和自我评价能力，是集医德认识、医德情感、医德意志、医德信念于一体的医德意识。医德良心是医务人员内心的道德活动机制，是发自内心深处的情感呼唤、道德律令。因此，医德良心的实质就是医者是对自己应当担负的医德责任的自觉意识，是化为主体意识形态的医德责任，是医务人员发自内心的巨大的精神动力与行为自律，自觉地监督、调整、矫正着医务人员的医疗行为与医疗活动。

（二）医学道德良心的特点

1. 医学道德良心的自觉性　医学道德良心是医务人员内心深处的道德责任和使命。医学道德良心不是外部强加的，而是在内心信念支配的自觉活动。医学道德良心的自觉性体现在医疗实践中，不论是否有外界的监督、压力和诱惑，不论患者的医疗知识是否具备，医务人员都必须忠于患者，不做有损患者利益和社会利益的事情。

2. 医学道德良心的稳定性　医学道德良心是一种稳定的自我评价能力。只要认定医务人员的行为是正当的、问心无愧的医德行为，不论社会舆论和规章制度是否发挥约束作用，医德良心不会轻易改变。

（三）医学道德良心的作用

从医务人员个体的角度看，医学道德良心调节医务人员的医德行为，对行为的选择、监督和评价都发挥着重要的作用。

1. 行为之前对行为动机的选择、导向作用　在医疗实践中，医德良心作为医务人员内心的道德律令，对医务人员医德行为的选择发挥着重要的选择与导向作用。在做出某种行为之前，良心总是依据医德义务、医德原则与规范的要求，对行为的动机进行自我检查，认真思考，对符合医德要求的动机予以肯定，对不符合医德要求的动机进行抑制以致否定，从而按照医德要求调节的方向，做出正确的行为选择。

2. 行为之中的监督、保证作用　一个人的行为活动，从行为动机的确定，到行为的发出，再到行为的完成，其间要受到多方面因素的影响与制约。在医务人员的医疗活动中，良心作为医务人员内心的道德律令，总能对符合医学道德要求的情感、信念和行为予以积极的支持与充分果敢的肯定，而对于不符合甚至违背医学道德要求的情感、私欲、邪念与行为，总是给予制止或者予以否定谴责，使医务人员及时调整、调控自己的行为，改变自己的行为方向，促使医务人员扬善抑恶，从而对医务人员的行为发挥着良好的监督、保证作用。

3. 行为之后的评价、矫正作用　良心既是医务人员内心的道德律令，又是医务人员行为善恶的"测量仪"与"矫正器"。在医务人员的内心中，良心既是"起诉人"，又是公正的"审判官"，能够对自己的行为进行善恶评价，并矫正恶的行为。对符合医德要求、能保护与促进患者身心健康、促进医学发展和社会进步的道义行为给予积极的肯定，并引起精神上的喜悦和满足，产生自尊、自豪、自爱感，给自己带来满足感与欣慰感；相反，如果自己的行为违反了医德要求，给患者带来痛苦和不幸，不利于医学科学的发展和社会的发展进步时，良心就予以谴责，使其感到惭愧、内疚和悔恨，从而使自己在今后的工作中尽力改正、避免这种不良行为。

六、医学道德审慎

审慎即周密细致，是指人们行动之前的周密思考与行为过程中的小心谨慎，细致认真。审慎作为一种良好的工作作风与道德素养，对促进各方面工作的圆满完成发挥着十分重要的作用。尤其是医疗工作，由于关系到患者的生命健康、关系到千家万户的悲欢离合，医务工作本身的特殊性决定了医务人员要做一个优秀医务工作者，要在医务工作中做出卓越的成就，就更应注重培养审慎的道德素养与工作作风。

（一）医学道德审慎的含义

医学道德审慎是指医务人员在为患者提供医疗服务的过程中，行动之前进行周密细致的思考与行为过程中的小心谨慎。医德审慎既是医者内心信念与良心的具体表现，又是医者对患者和社会所负有高度义务感、职责感、使命感的总体表现，是对患者高度负责的精神和严谨的科学作风的有机结合。

（二）医学道德审慎的作用

由于医疗工作是关系到患者身心健康与生命安危的责任重大的工作，因此，古今中外的医学大家都极力倡导医务人员应当注重培养医学道德审慎的工作作风与道德品质，以此督导自己更好地做好医务工作。医学道德审慎的作用主要表现在：

1. 医学道德审慎能够使医务人员避免因工作中的疏忽、粗心、马虎而造成的医疗事故、医疗差错，促使医务人员提高医疗服务的质量与水平，更好地保障患者的身心健康与生命安全。

2. 医学道德审慎能够使医务人员对患者的病情做出正确的诊断，选择最佳治疗方案，促使医务人员更好地做好本职工作，更好地保障、促进患者的身心健康。

3. 医学道德审慎能促进医患之间建立和维护和谐的医患关系。审慎不仅能够促使医务人员谨慎认真地对待本职工作，仔细地观察与诊断疾病，慎重地选择医疗方案与医疗措施，更好地保护与促进患者的身心健康，从而取得患者及其家属更多的信任与合作。同时，审慎还能够使医务人员加强语言修养，注重提高语言艺术，避免因医务人员用语不慎而引起的患者及其家属的误解或是由此对患者产生的不良心理反应与影响，进而有效避免医患矛盾与纠纷的发生。

（三）医学道德审慎对医务人员的要求

在医疗实践中，医务人员要具有医学道德审慎的工作作风，就应当在以下几个方面做出努力：要端正对本职工作的认识，增强工作的责任感与使命感，激励自己积极主动、严谨认真履行工作职责；要积极加强业务知识与技能的学习，切实提高业务技能水平；要学习、掌握与患者交流沟通的技巧，积极加强与患者及其家属的交流与沟通，了解并尽力满足患者的心理需要；要加强卫生法律法规的学习，增强卫生法治意识与法治观念，自觉遵纪守法，依法约束规范督导自身的行为。

医疗工作是关系到患者身心健康、家庭悲欢离合、社会稳定和谐的职责重大的特殊工作，医疗工作的特殊性决定了医务人员要在工作中把高度的工作责任感与科学精神结合起来。既不能因为谨慎而缩手缩脚，妨碍必须要开展的工作，使患者错失诊断治疗的良好时机，甚至因此丧失了生命；也不能盲目蛮干、不计后果，对患者造成不必要的伤害，带来不必要的痛苦。

七、医学道德保密

案例 2-4

　　患者，徐某，老年男性，肺癌晚期，合并上腔静脉综合征，脑转移及骨转移。患者呈恶病质状态，生活不能自理，不能平卧、呼吸困难、饮食量少、睡眠少。经征询患者家属的意见后，医生告知患者的肿瘤是良性的，让他安心养病。
　　问题：
　　1. 你认为医生的做法是否合适？
　　2. 请结合本案例，谈谈你对医德保密的认识。

医学道德保密是医学道德的传统内容，对维护医院与医务人员的信誉、建立和谐的医患关系、更好地维护与增进患者的身心健康都发挥着独特的作用。现代医疗实践中，伴随着患者主体意识、法律意识的日益提高，医务工作者更应当注重培养并强化医学道德保密的工作意向。

（一）医学道德保密的含义及伦理意义

1. 医学道德保密的含义　保密就是指保守秘密，不对外宣泄。医学道德保密就是指医务人员在为患者诊治疾病的过程中，对自己所获知的有关患者的病情、家庭生活、个人隐私及畸形、奇特体征、疾病的不良诊断与预后等信息予以保密，不向外界宣泄、张扬的意向及所采取的保护性措施。医学道德保密既是法律上的义务，也是道德上的义务。

2. 医学道德保密的伦理意义　自两千多年前古希腊著名医生希波克拉底提出并倡导"凡我所见所闻，无论有无业务关系，我认为应守秘密者，我愿保守秘密"主张以来，医学道德保密就成为中外医务工作者的一条重要医德规范与应当具备的道德素养。1949 年，在世界医学会采纳的《医学伦理学日内瓦协议法》中做出的"凡信托于我的秘密我均予以尊重"的规定，更使医学道德保密成了现代医务工作者必须注重培养的医学道德素养。医疗实践中，医护人员为患者保守秘密或者隐私，不仅体现了对患者人格和权利的尊重，而且有利于建立良好和谐的医患关系，有利于提高医院和医生的信誉，有利于提高医疗服务的质量与水平。同时，医学道德保密也可以避免因泄密给患者带来的危害和发生的医患纠纷，进而推进和谐社会的建设与发展。

（二）医学道德保密的内容

1. 保守患者的秘密　就是医务人员保守为患者疾病诊治过程中获知的患者不愿意向外界宣泄、不愿意让他人知悉的有关自身疾病的历史、病因、病程、各种特殊检查结果和化验报告，疾病的诊断名称、治疗的方法及患者不愿向外界泄露的其他信息。在医疗实践中，医务人员负有对患者的上述信息进行保密的义务，不应随意地泄露，更不能作为茶余饭后的谈资到处进行张扬。否则，医护人员对由此造成的后果要负道德上和法律上的责任。

2. 对患者保守秘密　是指在医疗护理实践中，医护人员应当将不宜直接透露给患者的关于患者本人疾病的不良诊断、不良预后及发生在其他患者身上的医疗、护理差错事故等医疗信息对患者保密，免得给患者带来恶性刺激或者挫伤患者治疗的信心等。这是一种保护性治疗措施。

（三）医学道德保密的例外

医学道德保密的目的是尊重患者的人格尊严和提高医疗护理的效果及其他社会目的。但是，医护人员保守患者的秘密不是绝对义务，在下列情况下，可以不必保密或者解密：

（1）在获得患者的同意之后。

（2）医学上认为没有向患者征求意见的理由，解密是基于患者自身的利益需要。

（3）医生和医务人员有高于向患者保守秘密的社会责任，如发现患者所患的是传染性疾病，就必须根据《传染病防治法》的规定向上级卫生防疫部门报告。

（4）进行医学、护理方面的科研，经过批准可以用患者的有关资料，但不可公开患者的姓名，用头面部照片时要经过患者本人同意或者遮盖双眼。在开展教学、临床学术会议时，也可以按上述要求进行。

（5）当法律程序需要患者的资料时。

（6）患者的秘密对他人或者社会构成伤害的危险。

（四）医学道德保密对医务人员的要求

在医疗实践中，医务人员要真正按照医学道德保密的要求办事，起码应注意以下几点：

1. 要树立道德的疾病诊查目的　所谓道德的疾病诊查的目的就是指询问病史和检查身体的目的应当完全服从疾病诊治的需要，除此之外，再不应有什么别的目的。如在医务人员中，有的怀着猎奇的心理，偏离疾病诊治的需要，有意去探听患者的某些秘密与隐私；有的怀着取笑的心理，故意去收集患者的一些隐私，并当作笑料加以传播；有着怀着报复的心理，利用患者提供的情况，借机会损害其名誉等。这些不良的行为，都是违反医德基本原则与规范要求的，都是要予以禁止的行为。

2. 要切实培养、树立良好的医学道德保密意识　在医疗实践中，医务人员应当具有比较强的医学道德保密意识，对于可能严重影响医疗活动正常进行、给患者身心健康造成严重损害的有关内容要保密。如要对罹患预后不良的各种严重恶性肿瘤、严重外伤或者其他严重危害生命的疾病的患者保密；为那些可能影响患者名誉或酿成家庭纠纷的患者病情要保密；为患者不愿向外界透露的信息，不愿家人知道的决定要保密。

3. 要正确认识与处理医学道德保密与对患者说真话之间的关系，切实提高工作的艺术性与讲话的艺术性　相对于说谎话而言，对患者讲真话固然是道德的，但是，如果不顾及患者本人的真实感受、不考虑因此能够对患者带来的刺激与不良后果，讲实话也未必是道义的行为。医学道德保密，虽然反映、体现了医务人员对患者人格与权利的尊重及对患者身心健康的保护，但是，一味保密也无视了患者的知情同意权。因此，医疗实践中，医务人员要处理好医学道德保密和对患者讲真话与实情之间的关系，就必须切实提高工作的艺术性与讲话的艺术性。

八、医学道德荣誉

医学道德荣誉是与医学道德义务紧密联系的道德范畴，是个人履行社会义务后所得到的社会对其道德行为的肯定和褒奖。树立正确的医德荣誉观，对于医务人员做好本职工作具有重要的意义。

（一）医学道德荣誉的含义

医学道德荣誉包含两层含义：一是指医务人员履行义务的良好道德行为及其社会价值得到社会和患者的肯定和褒扬；二是指社会和患者的肯定和褒奖在医务人员内心所形成的自尊、自爱和知耻的意识。这两层含义相互影响、相互联系。其中社会和患者对医德行为的肯定和褒奖是医务人员形成自尊、自爱、知耻等意识的客观基础。

（二）医学道德荣誉的作用

1. 评价作用　医学道德荣誉实际上是对医务人员良好的道德行为及其社会价值的客观评价和主观评价。通过社会舆论，社会和患者对于医务人员医德行为做出肯定评价，这明确表明社会倡导和赞扬哪些道德行为和社会价值、反对和摈弃哪些道德行为和社会价值。基于对这些客观评价的认可，医务人员形成对自身道德行为的主观评价内心，并通过自尊、自爱和知耻的意识表现出来。医学道德荣誉引导医务人员关心自己的行为后果，自觉按照道德原则和规范的要求行为，力争保持荣誉、获得社会的肯定和褒扬。

2. 激励作用　医学道德荣誉是激励医务人员良好道德行为的精神力量。它通过激发医务人员的自尊心、自爱心和知耻感，提高医务人员对良好道德行为社会价值的认识；它鼓舞医务人员更加自觉地按照道德原则和规范办事，积极规避违反道德原则和规范的行为；它鞭策医务人员珍惜荣誉，更加积极主动地工作。

（三）医学道德荣誉对医务人员的要求

医务人员要树立和培养正确的医德荣誉观，端正对医德荣誉的态度，要在以下两个方面做出努力：

1. 要正确认识与处理医疗卫生工作与医学道德荣誉之间的关系。医务人员从事医疗卫生工作的根本目的是维护和促进人民的身心健康，而不是获取荣誉。社会和患者之所以对医务人员的道德行为及其社会价值加以肯定和褒奖，是因为医务人员凭借着端正的医德态度、精湛的医学技术和高尚的医德修养，认真地履行了维护和促进人民身心健康的义务。如果离开了这个前提，医务人员仅仅是为了荣誉而工作，或者为了荣誉不择手段，则使医学道德荣誉失去了价值。医务人员要认识到，不论社会和患者是否给予医学道德荣誉，医务人员都应该认真履行对于患者的义务，做好本职工作。在任何时候，都不能倒置医疗卫生工作与医学道德荣誉的位置。

2. 要正确认识和处理好社会毁誉和自我褒贬之间的关系。医学道德荣誉包含的社会对医德行为的评价和医务人员自身对医德行为的评价构成了一对矛盾，社会和患者对于医务人员医德行为的评价是医务人员对自身医德行为评价的基础。但在现实生活中，有时医务人员的自我褒贬与社会和患者的毁誉之间并不一致。如医务人员严格按照规章制度办事，自己觉得理当如此，但是患者却并不认同甚至埋怨不已；医务人员违心满足患者要求开贵药、开好药的要求，自己不以为然，而患者却大加赞赏。这些情况说明，在现实生活中，要正确处理社会毁誉和自我褒贬之间的关系，必须以是否有利于维护和促进人民身心健康作为评价的标准。

（孙淑文）

思 考 题

1. 医学伦理学基本原则的内容和要求分别是什么？

2. 医学伦理学的具体原则有哪些？在医疗实践中，如何平衡医学伦理学原则之间的冲突？

3. 医学道德规范的内容是什么？

第三章　医疗人际关系伦理

第三章PPT

　　医疗人际关系是在医疗活动中所结成的人与人之间的关系，是医疗实践中最基本的人际关系，它包括医患关系、医务人员之间的关系等。这些关系是否和谐，直接影响着医疗服务质量的高低，是医学伦理学研究的重要内容。

第一节　医患关系概述

微课3-1

　　医患关系是医疗活动中最基本、最核心的关系。医务人员与患者因健康利益而紧密相连。患者把健康和生命的希望都寄托在医务人员身上，视其为"生命的守护神"，医务人员则凭借自己的专业知识、技能及医德修养帮助患者实现健康利益的愿望，同时实现自身价值。随着社会的发展，人们生活水平的提高，价值观的变化及法律意识的不断增强，医患关系也发生了巨大变化。因此，学习和掌握医患关系相关伦理知识，树立医生的道德责任，对于建立双方利益一致的、和谐的医患关系具有重要意义。

> **案例3-1**
> 　　孕妇李某在丈夫陪同下来到某市三甲医院就诊。经医生诊断，李某情况危急，需马上进行剖宫产手术，否则母子二人性命难保。但李某丈夫却拒绝在手术通知书上签字。无奈之下，医院紧急请示主管部门，得到"如果家属不签字，不得进行手术"的指示。几十名医生、护士对本应该进行剖宫产手术的李某束手无策，在抢救了3个小时后，医生宣布李某因抢救无效死亡。之后赶到医院的李某父母与医院及相关人员发生严重纠纷，社会舆论也都纷纷质疑医院的行为。但院方声称，在本起事件中，依据《医疗机构管理条例》，医院依法履行了告知义务，在其关系人仍明确拒绝手术情况下，一边积极说服，一边抢救治疗，做好手术准备，其做法符合法律。另外，法律规定医院有"特殊干预权"，但前提是"无法取得患者意见，又没有家属或者关系人在场"，在此事件中，医院的干预权受到了患者家属的严重阻碍，导致手术无法实施。
> 问题：
> 　　在此事件中，医院是否有责任？此纠纷是否可以避免？

一、医患关系的概念和特点

（一）医患关系的概念

　　医患关系是医务人员与患者在医疗过程中结成的特定的医疗人际关系。医患关系有狭义和广义之分。狭义的医患关系是指医生与患者的关系。广义的医患关系是指以医生为中心的群体（医方）与以患者为中心的群体（患方）在医疗活动中所建立起来的人际关系。在广义的医患关系中，"医"既包括医师，也包括护士、药学技术人员、医技人员，以及在医疗机构中从事行政、后勤管理和服务的其他人员。"患"不仅包括患者、患者亲属、监护人、单位组织等群体，还包括有求医行为的健康者，如参加常规体检者、进行产前诊断的孕妇、接受预防疫苗接种的儿童等。当患者不具备或失去行为判断能力时（如婴儿、昏迷的患者等），与患者有关的人往往直接代表患者的利益。

（二）医患关系的特点

　　1. 明确的目的性和目的的高度一致性　尽管医患交往的形式、层次多种多样，但其目的只有一个，即诊治疾病，提高患者的健康水平，而且这一目的是医患双方所共同期望的。患者就医、接受医务人员的诊治，目的是消除自身的疾病和痛苦；医务人员为患者提供诊治服务，目的也是消除患者的疾病和痛苦。在一般人际关系中，交往双方并非都具有明确的目的性。因此，医患交往与一般的人际交往不同，它本身不仅具有明确的目的性，而且表现出高度的一致性。

　　2. 利益满足和社会价值实现的统一性　在医疗实践活动中，广大医务人员之所以能够以救死扶伤为己任，相互合作，正在于他们有着共同的利益，并在共同利益的基础上形成了统一的医学道德原则和规范，以此来约束和制约不同个体的医疗行为，确保医疗集体的共同信誉，赢得患者的信任。医患之间也正是存在协调一致的利益关系才能彼此配合，共同维持良好的医患关系。一方面，医务人员通过为患者提供医疗服务，获得应有的经济利益，同时用自己掌握的技术解除患者的病痛而实现其自身价值，获得精神上的满足；另一方面，患者通过支付医疗费用而满足其解除病痛、身心健康重返工作岗位而获得健康利益，并进而在工作中继续实现自身的价值。医患双方的利益关系是社会整体利益的反映，体现了社会整体利益的一致性，即消除疾病、维护人类的健康发展。但是，由于医患双方受其他因素的影响，有时会发生医患某方面利益的不一致性。

3. 尊严权利上的平等性和医学知识上的不对称性 在医患关系中，医患双方的人格尊严、权利是平等的，并且都受到医学道德与法律的调整及保护。因此，任何一方的人格尊严、权利受到对方的不尊重或者侵犯，都会受到医学道德的谴责，甚至法律制裁。但是，医务人员拥有医学知识和能力，而大多数患者对医学却不懂或一知半解。因此，医患双方在医学知识和能力的占有上具有不对称性，存在着事实上的不平等。从这个意义上说，患者处于弱势和依赖的地位。这种地位既是患者信任医务人员的重要原因之一，也是患者享有若干特定权利和医务人员负有若干特定义务的理由之一。同时，由此使医务人员在诊治活动中处于主导地位，而对其医德和医术的要求也应该更高。

4. 医患冲突或纠纷的不可避免性 在医患关系中，尽管医患双方具有目标一致、利益价值相统一等特征，但是由于社会对医疗卫生保健的经费投入不足，医疗卫生保健单位的管理不善，医患双方的自律欠缺，特别是医患双方的地位、利益、文化、道德、法律意识等方面的差异，以及对医疗卫生保健活动及其行为方式、效果的理解不同等，常常发生相互间的矛盾或冲突。如果医患矛盾或冲突不能及时、有效地调节，又会酿成医疗诉讼，因此在医患关系中，医患冲突或纠纷是不可避免的。然而，这种冲突可以通过社会及医患双方的共同努力加以解决和减少，并建立和谐的医患关系。

二、医患关系的性质

医患关系是以诚信为基础的带有医疗契约性质的信托关系。从法律角度看，医患关系带有医疗契约性质。从伦理角度看，医患关系是信托关系。概括起来讲，医患关系是以诚信为基础的带有医疗契约性质的信托关系。

（一）从法律上说，医患关系具有医疗契约性质

所谓契约是指平等主体意志一致而产生法律关系的一种约定。医患契约关系是指医患双方就彼此的权利、义务及其关系约定明确的协议或合同，如医院接受患者的挂号、入院通知单、手术同意书、出院通知单等，都是依法成立的契约或合同，具有法律约束力，医患双方都应按照合同的约定，全面履行契约的承诺，否则就属于违约而要承担相应的法律责任。

但严格地说，医患契约关系并非完全的契约关系，医疗契约关系与一般的契约关系不完全相同，如医疗契约没有订立一般契约的相关程序和条款、承诺内容未必与要约内容完全一致、契约对患方没有严格的约束力、医方负有更重的义务，如注意义务、忠实义务、披露义务、保密义务，以及急危重症时的强制缔约义务等。

（二）从伦理上说，医患关系是一种信托关系

作为信托关系，是指患者及其家属基于对医者的信任，将患者的生命健康委托给医者，在医者对其生命和健康进行管理处分的过程中所结成的利益关系。在这种关系中，由于缺乏医学知识和能力，患者对医师执业和医疗机构抱着极大的信任，并将自己的生命和健康交托给他们，甚至把自己的隐私告诉医务人员；医务人员因此努力维护患者的健康。因此，这种关系不同于商品关系或陌生人之间的关系。

但是，医患之间的信托关系又与一般的信托关系不完全相同。其一，从信托客体来说，在一般的信托关系中信托的客体是财产，而在医患关系中信托的客体是生命和健康；其二，从受托权利来说，在一般信托关系中除了信托文件和法律的限制外，受托人享有以自己的名义处分财产所必要的一切权利，而在医患关系中医务人员在以自己的名义对患者的生命和健康进行管理处分时，需要经过患者的知情同意；其三，从意愿的达成来说，在一般的信托关系中受托人管理处分信托财产必须按照

委托人的意愿进行，而在医疗活动中医务人员只能按照患者和家属的意愿尽力而为，并不能确保一定能达成患者和家属的意愿。

三、医患关系模式

医患关系的基本模式是指在医疗活动中，医患双方互动的基本方式及其相互关系。目前，关于医患关系的模式有不同看法，医学界比较公认的是维奇模式、萨斯 - 荷伦德模式和布朗斯坦模式三种医患关系模式。

（一）维奇模式

美国学者罗伯特·维奇（Robert Veatch）提出的医患关系的三种模式。

1. 纯技术模式　在这种模式中，医生仅仅充当一名纯粹科学家的角色，从事医疗工作只管技术。

2. 权威模式　在这种模式中，医生充当家长式的角色，具有很大的权威性，医疗中的各项决定权都掌握在医生手中。这种医患关系中，一切均由医生决定，患者丧失了自主性，不利于调动患者的主观能动性。

3. 契约模式　是指医患之间的关系是一种非法律性的有关双方责任与利益的约定。按照这种模式，医疗过程中的一些具体技术、措施实施的决定，应由医生负责。这种模式较前两种模式是一大进步。

（二）萨斯 - 荷伦德模式

1976 年，美国学者萨斯（Szasz）和荷伦德（Hollender）发表的题为《医患关系的基本模式》的文章中提出了医生与患者关系的三种不同模型，即主动 - 被动型、指导 - 合作型和共同参与型。这三种模型的划分是依据在实际医疗措施的决定和执行中，医生和患者各自采取的主动性的大小确定的。

1. 主动 - 被动型　这是一种古老的医患关系模型，在目前仍被人们普遍接受。在这种模型中，医生的权威性得到了充分的肯定，处于主动的地位，患者则是处于被动的地位，以服从为前提。

2. 指导 - 合作型　是最广泛存在的一种医患关系模型。在这种模型中，医患双方在医疗活动中的地位都是主动的，医生有权威性，充当指导者；患者接受医生的指导，并密切配合，患者可以对治疗措施提出意见和要求。

3. 共同参与型　这种模型是指在医疗活动中，医生和患者都具有近似同等的权利，患者不仅要主动与医生合作、配合医生诊治，而且还要与医生共同参与医疗方案的决定。在这种模型中，医患之间的作用是双向的，彼此依存，双方相互尊重，对诊疗方法和结果双方都满意。因此，我们应该倡导和建立这种模型的医患关系。

（三）布朗斯坦模式

布朗斯坦（Brunsterin）在其编著的《行为科学在医学中的应用》一书中，提出了医患关系的两种模式即传统模式和人道模式。

1. 传统模式　是指医生拥有绝对权威，为患者做出决定，患者则听命服从，执行决定。

2. 人道模式　是指医生对患者不仅要给予技术方面的帮助，而且要有同情心，关切和负责的态度。人道模式体现了医生对患者意志和权利的尊重，将患者看成是一个完整的人，重视患者的心理、社会方面的因素。

以上三种医患关系模式在它们特定的范围内是正确的、有效的。但在现实医疗实践中，要根据不同的患者、依据患者的不同状况选用相应的医患关系模式。

四、医患双方的道德权利与义务

（一）道德权利与道德义务的概念

微课 3-2

医患双方的权利与义务包括法律权利与义务、道德权利与义务。关于法律权利与义务参见《卫生法学》相关内容。在此，我们主要阐述医患双方的道德权利与义务。所谓道德权利就是道德主体依据道德所应享有的正当权利和利益。道德义务就是道德主体依据道德对他人、群体和社会应当负有的使命和责任。在法律上，权利与义务是严格对应的。没有无须履行义务的纯粹权利，也没有不享有权利的纯粹义务。而在道德领域，权利与义务之间不具有严格的对应关系，道德义务的履行并非必然地以道德权利的享有为前提。同时，道德权利和义务与法律权利和义务不仅在内容上不完全相同，而且实现的形式也不完全相同。

（二）医师的道德权利与义务

1. 医师的道德权利 就是在医疗活动中，医师在道德上享有的正当权利和利益。一般来说，法律权利都是道德权利，而道德权利不一定都是法律权利，也可能是法律权利的理想。法律权利具有强制性，并且有些法律权利可能并不符合特定的道德规范；道德权利不具有强制性或仅具有弱强制性，可作为法律权利辩护的基础，有时可以以此批判法律权利。

（1）诊疗权：是医生最基本的权利之一。医生在对患者诊疗的过程中，享有选择并使用任何一种在当时的医疗临床治疗手段中最为安全的诊疗方法的自由决定权。这里强调医生所选择的诊疗方法必须是最适合患者病情的，而且是实践中具有同等安全系数的诊疗方法。医方在抢救患者生命或者患者处于神志不清等紧急情况时，有权依据病情需要，按复苏常规实施抢救方案，此时视为患者同意该治疗方案。

（2）干涉权：又叫特殊干涉权，即指在特定的情况下，通过限制患者某些自主权利，以确保患者自身、他人和社会的更为重要的权益不受损害。这一权利与自主权和知情同意权是相对的。自主权与知情同意权的确立是建立在个人理性判断的基础上的。如果个人丧失了理性判断的能力，就需要干涉权加以制衡。表现在医疗过程中的干涉权，是指在确认医患关系特殊性的基础上，承认医生在特定情形下，如当患者的自主选择违背社会、国家、他人利益或自我根本利益，使这一自主选择在法律上被视为无效时，可以毫不犹豫地行使干涉权。医生干涉权是一项职业权利，这一权利具有独立性，可不受外界的干扰而自行行使。需要强调的是，只有在特定情形下，医生干涉权的独立性特征才具有意义。只有当患者的行为涉及自主权与生命健康权、有利与无伤原则、个人利益与社会利益等发生根本冲突时才具有合理性。

干涉权应用的具体情形：①当患者拒绝治疗会给患者带来严重后果或不可挽回的损失时，医生有权在做好认真解释的前提下进行干涉，如对精神病患者和自杀未遂等患者。②进行人体试验性治疗时，如果有些试验性治疗会对一些患者导致不良后果，虽然这些患者对试验性治疗已给予知情同意，但是患者出于某种目的而进行试验性治疗的，医生必须行使特殊的干涉权以保护患者的健康利益。③在认知疾病预后时，患者有疾病认知权。医生应认真负责地给予解释和说明。但是当患者了解情况及预后有可能影响治疗过程或效果，甚至对患者造成不良后果时，医生不得不隐瞒病情真相，这时医生干涉权的使用是必需的，也是道德的。④按规定对某些患者的行为进行控制，如某些传染病患者、发作期精神病患者或有自杀意念的患者，因为他们对自我、他人和社会有可能造成严重后果，为了保护人群、社会及患者本人的利益，医生应通知有关部门和人员，采用合理的、有效的措施对他们的行为进行控制。

（3）人体试验权：为了推进医学事业的发展，在符合法律程序和道德规范的前提下，医者有权进行人体试验，但必须依据人体试验的伦理准则来进行。

（4）追求正当利益的权利：医务人员和社会其他成员一样，都有基本的物质生活需要，有改善物质文化生活的追求。对这些正当利益的追求，不能简单评价为功利主义，应该正确对待。既不能因为追求个人正当利益而否定奉献精神，也不能因为讲究奉献而不顾个人的正当利益。

2. 医师的道德义务 就是在医疗活动中，医师在道德上对患者、他人及社会所负有的道德使命和道德责任。一般来说，法律义务都是道德义务，而道德义务不一定都是法律义务。

（1）诊疗疾病和解除痛苦的义务：诊疗的义务指医生必须以其所掌握的全部医学知识和治疗手段，尽最大努力为患者治病。只要选择这一职业，医生就不能以任何政治的、社会的等非医疗机构理由来推托为患者治病的义务。解除痛苦的义务指医护人员在诊治患者疾病的过程中，不仅仅是解除患者躯体上的而且包括患者精神上的痛苦和负担。医生不仅要用药物、手术等医疗手段努力控制患者躯体上的痛苦，而且还要以同情之心，理解、体贴、关心患者，做好心理疏导工作，解除患者心理上的痛苦。

（2）充分告知的义务：医生应当将患者病情、目前应当采取的诊断治疗措施包括可能存在的医疗风险等向患者和家属进行真实、全面和充分的告知，以使患者及其家属对医疗风险完全知情。知情同意权是患者的一项基本权利，作为医学伦理学的一项重要基本原则，已为东西方医学界所广泛接受。此外，基于医患之间建立的受托法律关系实质，医生有义务善意地向患者通报其真实病情，及时解答其咨询。

（3）保密的义务：医生不仅有为患者保守秘密的义务，对患者的隐私守口如瓶，而且还有对患者保密的义务，如有些患者的病情让本人知道会造成恶性刺激，加重病情变化，则应该予以保密。

（三）患者的道德权利与义务

微课 3-3

> **案例 3-2**
>
> 　　患者王某因车祸造成右腿骨折而被送到医院抢救。经检查，医生发现，由于王某右腿受损严重已不能工作，于是决定进行截肢手术。当时神志仍清醒的王某在手术通知单上签了字。但由于伤势严重，术后第二天王某死亡。就在王某家属为其准备后事时，提出那条被截下来的腿要一起带走。于是，家属跟医院要王某被截下去的右腿。可院方回复，王某右腿已经被当作医疗废物处理，找不到了。"怎么没有人通知我们呢？"王某家属认为医院剥夺了他们的知情权，并且，王某不能全尸火化，给家属造成巨大的心理伤害和痛苦。几次跟医院沟通无果后，王某家属将医院告到法院，请求法院判医院给付精神损害抚慰金2万元。最后，法院做出判决，医院给付原告精神损害抚慰金3000元，驳回原告的其他诉讼请求。双方表示接受。
>
> **问题：**
>
> 　　此次医患纠纷的根源在哪里？能否避免？

1. 患者的道德权利　　患者的道德权利就是在医疗活动中，患者在道德上享有的正当权力和利益。根据我国《民法通则》《执业医师法》《消费者权益保护法》《医疗事故处理条例》等法律法规的有关规定，患者拥有平等医疗权、知情同意权、隐私保护权、损害索赔权、医疗监督权等权利。这些权利不仅是患者的法律权利，也是其道德权利。

（1）平等医疗权：生存权是最基本的人权。当患者的生命和健康遭到疾病威胁时，患者平等地享有基本、合理、及时的诊疗和护理的权利。这种权利不因患者社会地位的高低、财富的多寡而不同。这一权利要求医务人员平等待患，对待每一个患者一视同仁，普通一等；在分配医疗卫生资源时，要坚持公平公正。

（2）知情同意权：知情同意是尊重患者自主性的具体体现。所谓知情同意，是指在临床诊疗过程中，医务人员为患者做出诊断和治疗方案后，应当向患者提供包括诊断结论、治疗决策、病情预后以及诊治费用等方面的真实、充分的信息，尤其是诊疗方案的性质、作用、依据、损伤、风险以及不可预测的意外等情况，使者或其家属经过深思熟虑后自主地作出选择，并以相应的方式表达其接受或者拒绝此种诊疗方案的意愿和承诺。在得到患方明确承诺后，才可最终确定和实施拟定的诊治方案。知情同意权包括知情权和同意权两个方面，单纯的知情或单纯的同意都不能称之为知情同意。知情权是指患者有权了解和认识自己所患疾病，包括检查、诊断、治疗、处理及预后等方面的情况，并有权要求医生做出通俗易懂的解释；有权知道所有为其提供医疗服务的医务人员的身份、专业特长、医疗水平等；有权查看医疗费用，并要求医方逐项作出说明和解释；有权查阅医疗记录，知悉病历中的信息，并有权复印病历等。同意权是指患者及其家属有权接受或拒绝某项治疗方案及措施。但是，在患者履行拒绝治疗权利时，医务人员应注意以下问题：其一，当患者或其家属拒绝治疗时，应要求患者或其家属在病历中签字，以示其对自己的拒绝治疗负责；其二，对于急救患者，建议患者家属慎用拒绝权并做好解释说明工作。因为医师提出的急救措施往往直接关系到患者的生命安全。家属由于医疗知识所限，不容易做出准确判断；其三，当医务人员明知患者或其家属的拒绝对患者的诊治有较大损害时，应进行充分的告知和劝解，在劝解无效时，应报告有关的负责人同意后再决定具体的处理措施。案例3-2中医患纠纷的根源就在于医院违背了王某家属的知情同意权。医院对王某尽到了救治义务，在对王某被截肢后肢体的处理上没有对家属进行告知义务，侵犯了家属的知情权，给原告造成了精神损害。如果医院在征求家属同意的情况下，对王某截肢后的肢体当作医疗废物处理，那么王某死亡后，其家属也不会将医院告上法庭。

笔记栏

（3）隐私保护权：医务人员的职业特点决定其有权了解患者与病症诊治有关的一些隐私，但是患者也有权维护自己的隐私不受侵害，对于医务人员已经了解的患者隐私，患者享有不被擅自公开的权利。但是，如果患者的"隐私"涉及他人或社会的利益，对他人或社会具有一定的危害性，如甲类传染病等，则医务人员有报告疫情的义务，应当如实上报。但是，对非直接利益相关人应当做好保密工作。

（4）损害索赔权：在医疗活动中，因医疗机构及其医务人员违反医疗卫生管理法律、行政法规、部门规章和诊疗护理规范、常规，造成患者人身损害或财产损害时，患者及其家属有权提出经济赔偿要求，并追究有关人员或单位的法律责任。

（5）医疗监督权：在就医过程中，患者及其家属有权对医疗活动的合理性、公正性等进行监督；有权检举、控告侵害患者权益的医疗机构及其工作人员的违法失职行为；有权对保护患者权益方面的工作提出批评、咨询和建议。具体内容包括：医疗机构规章制度的实施情况、医药收费标准、医疗纠纷的处理、医务人员的服务态度及工作作风等。患者行使监督权，对维护医疗秩序、提高医疗护理质量、防止医疗事故差错、减少医患纠纷等都有重要的意义。

（6）医疗选择权：该项权利是患者自主权的延伸，也是知情同意权的具体体现之一。不同患者的医疗服务需求能力不同，医疗服务应满足患者的多样化需求，尊重患者自主择医的权利，包括自主选择医院、选择门诊急诊治疗、选择家庭病床、选择转院及异地治疗、选择医生、选择治疗方式等。但是，这种选择权有时不能与享有基本医疗保障的权利一并兼得，患者有权在二者之间取舍，没有权利要求完全享有。

（7）社会免责权：生老病死是永恒的自然规律，是新陈代谢的结果。健康是每一个人的追求，患病是每一个人不希望的，疾病或多或少地会影响患者的正常生理功能或心理状态，从而使其承担社会责任和义务的能力有所减弱。因此，患者在获得医疗机构的证明文书后，有权依据病情的性质、程度和对功能影响情况，暂时或长期、主动或被动地免除相应的社会义务，免除或减轻一定的社会责任，有权获得休息和康复，并得到社会、家庭或他人的支持和谅解。如残疾人有免除服兵役义务的权利、恐高症患者免除从事高空作业的权利等。

（8）照顾与探视权：处于罹病状态的患者，不仅存在着躯体上的痛苦，而且往往伴有心理上的痛苦或不适，需要得到家属、医务人员或他人的关怀照顾，这不仅有助于解除患者身体上的不便，也能为其提供心理安慰。由此，派生出患者获得陪护和被探视的权利。也就是说，在诊疗过程中，患者有权获得医务人员、护工、家属等人员的照顾，患者家属、同事有权按照规定对其进行探视。医院有义务创造条件，维护和满足患者的这种权利。但是，这种权利要以患者及其家属尊重医务人员和遵守医疗机构规章制度为前提，尤其是在患者家属探视时，不能影响医疗机构的正常工作，要按照医疗机构规定的时间、地点等探视。

案例 3-3

一对恋人到某医院进行婚前检查，医生在检查女方下腹时见有花纹，怀疑是"妊娠纹"。于是，医生问："你生过孩子吗？"女方惊愕地回答："没有！"医生又问："那你腹部怎么会有妊娠纹？"女方解释说："我以前较胖，现在瘦了会不会出现这种情况？你可以进一步检查。"该医生又请另一名医生检查，另一名医生检查后说："好像是妊娠纹。"但是，医生还是在体检表上签上"正常"。女方男友在屏风后面听到了医生的问话，就对女友产生了怀疑。后来，男方解除了婚约。为此，女方痛不欲生，到医院要求领导就"妊娠纹"进一步检查，于是该院请上级医院重新检查，检查结果女方是处女。因而，女方又向法院起诉该医院医生。

问题：

女方为什么起诉医生？你认为医生有责任吗？

2. 患者的义务 就是在医疗活动中，患者在道德上对医疗机构及其医务人员、他人和社会所负有的道德使命和道德责任。一直以来，在医疗服务中，患者总被作为弱势的一方，对于其应当履行的义务，在法律法规中没有明确规定。国外对于患者义务的直接规定极少，但根据我国现有医患矛盾尖锐的现状，为体现医患关系的平等及法律的公正性，保障诊疗活动的有序开展，对患者的义务进行明确的规定已显得尤为重要。因此，应当通过立法的形式对患者的义务做出明确的规定。

（1）陈述病情的义务。诊断是治疗的基础，而诊断是从收集病史开始的。患者对自己的疾病感受最真切，患者应真实完整地陈述与病情有关的病史和其他情节，及时准确地向医护人员报告自己在接受治疗后身体的情况等。这方面的义务有利于患者身体恢复健康，也有利于医护人员履行职责。

（2）协作的义务。在疾病明确性质后，为有效地诊治疾病，患者有义务积极配合医护人员的诊疗行动，有义务积极地关心他的疾病对他自己及其他人的影响。患传染病的患者有义务了解传染病的传播途径和可能，以便采取行动防止传染病的进一步传播。这一义务是在治疗过程中患者积极参与的重要条件。

（3）支付医疗费用的义务。患者应按规定或约定按时交纳医疗费、住院费及其他的合理开支。任何逃避、拖欠医疗费用的行为都是不道德的。

（4）避免将疾病传播他人的义务。患者在就医时应认识到自己所患疾病的性质，注意不将疾病传播给他人，特别是传染病患者，如肺结核、肝炎、性病患者等，在治疗过程中要保持对环境和社会人群高度负责的态度，严格遵守隔离治疗制度，避免将疾病传染给社会，以维护社会人群的健康利益。否则，就会对社会人群的健康造成破坏性影响。

（5）支持医学科学研究的义务。医学科学的发展，医疗技术的提高均离不开患者的支持与协作。为了提高医学科研水平，医务人员总是不断地对各种疾病的预防、治疗及疾病发生、发展、转归等规律进行研究、探索。例如，对一些疑难病、罕见疾病进行专题研究以探索诊治的有效方法，这需要患者协作配合。对新药新技术的试验、使用，都需要患者合作并提供相关信息。对死因不明的患者需要进行尸体解剖，以弄清其死亡的原因，这也需要患者生前或死者亲属的支持与理解。医学生的临床见习、实习等都希望得到患者的理解、协作和配合。当然，患者的支持、协作与配合是建立在知情、自愿的前提下的。医学科学的每一步进展都离不开患者与其家属的身体力行。与此同时，医学科学的每一步进展又为患者的康复带来福音。发展医学科学是造福于人类的公益事业，患者有义务给予支持。

（6）遵守医疗秩序的义务。最高人民法院、最高人民检察院、公安部、司法部、国家卫生和计划生育委员会在《关于依法惩处涉医违法犯罪维护正常医疗秩序的意见》中提出六类涉医违法犯罪行为，必须准确适用法律，依法惩处。当医闹者扰乱正常医疗秩序时，其实是对其他患者生命健康的一种潜在威胁，同时侵犯了公众利益。特定患者履行维护医疗秩序的义务其实是对其他患者生命健康权的保障。如果患者认为自身权利受到损害，应当按照法定程序依法维护自身合法权益。

作为医务人员必须要了解和懂得患者的权利与义务，其目的就在于进一步强化患者的权利意识，正确地对待患者，维护患者的合法利益，使之能得到及时、有效的治疗；同时，还应该帮助、启发患者在行使自己的医疗权利之时，自觉履行自己应当承担的义务。这对于进一步改善医患关系，建立良好的医疗秩序，提高医疗服务质量和水平具有重要意义。

第二节　医务人员之间关系伦理

一、医务人员之间关系的含义和特点

案例 3-4

　　北京医院原院长吴蔚然年轻时在北京协和医院长期师从我国著名外科专家曾宪九医生。吴蔚然于1970年调至北京医院，但曾宪九一直把吴蔚然的工作关系留在北京协和医院，以便为他提供每周都能回北京协和医院参加病例讨论、参与重大手术的机会。1970年前后，吴蔚然经常在下班后，带着收集好的病例到曾宪九家向他请教，曾宪九认真听取并逐一提出自己的看法。北京协和医院徐乐天教授说："1961年，卫生部分配我到协和医院工作，由于环境生疏，我情绪不太稳定。曾主任看出来后就来开导我，指出技术人员只要有好的工作条件，靠自身不断实践和总结经验，只要功夫下到了就会有成绩。曾主任对下级医生没有歧视偏见，他诚恳而亲切的态度深深地感动了我，激励我在协和医院一直工作下去。"刘彤华院士回忆："（20世纪）60年代末，每个手术下来，曾主任身着手术衣，拿着标本，来病理科指导我切片，与我探讨有关问题。这样一位有着崇高声望的教授，没有任何一点教授的架子，能与我这样低年资的医生交流，帮助指导我工作，着实不易。我从曾主任那里学到不少东西。"

问题：

　　外科专家曾宪九是怎样对待低年资的医务人员的？

（一）医务人员之间关系的含义

医务人员之间的关系可以从狭义和广义两个层面来理解。从狭义上说，是指在医疗活动中医师、护士、药学技术人员、医技人员等卫生技术人员之间的相互关系，即医务人员之间的关系。从广义上说，除上述人员之间的关系外，还包括医师、护士、药学技术人员、医技人员等卫生技术人员与行政管理人员及后勤人员之间的相互关系。正确认识、协调、处理医务人员之间的关系，不仅是构建和谐社会的客观要求，而且是医疗卫生事业发展不可或缺的内在因素。

（二）医务人员之间关系的特点

1. 平等协作模式 主要是指医务人员之间、医务人员与医院行政后勤人员之间人格上的平等尊重，工作中的相互协作关系。现代医学强调系统生命观和系统医学观，要求不同科室、不同分工人员之间的相互支持、协同互助、综合救治，要求医务人员为患者提供在各个专业环节合作基础上的全过程医疗服务，其目的是一切为了患者和为了一切患者。平等协作模式充分表达了人际关系中的真情、挚爱和友谊，这种医务人员之间的关系直接关系到给患者提供的总体医疗服务水平的质量，关系到患者对医院的满意度。也正是在这种平等协作模式的作用下，才使得一个又一个的医学成就和奇迹不断地被创造出来，如器官移植、基因工程、克隆技术、2003 年 SARS 疫情的遏制等。

2. 主导从属模式 医院各部门的工作人员与其他机构一样，是由不同层次和不同梯队的人员共同组成的。上一级人员在知识结构、临床经验、技术水平、医德修养等方面相对优于下一级人员，这样就产生了较为稳定的各人员之间的特定关系。在这种关系中，除了有合作共事的同事关系之外，还有指导与被指导的关系。正确对待这种关系，摆正自身的位置，无论对开展工作，还是对自身成长都是有利的。医院各部门的工作人员之间客观上存在着专业、职称、职责方面的不同，他们依据自己的学识、资历、技术对患者承担着不同的责任，上一级对下一级的医护行为依次负责。

3. 同一模式 医务人员之间关系的同一模式主要是指所有医务人员的一切诊疗活动，都以救死扶伤、防病治病、为人民的健康服务为宗旨，服从于协调和处理医患关系的客观需要。医务人员不论从事什么专业，具有什么样的职责，均以共同的全心全意为患者服务为最终目的，医务人员之间关系的同一模式要求广大医务人员要把患者利益放在首位，竭诚为患者服务。

4. 竞争模式 医务人员之间的竞争主要体现在医疗质量、护理质量、诊疗水平、科研成果、服务内容等方面。竞争的目的是形成比学赶帮超的人际关系环境，以取得良好的医学角色地位，实现更好地为患者或社会人群服务的医德宗旨。所以，在医疗实践活动中，医务人员之间在为患者或社会人群服务的基础上，既协作又竞争，共同促进医务人员之间关系的稳定和发展。

二、处理好医务人员之间关系的意义

随着医学科学的发展，横向分科越来越多，纵向分科越来越细，某一学科的发展更需要多学科的相互配合。医学是最能体现人类互助精神的领域，只有医务人员之间建立最真诚的合作，医学才能得到不断发展，医患关系才能和谐起来。

（一）有利于医学事业的发展

当代医学的综合发展异常迅猛，如临床医学各学科之间的综合，基础医学各学科之间的综合，临床医学与基础医学之间的综合，医学与自然科学、社会科学、工程技术相互间的综合。这就要求不同专业的医务人员之间必须加强协作和互相配合，以适应医疗卫生事业综合发展的需要。这种协作和配合主要还是依靠医务人员的医德自律和建立在共同医德基础上的良好医疗人际关系。

（二）有利于医疗卫生保健机构整体效应的发挥

医疗卫生保健机构是一个有机整体，在这个整体中如果医务人员之间相互关心、相处和谐，每个人都会心情舒畅，工作兴趣受到鼓舞，积极性、主动性和创造性得以充分发挥，工作效率就会大大提高。同时，再通过群体之间的互补、师承和控制，使每个人的潜力得以充分展现，从而使群体产生一种超乎个体能力简单相加的集体力，这种集体力具有任何个体所不具备的性质和功能，是一种质的飞跃。而且，这种飞跃是在医疗卫生保健机构不增加投入和编制等硬件的条件下进行的，它能够促进医疗卫生保健机构在医疗、教学、科研、预防、管理等整体方面得以提高。相反，如果医务人员之间相互关系紧张、松散就会矛盾丛生，是非不断，协作受阻，这样不但不会产生超乎个体能力总和的集体力，而且会内耗增加，每个医务人员的积极性也因受到压抑而调动不起来，其个人的潜力也只能发挥出一部分，这是整体负效应的结果。因此，要发挥医疗卫生保健单位的整体效应，提高其各项工作效益，正确处理医务人员之间的关系至关重要。

（三）有利于医务人员成长成才

通常来讲，医务人员成才的条件有三项：社会的宏观条件、单位的微观条件、个人的主观条件。其中，人际关系是很重要的宏观与微观的综合条件。除了医务人员个人积极努力外，医务人员之间关系的好坏也能够给个人成才带来不小的影响。处在医务人员之间关系中的每个人都应经常反省自己在其中的表现，组织上也要加强协调并促进人才流动，使医务人员能够健康成长。案例 3-4 中，外科专家曾宪九在生活上关心、爱护低年资的医生，在业务上对他们给予悉心指导，为他们创造和谐的工作环境，使他们日后也都成为医学大家，这说明青年医生的成长离不开经验丰富、技术精湛、品德高尚的高年资医生的指导与帮助。

（四）有利于建立和谐的医患关系

在医疗实践中，医务人员之间的相互联系和交往是以患者为中心进行的。医务人员之间的相互支持和密切协作，对患者的诊治和康复是大有裨益的。在某种意义上说，医务人员之间的良好关系是医患关系融洽、和谐的条件；反之则是引起医患矛盾和纠纷的根源之一。

三、协调医务人员之间关系的伦理要求

医学是最能体现人类互助精神的领域，医务人员之间应该建立最真诚的合作，应成为各种人际关系的楷模。现实中，医务人员之间的良好关系并不是自然形成的，而是需要依靠高尚的医德的调节作用与各项规章制度的制约作用。

（一）共同维护患者的利益和社会公益

维护患者的健康和生命，捍卫患者的正当权益，这是医务人员的共同义务和天职，也是协调医务人员之间关系的思想基础和道德要求。因此，医务人员在医疗卫生保健活动中，对于维护患者利益的言行要予以肯定、支持和帮助，而对于损害患者利益的言行要敢于抵制和提出批评。但是，在医疗卫生保健活动中，有时患者个人的利益与社会公益会发生矛盾或冲突，如稀有卫生资源的分配、对传染病患者（甚至疑似传染病患者及与传染病患者密切接触者）实施隔离等，此时医务人员应向患者或家属耐心解释或说明，希望他们服从社会利益，同时使患者的利益损失降低到最低限度。

（二）彼此平等，相互尊重

医学是一种集体协作式的劳动。在医疗实践中，医务人员之间只有职责不同、分工不同，没有高低贵贱的等级之别，彼此是平等的。正如胡弗兰德（Hufeland，1762—1836）在《医德十二篇》第十条的规定："对同业，则敬之爱之，虽我有不能，犹得勉为之忍，切勿毁议。说人之短，贤哲所戒；妄举人过，乃小人之行。以他人一时之错误为谈资者，亦自损其德操，实为无益。各医自有流派，同意或有不同，何可漫为非议。敬重老医生亲爱后辈，人或以前医之得失为问者，必勉以誉归之。若问治法之当否，须以未经认症为辞。"具体来说，医务人员之间要尊重他人人格，尊重他人的才能、劳动和意见。要客观地估价自己和他人，学人之长，补己之短，不要妒贤嫉能甚至贬低他人、抬高自己。要尊重他人的劳动和意见，如在会诊时，要实事求是和尊重会诊医生的意见，不要出难题和转移自身的责任。

（三）沟通信息，相互学习

医护人员要虚心学习他人的优点和长处，同时也要无私地向别人传授自己的专长，做到既不故步自封或自以为是、夸夸其谈，又不进行技术垄断，压制别人，在经常性的交流学习中共同提高业

务水平。因此，医务人员之间应彼此承认对方工作的独立性，并且要相互为对方提供方便、支持与帮助，这样才能建立良好的人际关系。在将患者利益和社会利益放在首位的前提下，互相学习，互相支持，取长补短，形成一个积极向上、精诚合作、互帮互助的医疗群体。

（四）团结协作，公平竞争

医务人员之间要达到相互协作，需要提高对协作意义的认识，明确医务人员之间的协作是医院医疗、科研、教学的客观需要，是相互的、互利的，不能以自我为中心。医务人员也应立足本职，发挥主观能动性，为别人的工作提供便利条件，最大限度地提高工作效能。随着医疗卫生事业改革的深入，竞争观念已深入人心。但我们提倡的公平竞争是充分发挥个人的技术特长，专业优势，以维护和增进人类健康为目的的，绝不能把竞争理解为垄断医疗技术、设备和资料，争名夺利，拆台保密，设置障碍。这是违背医学道德的。在医务人员间，个人的年龄、专业、智能和品格等存在着差异，如高年资者经验丰富，学术造诣深厚，威信高，但有时思想保守，创造力有所下降；中年资者既有理论水平又有实践经验，且年富力强，可以发挥承上启下的作用，然而对事物的敏感性和探索精神有时不及低年资者；低年资即青年医务人员，朝气蓬勃，敢想敢干，富有创造精神，然而不够成熟、稳重，也缺乏经验。因此，高、中、低三代医务人员应相互学习，互补师承，博学多知，以使医学综合性研究和临床疑难杂症的攻克成为可能。

（五）谅解谦让，相互信任

谅解谦让是消除人际关系紧张、感情隔阂的催化剂。医务人员之间，由于种种原因，在某些问题上认识不同是正常的。当发生分歧时，双方都应当以患者利益为重，尊重对方的意见。当出现冲突时，要控制自己的情绪，冷静下来扪心自问，反躬自省。那种固执己见、任性、赌气的行为是不可取的。医务人员之间要达到相互信任，要立足本职，从自己做起，以自己工作的可靠性和优异成绩去赢得其他医务人员的信任。同时，对其他医务人员的能力、品格等要有正确评价，估价过低难以产生信任，估价过高而产生的信任难以持久。此外，彼此要主动加强沟通和联系，及时化解容易引起不信任的因素，而不要私下议论和到处张扬。诚如法国《医学伦理学法规》第五十五条的规定："与同事间发生个人意见分歧，应努力设法达到谅解。不得恶意中伤、诽谤或传播有损于同事执行医疗工作方面的行为。"否则，只会破坏融洽的医疗人际关系。

第三节　和谐医患关系的构建

构建和谐医患关系是一种理念，体现了对患者人格、权利的尊重，体现了对患者的终极关怀和医学终极目标的追求，其中医疗机构和医务人员是主导，尊重和维护患者生命、促进患者健康是医学伦理的基本要求。医患关系伴随医疗服务产生，医疗服务承载着救死扶伤、治病患者的崇高使命，医患关系和谐需要伦理精神的滋养，伦理精神凸显医患关系内在的价值。发展医学和医疗卫生事业是构建和谐社会的重要组成部分，和谐医患关系既是整个社会和谐的缩影，又是和谐社会的重要组成部分；它既受社会和谐的影响，又反过来推动着整个社会的和谐发展。

案例 3-5

　　某新生儿生病，家长带患儿到深圳儿童医院就医，医生诊断需花数万元做手术，家长拒绝后将孩子转到另一家医院，该医院的医生为其开出"8毛钱"处方治疗后症状得到缓解，患儿父亲陈某公开此事，并要求深圳儿童医院进行巨额赔偿。当时各新闻媒体对此事件进行了大量报道，社会舆论都是站在患儿这一边，纷纷指责深圳儿童医院，认为他们是过度医疗。深圳儿童医院一时成为众矢之的。之后不久，孩子病情恶化，家长将孩子带到武汉同济医院，诊断结果与深圳儿童医院完全一致并成功手术，为此，陈某留下致歉信，对自己的"无知"向深圳市儿童医院表达歉意。

　　问题：

　　患儿父亲为何开始提出巨额赔偿，后来又致歉，此事件可否避免？

一、我国医患关系的现状

新中国成立以来，医疗卫生事业取得了巨大成就，人民群众的健康状况和医疗卫生环境有了很大改观。在计划经济体制下，虽然医疗水平不高，保障水平较低，但医疗服务相对公平，医患之间总体上呈现的是和谐态势。大多数医务人员能够始终坚持为人民服务的宗旨，有着强烈的事业心和责任感，不断提高诊疗水平、改善服务态度，整顿医疗环境，使人民群众的健康得到进一步保障，人均寿命逐年提高。但是，改革开放以后，同社会其他领域一样，医疗行业也在进行着一场巨大的变革，在整体健康发展的同时，医患关系也承受着体制转换带来的管理无序和行为失范等诸多冲击。这些负面影响在医患关系领域的集中投射就是双方交往中出现大量不和谐现象。加之部分医务人员价值观产生异化，出现了如过度医疗等逐利行为。另外，医疗保障制度不健全，医疗可及性较差，出现了看病难、看病贵等社会现象，导致医患之间矛盾尖锐，冲突频频发生。

（一）医患矛盾不断加深，医疗纠纷呈现上升趋势

2015年发布的《中国社会舆情与危机管理报告》显示，仅2014年全国就发生医疗纠纷11.5万起，其中医疗事故赔偿纠纷诉讼案件1.99万件，较2007年增长了80.9%；中国医院协会在"第二届中国医疗法治论坛"上公布的数据显示，2016年全国共发生典型暴力伤医案件42起，导致60余名医务人员受伤或死亡。据中国医师协会官网公布的2015年《中国医师执业状况白皮书》的调查信息：近60%的医务人员工作时遭受过不同程度的语言袭击；30%左右的医务人员受到直接性身体侵害；超过70%以上的医务工作者强烈要求国家通过制定相关法律法规对医务人员权益进行全面维护。暴力伤医和医疗纠纷事件的大量存在，反映了我国医患关系仍处在紧张状态，也使医务人员工作满意度呈现下降趋势。

（二）非医疗技术方面的纠纷在增加

随着医学科学的发展，越来越多的高新技术应用到临床实践，不断提高了临床诊疗效果。与此同时，人们对健康保健的重视程度也在提高，维权意识不断增强，患者及家属对就医过程中的非医疗因素越来越关注，如就诊环境、候诊时间长短、医务人员的服务态度等。有数据表明，在已经发生的医疗纠纷中，由于医患沟通不畅导致的医疗纠纷占总量的2/3。这主要是因为有一些医务人员对医患沟通重要性认识不足，人文素养、沟通技巧缺乏，患者对医学知识了解甚少，对疾病诊治效果期望值太高。

（三）"医闹"现象愈演愈烈

"医闹"是指当患者或其家属与医疗机构（医务人员）发生矛盾时，受雇于患者的个人或由一些人集结成的"组织"，与患者家属一起，采取严重妨碍医疗秩序、扩大事态、给医院造成负面影响等形式向医疗机构施加压力，从中牟利，并以此作为谋生手段的所谓维权行为。由于目前诉诸法律解决医疗纠纷成本过高、程序较为复杂，加之我国相关法律法规在这方面规定的较为模糊和缺位，导致近年来通过法律等渠道解决的医疗纠纷呈现下降趋势，取而代之的是"医闹"方式，甚至靠暴力来解决医疗纠纷，使得医患矛盾不断加深，医疗纠纷陷入"不闹不赔、越闹越赔、越赔越闹"的怪圈。波及全国的"医闹"也由此盛行。这种现象如果得不到及时有力的制止，不仅严重扰乱医疗秩序，侵害医务人员的合法权益，而且还可能伤害医务人员的情感，加剧医患之间的隔阂与不信任，破坏医患之间的和谐，甚至影响社会的稳定。

二、影响医患关系和谐的因素

（一）医方因素

1. 医疗技术水平的局限　医疗的高风险性、医疗技术发展的局限性，使好多患者即使"倾家荡产"，也难免"人财两空"，这便产生了医患矛盾。据有关资料统计，在医疗机构的差错、纠纷分类中，技术性事故平均占18.3%。同时，由于医学领域充满着未知和变数，加上医务人员的医疗技术也存在差异，即便在医学高度发达的西方国家，也有相当一部分疾病诊断困难，治愈无望，不少疾病还

有较高的误诊率。另一方面，医学诊治对象是千差万别、具有社会属性的个体，即便是一些常见病、多发病，也会出现向复杂化转变的可能性。因此，任何医院和医生都不可能包治百病。疾病的治疗过程始终存在着成功与失败两种可能。

2. 医务人员的伦理因素　医疗机构市场化改革后，出现了医生为了自身的经济利益，诱导患者接受不必要的或是超出医疗实际需要的医疗服务，开大处方、延长住院时间等现象。另外，医方为了避免医疗纠纷，对一些风险较高的治疗措施采取回避态度，或从最大限度减少自身损失的角度出发，扩大检查范围和手术范围，滥做检查。加重了患者的负担，导致医患关系恶化。有些医生只对疾病感兴趣，把患者仅视为某种疾病的载体，把患者当作自己科研和提高业务的研究对象，对于患者本身关心和尊重不够，没有顾及患者的心理和情绪感受，这也增加了医患矛盾的发生率。

3. 医疗机构的管理因素　医院是为人民的身心健康服务的，有的医院办院指导思想错位，尤其是在处理经济效益与社会效益的关系时，过多地强调经济效益，忽视甚至不讲社会效益。例如，任意提高收费标准或变相提高收费标准，自行增加收费项目，卖"滋补药"、贵重药，给患者增加了许多额外的经济负担。有的医院服务环境不良，主要表现在一是医院秩序混乱、噪声和喧哗吵闹声太大，没有导医人员，缺少就诊指南等，给患者带来许多困难。二是医疗设备和生活设施不能满足需要，或数量不够，或质量不高，医院环境脏、乱、差，病室不卫生等。

（二）患方因素

1. 对健康的期望值过高　机体从疾病状态恢复至健康状态，是一个缓慢变化的过程，特别是机体的复杂性、多变性及个体间的差异性，使得即使相同的疾病也需要用不同的诊治方案，有时还可能出现相同的诊治方案产生不一样的治疗结果。上述情况都是影响医务人员临床决策、临床诊治和产生意料之外的诊疗结果的不确定因素。但由于文化背景、专业知识等限制，大多数患者对医学知识相对缺乏。很多患者对自己所患的疾病一知半解，或者道听途说，对医生及医治效果抱以过大的期望，认为医生能够"包治百病""药到病除"，甚至对医生提出保证效果等苛刻要求。一旦结果与期望值之间差别较大，就归咎于医生。而医务人员也很无奈、委屈，因为自己已经尽心尽力了，诊治效果已经是最好的了或者说不可能比现在的情况更糟糕的了，但依然得不到患者的理解。因此，正是医患双方在医学知识、临床诊治方案、对疾病治愈的效果等方面存在差异，才导致医患关系恶化、矛盾升级甚至发生伤医事件。长此以往，必然造成医生过大的心理压力，甚至导致医生的防御医疗行为，最终受到伤害的还是患者。

2. 不良的求医行为　部分患者及其家属文化素养较低、法律意识淡薄，对医生不信任，甚至隐瞒病史，不遵医嘱、不配合医生治疗。遇到问题或者自己的要求得不到满足时，在没有了解事情真相前提下，便根据自己的主观臆断和推测，将责任归咎于医生。遇到矛盾时，患者不寻求正当的解决途径，甚至报复殴打医务人员。这也是影响医患关系的重要原因。

3. 医疗信息不对称　信息的不对称导致医患双方对各种诊治手段的认知度和认同度的差异不断加大，进而造成医患双方矛盾加深。

4. 疾病的影响　疾病会对人的情绪产生影响，使患者产生紧张、焦虑、愤怒等情绪，因而患者攻击性反应会比健康人强烈，往往导致医患冲突。

（三）社会因素

1. 医疗保健供需存在矛盾　当前，我国医疗卫生事业的发展还不能满足广大人民群众日益增长的需要，主要表现在卫生资源不足、分配使用不合理、资金不足、设备差、病床少，医护人员结构和比例不合理、整体素质不高，因而存在"三长"（挂号时间长、候诊时间长、交费取药时间长）、"三难"（看病难、住院难、看好医生难）。这些问题往往容易引起患者的不满情绪。而医护人员也由于长期超负荷劳动，工作、生活条件差，心情也不舒畅。

2. 医疗保障制度不完善　随着医学的发展，其挽救生命的能力显著提高。同时，治疗疾病的成本也快速攀升，疾病造成的经济风险是绝大多数社会成员无法单独承担的，因而就有了社会保障制度的诞生。目前，我国基本医疗保障体系尚不健全，还不能完全满足人民群众看病就医的需要。医疗保障制度不完善时，医务人员和医院必须直接面对患者对高额医疗费用的质疑，成为医疗保障制度不完善的"替罪羊"。

笔记栏

3. 卫生法规不够健全 卫生法规的制定是为了保障人民健康。它对医疗卫生机构、医务人员、患者和社会人群都具有制约和保护作用。新中国成立后，特别是近几年来，我国先后制定和颁布了许多卫生法规，对保障人民健康，维护医疗卫生秩序和医患双方的合法权益，起到了积极作用。但是，仍然存在着卫生立法缓慢、卫生法规尚不健全、法制观念淡薄等现象，致使扰乱医院秩序、殴打医务人员、砸坏医疗设备等事件时有发生。

4. 不正之风滋生蔓延 在医者和患者的少数人中，由于受传统意识观念和社会不正之风的影响，热衷于找熟人、拉关系、走后门。在临床实践中，常常遇到有一定社会地位的患者，总是想方设法亮明自己的身份，以期待医务人员的特殊照顾。少数医务工作人员，也想摸清患者的社会地位，以便拉关系、办私事，互相利用。在有地位、有权的患者的要求得不到满足，或无地位无权的患者得不到一视同仁的待遇时，都会给医患关系带来不同程度的影响。

5. 舆论导向出现偏差 随着市场经济运行速度的加快、开放程度的不断加大，对社会舆论的约束力日益减少，而经济要素的作用却日益增多，在经济利益的驱动下，一些媒体和传媒人士出于吸引公众眼球或为了追求所谓的轰动效应，有时竟然置良知而不顾，经常发表一些似是而非、以偏概全的文章，过分突出和夸大医患关系的"阴暗面"，给本已紧张的医患关系火上浇油。在案例3-5中，尽管医患最后握手言和，但该事件一方面折射出医患间的极度不信任，另一方面也暴露出媒体在此前报道中扮演的难堪角色。无疑，在这起医患冲突中，媒体带有偏见的报道起到了推波助澜的作用。家长陈某在公开道歉中说：因为自己对专业知识的无知和一时冲动，使得深圳儿童医院受到社会舆论的冲击。可是，在这件事上，媒体无法将自己假扮成一个无辜的受害者、受骗者。作为媒体，应该是医患间客观的记录者和公正的旁观者。在医患发生冲突时，媒体应该依据事实而不是想象的新闻去报道冲突双方的声音，不能被某一方牵着鼻子走，先入为主地选择站在某一方的立场上。在这起冲突中，不少媒体基本是被声称"8毛钱的药治好10万元病"的陈某牵着鼻子走的，本能地相信他是一个受害者，而医院是乱诊断乱收费，轻易被"8毛钱的药治好10万元病"这个爆炸性的、对新闻人极具诱惑力的不实信息所俘虏，带着"抨击医疗乱象"的狂热，完成了一次对医院的"施暴"。每个行业，都有自己的职业伦理，作为媒体人，眼中应只有事实和真相。"8毛门"的始作俑者陈某道歉了，但对医院造成伤害的媒体和媒体人也应该站出来道歉，对医院说声对不起。因此，修复紧张的医患关系，离不开负责任的媒体。

三、构建和谐的医患关系

（一）确立"以患者为中心"的服务模式

20世纪70年代中期，K. Balint博士等提出了"以患者为中心"的医疗服务模式（patient centered medicine）。在我国，"以患者为中心"的医疗服务模式也正在成为医院改革与发展的主题。"以患者为中心"阐明了诊断与治疗应该了解患者的生活特点与社会环境及疾病产生的过程，并形成"以患者为中心"的治疗思维方式，又称为"整体诊断"。"以患者为中心"体现的是医患之间平等、尊重、沟通与互动的协作模式。它的积极效应是医患之间良好的协调关系。"以患者为中心"的医疗服务模式强调的是，医务工作者在重视疾病诊断、治疗的同时，还必须关注患者发病与患病的经历，进一步了解患者的内心感受，尤其是对疾病的担心与恐惧、对治疗方案的期望等。要让患者充分知情，积极参与；对患者的愿望和需求准确迅速地给予应答；积极为患者提供咨询与帮助；维护患者的尊严；鼓励患者及时反馈治疗信息并认真听取他们的意见；对于治疗过程中可能出现的不良症状应坦诚相告，将"以患者为中心"的医疗服务模式的实质内容落实在临床实践当中。

（二）加强医患双方的有效沟通

大多数医患纠纷并不是由于医疗技术差与医疗质量低而引起的，更多的是由于缺乏医患沟通造成的。医患沟通不畅，一方面是因为医方的服务态度存在问题，给患者以冷漠的感觉；另一方面是因为沟通技巧存在问题，让患者难以理解。医患双方的良性交流是医学职业精神的体现，是双方了解彼此、默契配合的基础，是双方共同战胜疾病的有力保障。医患之间的有效沟通是双向互动的结果。医师尽自己的能力为患者解除病痛，但也需要患者能够给予医师足够的尊重。对患者来讲，了解医务人员的心理感受和行医模式是非常必要的。因为，有了了解就能产生理解——理解医疗诊治工作是充满了风险性与不确定性的，有了理解就能产生尊重——尊重医务人员的人格和辛苦付出，有了尊重就能产生谅解——谅解医务人员因忙碌而无暇专门长时间照顾某个患者或者并非有意出现的过失。对医务人员来讲，要不断提升自身素养和职业价值感，对自身职业进行恰当评价，正确看待职业的社会地位，正确看待职业待遇和职业得失，增加职业情感注入，提升自身兴趣和责任，在为患者诊治疾病的过程中，要将影响患者的心理、社会因素和生理因素共同考虑在内，要主动向患者介绍疾病产生的原因、治疗手段、诊疗过程、预后及可能存在的风险，以便赢得患者的信任、理解与支持，并且要充分发挥患者在疾病诊断、治疗与康复过程中的主体作用。另外，医生应分别在诊断前、治疗中和治疗后加强与患者及其家属的沟通，把患者的病情、治疗方案、治疗行为的效果、治疗存在的风险等内容明确告知患者及其家属，让其有相应的心理准备和做出医疗决定，一旦出现未能达到理想的治疗效果时，患者及其家属也能理解和正确对待。值得注意的是，当患者或其家属对某问题产生异议时，医护人员要积极面对，回避或者恶劣的态度都会导致严重的后果，此时，医方要做的则是回应得体、回应及时、回应到位，如此才能缓解患者的情绪，从而建立较好的信任关系，为后期的处理工作打下良好的基础。

（三）培养医生的人文品格

古代医学之父希波克拉底曾经说，医生的法宝有三样：语言、药物和手术刀。医生的语言如同他的手术刀，可以救人，也可能伤人。医生高超的语言水平，能给患者增加信心、希望和力量，会使患者的免疫能力、代偿能力、康复能力和各种协调能力增强；反之，则结果大相径庭。然而，医生把话说好并非简单地加几句客气话，内心具备仁爱之心才是大前提。我国著名医学家张孝骞说："患者以性命相托，我们怎能不诚惶诚恐，如临深渊，如履薄冰。"这正是医生应具备的人文素质，而医务人员的语言便是最重要的载体之一。这样的观念应广泛被医务人员所接受，并体现在医患互动之中。面对疾病，医患本是合作关系，理应同舟共济。然而由于种种原因，"患者到医院看病是求医生"的医患不平等观念至今未能完全消除，冷冰冰的语言仍不时地灌入患者的耳朵中，医患关系能融洽吗？只有当人文关怀被医务人员充分体现到语言里，落实到行动中时，医患关系才会有走向和谐的可能。"大医精诚，贫贱博爱，童叟无欺"是每一位医务工作者应遵守的准则，做到这一点并不难，只要怀有一颗仁爱之心，先从语言做起。

一个优秀的医生，应当是集医学科学精神和医学人文精神于一身的医者。古今中外的历史表明，大凡思想圣洁、德高望重的医学家，无不具有丰富的医学人文修养。这是他们在长期的医疗实践中对医学所持的基本观点的反映。患者从他们的言谈举止中处处感受着医学的人道主义精神的沐浴。他们接诊患者时，从顶至踵都散发着慈善家和艺术家的品格，使医学的作用和意义充分发挥。所以，我们说，现代医学人文精神，是广大医学工作者以其职业群体的文明之道普及天下众生的友善良行，是医学工作者从事医学技术事业的精神支柱。

（四）建设形象工程

随着社会的进步和"生物-心理-社会"医学模式的建立，就医环境在疾病康复治疗和医院发展中的作用越来越受到重视，因此，就更要重视医院外在物质形态的建设。一所医院如果拥有宏伟壮观的建筑布局，宽敞明亮的就诊大厅，安静整洁的病房环境，安全舒适的休养氛围，清晰明亮的就医标志，就一定会给患者留下美好的第一印象，为医院形象锦上添花。如医院门诊楼的设计，不仅外观要新颖别致、秀丽挺拔，而且内部设施要先进，功能要齐全。其中的每一设计、每一件物品的摆放和使用都应从患者舒适的角度出发，充满浓郁的人性化和艺术化的文化气息。大楼的管理也要遵从"以患者为中心"的服务宗旨，以简化流程、方便患者为着眼点进行设置。如大厅实行宾馆式管理，设大厅值班主任，由医院各职能部门主要负责人轮流值班，现场办公，代替院长管理门诊；大厅装置电子大屏幕及多媒体导医系统，患者及家属可随时查阅各科室的技术项目、专家特长及医药费用等信息；设便民商店、便民书店，安装自动取款机和磁卡电话；各层设导医工作人员，随时解答患者疑问；设立候诊区，安装候诊座椅和闭路电视；急诊设生命绿色通道，24小时应诊，门诊全年全天候开放等。每天清晨医院就响起优雅的音乐，迎接就诊的宾客，使凡来医院就诊的患者，对医院温馨、清爽、舒畅的就医环境留下深刻的印象。可以说，良好的形象是医院可持续发展的重要保证和条件，是医院极其宝贵的无形资产，能够为医院赢得信誉、赢得患者、赢得社会、赢得发展的机会，促使医院有效地占领应有的医疗市场份额，产生巨大的社会效益和经济效益。

（五）树立正确的舆论导向

新闻媒体肩负着对各行各业监督的作用，这对包括医务人员在内的社会各界提高服务质量有极大的推动作用，对公众利益能够给予最大限度的保障，医务人员对此表示欢迎。同时，希望媒体能够从专业化的角度对医院做出客观公正的报道，对医疗的特殊性、风险性和复杂性投入更多的理解，经常介绍医院的特色、专长、先进事迹、健康理念、便民措施等，使人们不断转变健康概念，树立正确的医疗和预防保健观念。另外，医疗活动具有高风险性，难免发生医疗意外或医疗事故等。在当前开放的信息社会中，如何及时妥善处置医疗意外或事故显得十分重要，甚至直接关系到医院的生存和发展。因此，一旦发生医疗纠纷，除了及时向上级有关部门报告并妥善处理外，还要特别重视舆论的作用和影响，迅速与新闻媒体沟通，讲究策略和工作方法，及时公布事实真相，避免采取沉默和回避的态度，客观引导舆论导向。有时尽管事件可能一时没有结论，但一定要主动表明医院的态度——愿意倾听和沟通，尽快缓和与化解矛盾，为问题的解决创造良好的气氛。对恶意炒作行为，要运用法律手段进行制止和维权。

（六）加快医药卫生体制改革，不断完善卫生法规

把深化医药卫生体制改革作为构建和谐医患关系的治本之策，从体制机制上逐步消除医患之间在经济利益上的对立和冲突，使人民群众能够看得起病、看得好病。同时，不断完善卫生法规和制度，医患双方有共同的利益和自身的利益，各方都要遵守卫生法规，应建立有统一的、有说服力的、比较公正的、有权威性的、真正能起到约束医患双方和解决矛盾的法规。通过建立独立于医患双方以外的第三方调解机制和医疗风险分担机制，搭建一个公正的、中立的沟通协商平台，最大限度地消除不和谐因素，妥善化解医疗纠纷，维护医患双方的合法权益。

（孙英梅）

思 考 题

1. 试述医患的道德权利与义务。
2. 怎样构建和谐的医患关系？
3. 医务人员之间应该怎样相处？

第四章 临床诊疗伦理

临床诊疗伦理是医务人员在诊疗过程中应遵循的行为准则，是医学伦理学的原则、规范。是在临床医疗实践中的具体应用，是衡量医务人员医学道德水平高低的重要尺度。

第一节 临床诊疗伦理概述

临床诊疗工作是临床工作的核心。医务人员对患者疾病的诊疗效果，不仅与医务人员的专业技术有关，还与其他多种因素有关，其中医务人员的医德修养是非常重要的因素。

> **案例 4-1**
>
> 李某，女，17岁，因甲状腺癌伴颈淋巴结转移入院。医生告诉其家属，甲状腺癌根治术是治疗该病的最有效方法，但是手术创伤较大，术后可能出现颈部变形。家属听到这些后，断然拒绝手术治疗，要求出院。医生经过详细了解得知家属拒绝手术的原因后，在全科进行病例讨论，并邀请病理科医生参加，经过反复讨论和研究，决定给患者实施改良根治术，这样既能彻底切除肿瘤，清除转移的淋巴结，又能最大限度地保持颈部的外观和功能。家属对医生能为患者着想，认真组织病例讨论，拟定适合自己孩子的治疗方案，感激不已，爽快地签署了手术协议书。手术后，患者恢复顺利，颈部外观和功能无严重影响。出院时，家属给手术小组送上了锦旗，上面写着：医德高尚，妙手回春。术后随访10年，患者正常工作，生活幸福美满。
>
> 问题：
>
> 上述案例中医生遵循了临床诊疗的哪些原则？

一、临床诊疗的特点

（一）诊疗技术的双重性

医学发展到今天，医学理论还是具有局限性，医疗手段还是不完善，绝大多数医疗行为都带有正负双重作用。临床医生所选择、实施的诊疗手段，目的是恢复患者的健康，但有时这两者也会出现相背离的情况。

药物治疗是临床上最古老也是最常用的治疗疾病的方法，但是临床上为治疗疾病而用药，有时却会引起药源性疾病，尤其是药物的滥用给患者带来了极大的痛苦。药理学的研究表明，药物都具有正负双重作用，如应用链霉素来治疗结核病，可能发生对第八对脑神经（位神经）的损伤；应用镇痛药物止痛却可能带来药物成瘾问题；抗生素的滥用导致细菌产生耐药性，甚至出现药物杀不死的超级细菌。

手术治疗可以去除病灶、解除梗阻、矫正畸形和修复损伤等，也是临床治疗常用的手段，但手术治疗本身是以创伤性为前提的，风险性大，在治疗疾病的同时也给患者带来不可避免的损伤和痛苦，如术中出血、疼痛、感染、机体内环境失衡、器官功能缺损及植物性神经疾病等。

随着医学科学技术的发展，临床诊断技术日益发达，有些技术不仅能够快速准确地诊断疾病，还能治疗疾病。但是诊疗技术同样具有双重性，如X射线检查有诊断疾病的作用，但其射线又有损伤骨髓细胞、影响造血功能的副作用；CT检查在为全身各个器官的肿瘤提供诊断依据的同时，其本身也具有致癌性；心脑血管病的介入检查和治疗，在准确诊断疾病和有效治疗疾病的同时，可能出现穿刺部位血肿或血栓、心肌梗死、脑卒中等并发症，甚至可能引起死亡。

上述这些副作用的产生，有的源于药物或技术本身，有的源于医务人员的诊疗不当。但无论什么原因，都需要医务人员尽力避免，要充分考虑患者的切身利益，减少不应有的损伤。而要做到这一点，就需要医务人员谨慎小心、恪守规范、责任心强。

（二）服务对象的特殊性

临床诊疗服务的对象是具有生理、心理、社会等多重需要的社会人，这就需要医务人员不仅要及时有效地治疗患者的疾病，还要关注患者的精神和心理等多方面的需求，尊重和理解患者。临床诊疗服务质量的好坏不仅直接关系到个人的健康，而且关系到社会的发展和进步。作为社会的人，不仅能够通过劳动满足自身的物质和精神需求，而且可以为社会创造价值。

同时临床诊疗服务的对象又是患有疾病、身心痛苦的人，是在人生中最脆弱的时候，需要格外的呵护。由于身患疾病，患者的心理也会发生相应的变化，不同程度地具有焦虑、恐惧心理，并且渴望得到及时有效的治疗。但是，不同疾病、不同年龄的患者，心理反应又会有较大的差异。所以，为患者服务对医务人员要求高、难度大，必须做到全面考虑、细致周到。

（三）疾病过程的复杂性

疾病是一个极其复杂的过程，许多情况下，从健康到疾病是一个由量变到质变的动态过程。疾病是机体在一定的条件下，受病因损害作用后，因自我调节功能紊乱而发生的异常生命活动过程。由于个体差异及疾病过程的错综复杂，使患者患病后的表现各不相同，同一患者可能同时患有多种疾病，同一种疾病在不同的患者身上，其症状可能会有差异，特别是在有些疾病的初期，重要症状尚未出现之前，要做出正确的诊断更加困难。如急性阑尾炎是外科最常见的急腹症，其早期诊断的正确率也只有85%，复杂疾病和罕见疾病的诊断正确率就可想而知了。因此，临床上的误诊现象不可避免。据不完全统计，即使是最好的医院，临床误诊率也在10%～15%。这就要求医务人员十分的细致周到，谨慎小心，力争把失误减少到最小。

（四）医务人员的差异性

医务人员的差异性主要表现在两个方面：一是服务理念、职业情感等人文素养方面的差异。有的医务人员热爱本职工作，事业心和责任心强，处处以患者的利益为重，急患者之所急，想患者之所想，深得患者的信任和尊重；相反，有的医务人员对患者态度冷漠，玩忽职守甚至草菅人命，被患者或者家属责难以致投诉。二是专业知识、职业能力等业务水平上的差异。有的医务人员具有终身学习的理念，医疗技术精湛，能够为患者提供最优化的诊疗方案，使患者得到最合适的治疗，深得患者的喜爱；有的医务人员不求上进，医疗技术水平低下，诊疗效果欠佳，甚至出现医疗差错或医疗事故，被患者告上法庭。

著名医学家吴阶平说，医生面对的不是疾病，而是患者，并且是处在特定社会条件下、有心理反应的患者。当一个好医生，应该有高尚的医德、精湛的医术和艺术的服务。因此，医务人员应努力克服自身不足，加强职业道德修养，始终把患者的利益放在首位，努力提高自己的医学技术水平，掌握先进的医学技术，为患者提供最优质的服务。

二、临床诊疗的伦理原则

（一）患者至上原则

微课 4-1

患者至上原则是临床诊疗的最基本原则，符合医学防病治病、救死扶伤的宗旨，也是医务人员诊疗疾病的出发点和归宿，凸显了医学的人道主义精神，是衡量医务人员医德水平高低的重要标准。

1. 患者至上原则　指医务人员在诊疗过程中始终以患者为中心，把患者的利益放在首位，全心全意为患者的生命和健康服务的医学伦理学原则。案例4-1中医生始终从患者的利益出发，经过反复的讨论和研究，制订了最适合患者的手术治疗方案，使患者顺利康复出院。

2. 患者至上原则的伦理要求

（1）平等待患，一视同仁：在临床诊疗过程中，要平等地对待每一位患者，绝不能因为患者的社会地位、贫富、年龄、外貌、亲疏关系等而区别对待。无论患者是什么样的人，都要从诊疗的需要出发，热情接待、关心体贴、认真负责。古今中外的医学大家在医学实践中都极力倡导普同一等、平等待患的思想。我国唐代医学大家孙思邈在《大医精诚》中指出：若有疾厄来求救者，不得问其贵贱贫富，长幼妍媸，怨亲善友，华夷愚智，普同一等，皆如至亲之想。《希波克拉底誓言》也指出：

无论至于何处，遇男或遇女，贵人及奴婢，我之唯一目的，为病家谋幸福。二者都明确地提出了普同一等的思想，在现实的医疗实践中，把患者当亲人，对待患者一视同仁的典型事例更是不胜枚举。

（2）尊重患者的人格和权利：医务人员在诊疗过程中首先要尊重患者的人格尊严，不做诋毁声誉和违背道德的事情。除了尊重患者的人格，还要尊重患者在诊疗中享有的各项权利，如生命健康权、知情同意权、自主选择权、隐私保护权等权利，在条件允许的情况下，尽量满足患者的合理要求。在必要的诊疗手段遭到患者拒绝或有一定风险时，出于高度负责的精神，应耐心细致地进行解释，争取患者的理解和合作，敢于为患者承担风险。

（3）全心全意，一心救治：患者至上原则要求医务人员在诊疗过程中及时把握诊疗时机，全面地分析和了解患者病情，做出及时准确的诊断和治疗。尤其是对急诊病例和突发病例，更需要医务人员以患者的健康利益为重，勇于负责、果断决策，采取有效的治疗手段，以免延误最佳治疗时机。如发现有损害患者利益和不尊重患者的行为，要敢于抵制和批评，切实维护患者的利益。

（二）最优化原则

1. 最优化原则概念　指医务人员在临床诊疗中以最小的代价获得最大效益的决策原则，也叫最佳诊疗方案原则。最优化原则是有利原则和不伤害原则在临床诊疗实践中的具体体现。最优化是一个动态发展的概念。医学发展水平，社会历史背景，患者的文化水平、价值观念和经济条件等都会影响对最优化原则的理解。因此，我们在判定一个诊疗方案是否是最佳方案时，应充分考虑这些认识上的差异。

2. 最优化原则的内容

（1）疗效最佳：指诊疗效果在当时医学科学技术发展水平看来是最佳的或者说在一定的条件限制下是最佳的。一般来讲，医生在临床诊疗中往往有多种方案可以选择，医生应根据自己的专业知识和患者的实际情况对各种方案进行评估，选择对患者来说效果最好的诊疗方案。从诊断方面来看，能尽快明确患者的病因、病理和病程的诊断方法是最佳的。从治疗方面来看，能够迅速控制病情发展，尽快使患者身心康复的手段是最佳的。追求最佳诊疗方案是医务人员最基本的医德原则和医学目的。

（2）安全无害：诊疗技术的双重性决定了绝对的安全无害几乎是不存在的，因此安全无害是相对的。为患者选择的诊疗手段，都应尽可能地避免副作用或使之减少到最小程度，要确保患者的受益大于受害。例如切除女性附件肿瘤时，肿瘤要切干净，还要尽可能保存一侧卵巢；截肢等大型手术，更要反复权衡利弊，替患者考虑劳动、就业、生活等远期影响。最佳效果应建立在最小伤害的基础之上，或者说在效果相当的情况下选择最安全、最小伤害的诊疗手段。

（3）痛苦最小：许多诊疗措施都会带给患者一定程度的痛苦。因此，在确保诊疗效果的同时，医务人员应尽可能选择痛苦小的诊疗手段，或采取针对性措施减轻患者的痛苦感受，缩短患者承受痛苦的时间等。如腹部手术应尽量减少对非手术区域的暴露及刺激，以免术后发生肠粘连。临床诊疗中患者常见的痛苦包括疼痛、血液损耗、精力消耗、心理压力等。

（4）耗费最少：是指在保证诊疗效果的前提下，在选择诊疗方案时，应当考虑患者的经济负担和社会医药资源的消耗。特别是在采用那些效果突出而代价昂贵的医学新技术时，更需要从多方面权衡，尽量避免因过高的医疗开支而从经济上把患者重新置于绝望之地。德国近代著名的医学家胡佛兰德在《医德十二箴》中写道："应尽可能地减少患者的医疗费用。当你挽救他生命的同时，而又拿走了他维持生活的费用，那还有何意？"

上述案例4-1中，患者的疾病有两种治疗方案，甲状腺癌根治术和甲状腺癌改良根治术，甲状腺癌改良根治术对于这位17岁的女性患者来说就是最佳的治疗方案，既能彻底切除肿瘤，清除转移的淋巴结，又能使其今后的生活受到最小的影响，最终取得了患者及其家属满意的良好效果。

（三）知情同意原则

1. 知情同意原则概念　指患者在理性和非强制的状态下，充分理解医务人员将要对自己采取的所有诊疗措施，尤其是可能对机体造成一定损伤或者带有试验性质的诊疗手段的风险和受益，进行权衡以后做出接受、部分接受或者拒绝诊疗措施的原则。知情同意原则体现了尊重、平等的价值诉求，是社会进步的象征。知情同意原则是尊重患者自主权的集中体现，是建立现代新型医患关系的必要条件，有利于避免和减少医疗纠纷。

上述案例4-1中，甲状腺癌根治术和甲状腺癌改良根治术两种治疗方案，在实施前医生都征求了患者家属的意见，患者家属拒绝实施甲状腺癌根治术，最终同意接受甲状腺癌改良根治术，并在充分知情和理解的基础上签署了手术协议书，尊重了患方的知情同意权。

2. 知情同意原则的要素 知情同意是一个充满人文关怀的过程，首先是医方将有关患者疾病的诊断结果及治疗方案和疾病的预后等告知患者及其家属，然后家属提出疑问，医方进行解答，最后患者及其家属自主做出决定的过程。

（1）信息告知：知情是同意的前提，患者的知情以医务人员的信息告知为前提。医务人员应把患者疾病的诊断治疗方案、预后、替代医疗方案、医疗花费等情况全面、如实告知患者。由于医学极强的专业性，医患之间存在着严重的信息不对称，为了使患者充分理解告知的信息，医务人员在告知的过程中应使用通俗易懂的语言，尽量避免使用专业化的术语。

（2）理解信息：真正的知情不仅要使患者获得疾病的相关信息，更要使患者充分理解信息。患者的年龄、受教育的水平以及疾病的严重程度都会影响患者的认知，有些急危重症患者的家属由于担忧患者的生命，情绪处于不稳定状态，认知能力下降，也会影响对医务人员告知信息的理解。

（3）自主决定：指患者在充分理解医务人员告知信息的基础上，自愿做出的同意或拒绝的决定。知情同意原则尊重的是患者本人的权利，所以当患者有自主决定能力时，由患者自己决定。如果患者本人因年龄、智力和精神原因不具备完全民事行为能力或者出于保护性医疗的需要，则由家属代替患者做出决定。

3. 知情同意原则的例外 患者的知情同意并不是绝对的，有些情况下，为了维护患者自身的健康利益和他人及社会公共利益，需要对患者的知情同意进行限制。

（1）紧急救治情况下对患者知情同意的限制：在总结我国以往法律法规及医疗实践经验的基础上，为了保护患者的生命健康权，《中华人民共和国侵权责任法》第五十六条明确规定了紧急救治情况下未经同意的治疗。患者处于生命垂危等紧急情况下，无法取得患者或者近亲属意见的，经医疗机构负责人或者授权的负责人批准，可以未经患者同意进行治疗。

（2）因保护性医疗对患者知情同意的限制：对重症或绝症患者，尤其是精神状态不好，心理脆弱的重症或绝症患者，为了避免患者知晓自己的病情后对其造成精神刺激，影响疾病的治疗效果，应该对其隐瞒疾病的相关情况，但是需要对患者家属进行充分告知。

（3）基于社会公共利益或第三方利益对患者知情同意的限制：患者知情同意保护的是患者个人利益，属于私权的范畴，当患者的知情同意危及社会公共利益或者第三方利益时，必须予以限制，但是这种限制必须有明确的法律规定。

（四）保密守信原则

1. 保密守信原则概念 指医务人员在对患者疾病的诊疗过程中及患者康复后，都要保守患者的秘密和隐私，并遵守诚信的伦理准则。

2. 保密守信原则的内容

（1）为患者保密：由于诊疗疾病的需要，患者向医生提供了各种隐私或者秘密，如生理缺陷、变态行为、不良生活方式、不名誉的疾病等，医务人员在不损害社会公共利益和他人利益的前提下，应严守患者的秘密，不能随意泄露，更不能到处宣扬。为患者保密的原则可以追溯到古希腊的希波克拉底，希波克拉底誓言中说："凡我所见所闻，无论有无业务关系，我认为应守秘密者，我愿保守秘密。"为患者保密可以使患者充分信任医务人员，和医务人员密切合作，从而得到更好的医疗保健。

（2）对患者保密：主要是出于保护性医疗的需要，对容易使患者产生不良心理反应与心理刺激的有关患者疾病的一些不良的诊断、进展、预后等情况应对患者保密，但是应把情况对患者家属说清楚，让家属代替患者行使知情同意权。对患者保密的目的是有利于患者疾病的诊疗、身体的康复及生命的延长。

3. 保密守信原则的例外　保密守信的目的是尊重患者的人格尊严和提高疾病治疗的效果，但是保密守信并不是绝对的，以下情况属于保密守信的例外。

（1）获得患者的同意之后。

（2）医学上认为没有向患者征求意见的理由，解密是基于患者自身的利益需要。

（3）医务人员有高于向患者保密的社会责任，如发现患者所患的是传染性疾病，就必须根据《中华人民共和国传染病防治法》的规定向上级卫生防疫部门报告。

（4）进行医学科学研究，经过批准可以使用患者的资料，但不可公开患者的姓名，使用头面部照片时要经过患者本人同意或者遮盖双眼。

（5）当法律程序需要患者的资料时。

（6）患者的秘密对他人或者社会构成伤害的危险等情况。

第二节　临床诊断伦理

自人类医疗活动出现以来，就存在着发现疾病的原因与过程，确定其性质与特征的问题。疾病的临床诊断是医生通过采集病史、体格检查及各种辅助检查措施来收集患者的病情资料，然后将资料进行整理、归纳和分析，从而做出概括性判断的过程。临床诊断是解决疑惑的必经途径，也是临床治疗的前提。在临床诊断过程中，医务人员不仅需要具有精湛的医术，还需要具备良好的医德修养。疾病诊断的伦理要求，贯穿于询问病史、体格检查和辅助检查的各个环节之中。

案例 4-2

陈某，男，40 岁，农民。以急性阑尾炎收入某县医院，普外科总住院医师检查了患者的右下腹，认为急性阑尾炎诊断无疑，并给手术室开了手术通知单。术前，该医生让在该病房实习的学生检查患者，并要求在术后完成大病历书写。几个实习生通过问病史和体格检查，发现患者先上腹痛后转移至右下腹，且右下腹有轻度压痛和反跳痛，这些都像急性阑尾炎的征象。但是，现在患者除右下腹痛以外，上腹仍有些疼痛，而且上腹有轻度压痛和肌紧张，追问患者有胃病史，故而更像胃穿孔。学生将此看法报告给总住院医师。然而，总住院医师没有复查患者便说："阑尾炎我见多了，诊断没有问题，准备上手术吧！"无奈，两个实习学生随他上手术台，其余在台下观看手术。右下腹切口暴露出阑尾，发现阑尾充血，同时还发现肠管间有一些食糜，证实了学生的怀疑。于是，切除阑尾并清洗腹腔后关腹，然后又在上腹切口暴露出胃，发现胃的后部有一个穿孔，总住院医师仅将穿孔缝合，清洗后关腹。手术后，总住院医师指导学生对该病例进行讨论时说："患者先有胃穿孔，食糜从穿孔流到右下腹，由于化学刺激导致阑尾发炎，患者虽有胃穿孔，但阑尾炎的诊断并没有错。"

问题：

你认为总住院医师的行为有无问题，并进行伦理分析。

一、询问病史的伦理要求

询问病史也就是问诊，是诊断疾病的第一步，是医务人员通过与患者或家属交谈，了解疾病的症状、发生发展以及以往健康、诊疗情况等，对疾病做出初步判断的过程，是系统地采集病史的过程。遵循问诊伦理，不但有利于病史的采集，也有利于构建和谐的医患关系。

（一）态度热情，平等待患

由于病痛的折磨，患者不同程度地存在着恐惧心理，精神负担较重，希望得到医生的同情和安慰，因而往往对医生的举止言谈十分敏感。医生应以亲切友好的态度接诊每一位患者。医生举止端庄、态度热情可以让病痛中的患者如沐春风，能使患者感到亲近、温暖，消除对疾病的恐惧、焦虑，同时对医生、医院产生强烈的信任感，增强治疗疾病的信心。平等待患是指医生在问诊过程中，首先应以平等的身份去对待患者，给予患者足够的尊重和理解；其次应该平等地对待每一位患者，不因患者的身份地位、年龄、种族等而区别对待。

（二）全神贯注，语言得当

询问病史时，医务人员要集中注意力，态度和蔼，耐心亲切，使患者乐于接受询问，以便迅速掌握病情，做出诊断。语言是医患沟通的主要途径，医务人员在检查中，除了用语文明外，还应该根据患者的年龄、性别、文化水平、地域和风俗习惯，采用适当的、通俗易懂的语言与患者沟通，力求达到有效、全面、完整的效果。过分使用专业术语或自己习惯的方言土语是医患沟通的禁忌。在交流时，医务人员的语速应该适中，声调应该平和。切忌采用高傲、轻蔑、粗鲁、讥笑讽刺等表达方式。当询问的内容涉及患者的隐私时，应阐明询问的目的，争取患者的配合，如果患者不愿回答，不可强迫其回答。

（三）耐心倾听，正确引导

患者是疾病的亲身体验者，其主诉往往能客观地反映疾病的发生发展过程，为医生正确诊断疾病提供丰富的病史资料。由于患者求医心切，盼望早日解除病痛，在医生询问病情时，生怕遗漏而滔滔不绝。此时，医生不要轻易打断患者的陈述，要耐心倾听，并对患者的陈述给予适当的回应，以表示正在听或者听明白了，如注视患者，点头，或发出一些表示注意倾听的声音等。但是因为询问病史的时间有限，有些患者可能离题太远或者表达不清楚自己的病情，医生可以引导患者转到对疾病的陈述上，善于抓住关键问题询问，避免机械地听和记。但要避免暗示或诱导患者提供希望出现的资料，否则会使病史采集不可靠，导致误诊或漏诊。

二、体格检查的伦理要求

体格检查是医生运用自己的感官或借助于简单的诊断工具对患者的身体进行检查的方法。体格检查是诊断疾病的重要环节，医生在询问病史的基础上，进行有目的的、系统的体格检查，既可充实患者的病史资料，又可印证病史的可靠程度，还可以发现尚未表现出来的症状和体征，对正确的诊断尤为重要。正确的体格检查不仅取决于医生的检查技术，还应遵循以下伦理要求。

（一）全面系统，认真细致

医生在对患者进行体格检查时，应按一定的顺序进行系统的检查，不放过任何疑点，尤其是重点部位。对于模棱两可的体征，应该请上级医生检查，以免因技术和经验不足而漏诊。对于急危重症患者，特别是昏迷患者，为了及时诊断和治疗，可以先对症重点检查，待病情好转后再进行补充检查。在体格检查中，要避免主观片面，丢三落四或粗枝大叶，以免造成漏诊或误诊。很多误诊、漏诊就是由于不全面、不系统的体格检查造成的。

案例4-2中，总住院医师对门诊收入病房的患者没有仔细地询问病史，也没有进行详细的体格检查就肯定了阑尾炎的诊断，实习学生对阑尾炎的诊断提出有理由的怀疑时，他没有进行复查就凭经验否定了学生的意见。在这个案例中，总住院医师对患者缺乏认真负责的精神，加之盲目自信造成误诊，增加了患者的痛苦和经济负担。术后由于虚荣心也没有认真总结教训，这是缺乏医德的表现。

（二）尊重患者，减少痛苦

体格检查不仅需要患者的密切配合，还可能给患者带来一定的痛苦，尊重、体贴的态度能够得到更好的配合与结果。在体格检查过程中，医务人员应尊重患者的人格，维护患者的自尊。由于羞怯、生理缺陷等原因，一些患者拒绝或不配合体检，接诊医生应耐心解释，做好说服工作，争取患者配合，决不能强行检查或呵斥患者服从；对异性患者，要尊重社会公认的习俗，不做不当的检查；除特殊情况外，不允许男性医生独自检查女患者，尤其是进行内诊检查，必须有女医生、女护士或家属在场；除妇科医生外，其他各科医生不得进行妇科检查。

体检中还要树立爱伤观念，做到既查清病情，又尽可能减轻患者的痛苦。检查中要注意动作轻柔，手法准确。复杂的检查需要先给患者解释，化解其担心。寒冷天气应逐次并尽可能少暴露患者的身体，最好先搓热手后触诊，尽量避免患者因身体缺陷，必须暴露而产生的自尊心伤害。对一些可能引起剧烈疼痛或较复杂、较重要的部位，更应特别小心，不可为查得某一典型体征而反复查验。否则不仅会给患者带来精神上、肉体上的痛苦，还会加重病情，甚至危及患者的生命。

（三）礼貌自律，心正无私

医生在对患者进行体格检查时，应讲究文明礼貌，穿着得体，举止端庄；态度严肃认真，专心致志；严格自律，遵守规则，心正无私。孙思邈的《大医精诚》中谈到"澄神内视，望之俨然。宽裕汪汪，不皎不昧。"又说，万万不可"多语调笑，谈谑喧哗"。医生应避免轻浮草率或行为越轨，做出有损于患者尊严和利益，有损医生形象的事情。对未婚女性一般不做妇科检查，如果出于诊疗的需要，非做不可，必须征得患者本人或其家长的同意。进行体格检查的过程中，有可能会涉及患者的隐私，包括私生活、先天畸形、发育缺陷等，除非病情诊疗需要，可以向与患者诊疗有直接关系的医务人员透漏，否则应保守患者的秘密，不得向任何人泄露患者的隐私。

三、辅助检查的伦理要求

辅助检查是借助于实验室检查或大型仪器对患者进行检查的方法。随着医学技术的日新月异，辅助检查被广泛应用于临床。辅助检查对于疾病的定性、定位具有很大帮助，甚至对某些疾病的确诊起到关键性作用。但是辅助检查也有其副作用，有的带有创伤性，有的会引发并发症，有的价格高昂。所以使用辅助检查应遵循一定的伦理规范。

（一）综合考虑，合理选择

辅助检查应根据患者诊疗的需要，综合考虑患者的耐受性、经济承受能力等。不得开展与病史或体征无关的辅助检查，更不能在患者的要求下做无关检查。在确保辅助检查的针对性和有效性的前提下，根据循序渐进的原则，按照一定的程序进行，即简单的检查先于复杂的检查，无害的检查先于有害的检查，费用少的检查先于费用高昂的检查。

目前临床上普遍存在着滥用辅助检查的现象，其根源是多样的，如防止遗漏重要信息，对患者进行大撒网式的检查，已经习惯于依赖辅助检查结果，或通过多开检查单以增加医疗收入等。合乎道德的辅助检查，应该根据患者的症状体征，有计划、有选择地进行。现在，有些临床医生不重视临床基本功的训练，片面地依赖化验和特殊检查，既不利于医生的培养，也加重了患者的痛苦和经济负担，甚至会贻误患者的治疗时机，应引起医务人员的高度重视。

（二）知情同意，尽职尽责

医生在确定了辅助检查项目以后，必须要向患者或者家属讲清楚检查的目的、意义及可能带来的风险，在其理解并表示同意后再进行检查。特别是一些比较复杂、费用高昂或危险性较大的项目，更应得到患者或其家属的同意。有些患者对某些检查，如腰椎穿刺、骨髓穿刺、内镜等，因惧怕痛苦而拒绝检查，只要这些检查是必要的，医生应尽职尽责地向患者解释和劝导，争取患者的配合。

本着对患者负责的目的，医生在进行辅助检查时，要严肃认真，一丝不苟，集中精力，精益求精，不能有半点粗心大意。临床上，很多治疗方案的确定有赖于辅助检查的结果，如细菌培养和药物敏感试验能指导医生选择抗生素，病理诊断结果可指导医生拟定手术方案。所以，辅助检查结果的正确性非常重要。辅助检查不仅要求结果准确，而且还需及时。如果检查结果迟迟不能报告出来，势必延误诊断，错过治疗时机，甚至影响抢救，给患者带来不良后果。这就要求辅助检查人员急患者之所急，及时准确地出检查结果。

（三）综合分析、切忌片面

辅助检查能够使医务人员更深入、更细致准确地认识疾病，从而为疾病的诊断提供重要的依据。特别是一些疾病的早期，在没有明显症状和体征时，辅助检查可以及早诊断。但是任何辅助检查都受到种种条件的严格限制，而且疾病是一个连续变化的过程，辅助检查往往是间断进行的，只能反映疾病某一瞬间的状态，不能对患者进行整体观察。因此，为了避免辅助检查的局限性，必须将辅助检查的结果同询问病史、体格检查的资料一起综合分析，才能做出正确的诊断。如果片面夸大辅助检查的作用，过度依赖辅助检查的结果，就会导致误诊、漏诊，给患者带来痛苦。一代名医裘法祖院士上课时曾说过：先看患者，再看片子，最后看检查报告，是为上医。

第三节　临床治疗伦理

临床治疗建立在对疾病正确诊断的基础之上，是解除患者病痛，使患者早日康复的重要环节。根据医务人员对患者采用的治疗方法和技术的不同，可以把临床治疗分为药物治疗、手术治疗、心理治疗等。理想的治疗效果不仅有赖于医生精湛的医术，还取决于医生高尚的道德修养。

一、药物治疗的伦理要求

药物治疗是医学上最古老、最普遍、最常用的治疗疾病的方法。药到病除不仅仅是医生所希望的，而且也是患者所企盼的。然而药物的治疗作用具有双重性，既有治疗作用，又有毒副作用。滥用药物会引起药源性疾病甚至残疾、死亡。

第二次世界大战后，随着新药的不断涌现，化学药物的毒副作用日益明显，不断发生药物性灾难。最严重的药物性灾难是镇静药"反应停"的大量使用导致大量新生儿畸形。因此，医务人员在药物治疗中应该遵守道德要求，以便发挥药物的有利作用，并且防止用药不当或错误给患者造成的危害。

（一）对症下药，剂量安全

对症下药是指医生根据临床诊断选择相适应的药物进行治疗。药物作用的双重性及临床滥用药物带来的不良后果告诫医生用药必须选准适应证，对症下药。为此，医生不仅要对患者所患疾病进行明确诊断，而且还要充分掌握药物的性能、药理，了解其毒性和副作用、适应证和禁忌证，然后选择对患者疾病有相应功效的药物。如果不能根据药物的性能选择相应的疾病或病情，那么药物的有效性就不能显现出来，而其毒副作用却能伤害患者。如有些医务人员对病毒性感冒的初期、病毒性乙型肝炎使用大量的抗生素，抗生素不但难以发挥药效，而且还可能给患者带来危害。

药物的使用不仅要求对症下药，而且必须严格掌握用药剂量。剂量不足，达不到治疗效果，剂量过大，有可能损害患者的身心健康。因为用药剂量与患者的年龄、体重、体质、重要脏器的功能状况、用药史等多种因素有关，所以医生应不拘泥书本上的用量标准，注意用药剂量个体化，书本上的用量标准是概括性标准，而疾病是一个复杂过程，同一患者使用同一药物，各阶段病情特点不同，用量也不同，必须有所区别。医生应具体了解患者的各种情况，用药灵活、有针对性，使给药量在体内既达到最佳治疗量，又不至于发生蓄积中毒，即防止用药不足或过量。

（二）合理配伍，避免滥用药物

在给患者用药时，单种药物能治好的疾病，就不联合用药。必须联合用药时，应合理配伍，合理配伍既可以提高患者抵御疾病的能力，也可以克服或对抗一些药物的副作用，从而使药物发挥更大的疗效。合理配伍要求医生首先要掌握药物的配伍禁忌，其次要限制药物的种类，再次要随病情变化调整药物种类、剂量，尽力克服药物配伍不当所产生的毒副作用。避免"多头堵"、"大包围"或为追求经济利益乱开大处方等违背医德的现象。

世界卫生组织药物依赖性委员会给"滥用药物"下的定义是："跟通常的医疗实践不一致，或长期或偶然的超量使用与疾病无关的药物"。滥用药物的原因很多，有医疗机构的责任，社会的责任，医生的责任，也有患者的责任，其中医生是治疗方案的制订者，负有主要责任。滥用药物会使患者产生一种虚假的安全感或药物依赖性，甚至产生药源性疾病。世界范围的抗生素滥用导致细菌产生耐药性，已对人类的健康造成了严重的威胁。

（三）节约费用，公正无私

医生在给患者用药时，不仅要考虑眼前利益、近期效果，还要考虑长远利益，远期影响。患者常有渴望得到高效、快效、贵重药物的心理，但他并不懂得药理、药效，不懂得用药后的远期效果。不能为了追求"药到病除，医术高明"的虚假名声，迎合患者的心理，开一些近期效果显著，远期有不良影响的药物。例如广谱抗生素、贵重药物、补益药物的大剂量使用，往往只见短期疗效，却会使患者的长远利益蒙受损失。用药时不仅要考虑治病的需要，还要考虑患者的经济条件。一般来说，疗效相同时，选用价格、疗效比较理想的单组个药物；同成分、同质量药物应首选国产廉价药。

药品是一种特殊的商品，具有价格的不确定性、用量的无法预计性、患者购买的无法选择性和

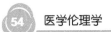

一定的毒副作用等特点。因此很多人瞄准了其巨大的利润空间，带来一些亟待解决的问题。处方权是医生的一项基本权利，医生要正确使用处方权，不谋私利，珍惜药源。要根据患者的病情用药，不能为了追求医院的经济利益或者为了自己能拿到更多的药品回扣，给患者滥开贵重药、进口药，以免增加患者和国家的经济负担，造成药源浪费。

（四）遵纪守法，接受监督

由于药物的特殊性，国家非常重视对药物的立法管理。我国早在20世纪80年代就颁布并实施了《中华人民共和国药品管理法》及相应配套法规。医生在给患者用药时，要遵守我国执业医师法的有关规定，使用经国家主管部门批准使用的药品和消毒剂等，要严格遵守国家制定的《麻醉药品和精神管理条例》《医疗用毒药、限制性剧毒药管理规定》等法规，除正当诊疗外，不得使用麻醉药品和医疗用毒性药品、精神药品、放射性药品等，以免流入社会或造成医源性成瘾。要坚决抵制使用假、劣、变质、过期的药品，以免给患者身心健康带来危害。医生在用药过程中，还要积极接受护理人员、药剂人员和患者的监督以便及时发现不当或错误的处方。

二、手术治疗的伦理要求

微课 4-2

手术治疗是随着解剖学的发展，继药物治疗之后兴起的治疗疾病的重要手段。手术治疗的创伤性和高风险性及其他的主客观因素，决定了手术治疗更要接受道德规范的约束。

（一）手术治疗的特点

1. 风险性大　手术患者一般具有发病急、病情变化快、病情危重等特点，如果诊断及时准确、治疗会收到立竿见影的效果，但是如果延误了最佳的治疗时机，会造成不可挽回的严重后果。任何手术治疗都具有双重作用，一方面可以去除病灶，解除患者由于疾病带来的痛苦，但同时手术本身以创伤性和破坏性为前提，会给患者肌体带来不可避免的损伤和痛苦。所以手术治疗的风险性大，并发症多，医疗安全问题更加突出。手术过程中的风险包括麻醉风险和手术风险，患者病情越重、身体状况越差、手术越复杂，风险性就越大。

2. 技术含量大，协作性强　与其他治疗手段相比，手术条件要求高，对医生的操作技能提出了较高的要求，对无菌技术、麻醉技术、仪器设备、物资供应等条件依赖性大，要求严格。相对于药物治疗，手术治疗是群体性劳动，因为手术治疗的过程复杂，环节多。手术治疗的整个过程包括术前的正确诊断、手术方案的制订、手术的实际操作过程，术后的观察护理、随访等。任何一台手术都不是主刀医生能够单独完成的，需要包括麻醉科医生、手术助手、护士、患者及其家属，甚至其他科室如血液科、病理科、影像科等医生在内的所有人员的密切配合和团结协作。

3. 患者心理负担重　由于手术治疗对患者的身体具有侵入性，加上患者缺乏对手术相关医学知识的了解，无论是大小手术对患者都是一种生理和心理上的强烈刺激。病情危重的患者会担心手术的结果，病情较轻的患者及年龄较小的患者可能会担心手术中的疼痛等。尤其是对于术前疾病性质无法判断是良性还是恶性的患者，更是会心里忐忑不安。多数患者表现为入院时盼望尽快手术解除疾病的痛苦，一旦安排手术日期，就惶恐不安，手术前甚至需要口服安眠药才能入睡。

（二）手术治疗的伦理要求

1. 手术前的伦理要求

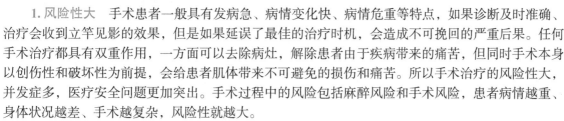

案例 4-3

　　患者蔡某，男，48岁，农民。在北京某大医院确诊为肝癌晚期，癌肿已如拳头大，经会诊已排除手术治疗的可能性。于是，住院后进行其他疗法，但疗效不佳，故家属要求出院返回当地县医院治疗。县医院外科医生认为诊断无疑，准备"死马当活马医"，经家属同意而进行手术治疗。术中发现腹腔广泛转移，虽勉强将癌肿大块切除，但术后第二天患者便死亡。

问题：

　　请对县医院医生的行为进行伦理分析。

（1）严格掌握适应证：鉴于手术治疗的上述特征，在对患者实施手术前，必须对手术的必要性进行严格的论证。医生应对手术治疗和其他疗法进行全面客观的受益和风险的权衡比较，只有当手术治疗在当时条件下是效果最好、损失最小的治疗方法时，才采取手术治疗方案。凡是可做可不做的手术、没有把握的手术、结果不明确的手术、有可能导致患者病情加重甚至死亡的手术、需要手术但不具备手术条件的手术等，都不应该勉强进行手术，不能为了提高个人技术水平或者增加经济收入不顾患者的生命与健康利益而妄施手术。

上述案例 4-3 中，患者虽然对某些非手术治疗不敏感，但也不能证明手术治疗就是最好的，况且北京某大医院已排除了手术治疗的可能性。县医院外科医生以死马当活马医的侥幸心理、虽经家属同意而进行外科手术，结果加速了患者死亡，这是不符合手术治疗道德要求的，而且也不排除医生潜在的不良动机。

（2）拟定最佳手术方案：医生在确定了对患者实施手术治疗以后，应当本着对患者生命和健康负责的精神，根据患者的病情、年龄、身体状况、经济状况等，反复权衡手术的收益和可能出现的风险和伤害，给患者制订一个损伤最小而疗效最好的手术方案。手术方案最优化，是各种因素综合平衡的结果，在实际操作过程中，要全面衡量，恰当取舍。例如乳腺良性肿瘤切除，可以在局麻下进行微创旋切手术，以避免造成大的手术瘢痕；如果是早期乳腺癌患者，在条件许可的情况下给患者提供几种手术方案（乳腺癌经典根治术、改良根治术或保乳手术），并与患者本人讨论各种术式的利弊，鼓励患者参与手术方案的选择。此外，还要充分考虑麻醉和手术中可能发生的意外，并制订出相应的对策。

（3）履行知情同意手续：手术前医生要与患者或者患者家属进行术前谈话，签署知情同意书，这既是法律的要求，也是对患者人格和自主权的尊重。在谈话中，要详细客观地告知患者疾病的诊断结果及诊断的依据、手术的必要性及不手术或延误手术的不良后果、手术方法、手术中和手术后可能出现的并发症及预防措施、手术结果、预后、预计手术花费、住院时间等。尤其要客观地讲清楚手术和麻醉的危险性及可能发生的并发症，重点介绍医务人员将采取的预防措施，以供患者及其家属做出是否手术的选择。对于某些病情较重、预后不良的患者，应特别注意谈话的技巧，由于保护性医疗的需要，直接对患者谈话时征得患者家属的同意可以有所保留，但是对患者家属要把问题讲透。医生详细告知患方手术情况，患方在理解知情的情况下口头表示同意手术，还要在手术知情同意书上签字，只有在紧急情况下医生才能在患者不承诺时手术。手术签字一是说明医务人员对患方基本权利的尊重，二是意味着患方对医务人员的信任，医患共同承担医疗风险。手术签字不是医务人员推卸责任的凭据，出现医疗差错、事故仍然要承担责任。从法律角度讲，手术签字制度也是防止个别患者及其家属无理取闹的手段。

（4）做好患者心理上的疏导：手术患者往往心理负担重，不良的心理状况会使患者出现种种生理上的变化，如血压升高、失眠、焦虑、烦躁不安等，不利于手术的顺利进行。医务人员要针对患者不同的心理状况，主动地有针对性地给予解释、指导、安慰等，必要时给予药物治疗，以缓解患者的紧张情绪，提高对手术的耐受能力。经验证明为患者提供手术治疗的必要信息是缓解患者焦虑和恐惧情绪的有效方法，包括介绍手术的目的和方法，可能发生的并发症及预防措施，这样可以减轻患者对手术的神秘感和恐惧心理，做到心中有数、情绪安定、配合手术。

2. 手术中的伦理要求

（1）严密观察，处理得当：手术治疗不同于一般的技术活动，手术本身具有一定的创伤性，风险性大，稍有疏忽就有可能危及患者的生命。手术中每个细小的操作都是整个手术成功不可缺少的组成部分，与患者的生命息息相关，要求手术医生应精力集中，严密观察，处理得当。

（2）认真操作，一丝不苟：在手术中医务人员要始终保持严肃的态度，做到全神贯注，手术操作要沉着果断，有条不紊，避免谈论一些与手术无关的话题或者讨论患者的病情。术中还要密切关注意识清醒患者的情绪变化，患者过度紧张时应给予安慰。手术中一旦发现异常情况，应及时采取措施或请上级医生协助处理。手术中如果出现术前预料不到的情况，应及时告知患者家属，必要时要有患者家属的再次签字。

（3）团结合作，密切配合：手术治疗需要手术医生、助手、麻醉师、护理人员等的密切配合。

任何一台手术的成功，都是集体协作的结果。任何环节的欠缺，时间上的延误，都会增加患者的痛苦，影响手术的治疗效果。因此全体有关人员都应以患者的利益为重，服从手术治疗的需要，密切配合，齐心协力，确保手术的成功。

3. 手术后的伦理要求 手术治疗要有好的疗效，不仅取决于手术本身的技巧，而且还取决于术后细心的护理和观察及各种并发症的防治。一个对患者真正负责的手术医生，必须十分重视对手术后患者的观察和治疗，绝不能掉以轻心。

（1）认真观察，勤于护理：术后的患者由于刚刚经历了较大的机体创伤，身体往往比较虚弱，麻醉又使患者暂时意识不清，病情不稳定，所以手术结束并不意味着一切平安无事，许多病情变化都出现在手术后。术后要对患者进行密切观察，及时解决出现的问题，直到患者病情平稳。术后要勤于护理，按操作常规护理，努力防止并发症发生，促进患者早日康复。

（2）努力解除患者的不适，重视患者心理治疗：术后患者一般会出现疼痛症状，尤其是手术创伤比较大的患者，医务人员应采取适当的措施缓解患者的疼痛，以提高患者的生活质量。对于疼痛比较严重的患者可以使用镇痛剂，但要防止过量，以免造成患者药物上瘾。术后的一些不良反应，会引起患者心理上的变化。尤其是截肢、器官切除等导致身体器官缺损的患者心理上会受到严重的打击，产生悲观、绝望、易激惹等心理问题，容易对未来生活失去信心。医务人员应根据患者的性格、气质和心理特点等有针对性地做好耐心细致的疏导解释工作，减轻或解除患者的心理痛苦，让患者勇敢的面对现实，振作精神，重新树立对未来生活的信心。

案例 4-4

湖南 A 医院外科曾为一名患急性化脓性胆囊炎并发"室早三联律"的 91 岁高龄老人成功实施了急性胆囊切除术。术前，患者因腹部剧烈疼痛、高热入院，经检查确诊为急性胆囊炎，应立即实施手术。但由于患者既往有心肌梗死病史，心电图又提示"室早三联律"手术危险性较大。为挽救患者生命，外科会同内科、麻醉科充分研究讨论，制订了周密的手术方案，决定为患者实施全麻下胆囊切除术。外科主任医师张大夫在主治医师冯大夫的配合下，仔细剥离切除与周围组织严重粘连，积液 300ml，囊壁严重坏疽的胆囊。术后，经外科病房医护人员日夜监护、治疗，患者安全度过感染期，并恢复健康顺利出院。

问题：

请对案例中医务人员的医疗行为进行伦理评价。

上述案例 4-4 中，91 岁老人的急性胆囊切除手术，难度大，风险性大，但是湖南 A 医院的医务人员从患者的利益出发，勇担风险。手术前，外科、内科和麻醉科医生共同研究讨论，制订了周密的手术方案。术中，医务人员密切配合，认真操作，保证了手术的成功。术后，外科病房医护人员日夜监护、治疗，使患者安全度过感染期，顺利康复出院。所以湖南 A 医院医务人员的医疗行为符合手术治疗的伦理要求。

三、其他治疗的伦理要求

（一）心理治疗的伦理要求

心理治疗又称精神治疗，是指医生运用心理学的有关理论和技术治疗患者的情绪障碍与矫正其行为的方法。心理治疗不仅是治疗心理疾病的方法，同时也是生物 - 心理 - 社会医学模式下治疗躯体疾病的一种辅助治疗方法。在心理治疗中，要达到良好的治疗效果，不仅取决于医生学习掌握的心理治疗理论和方法，也取决于医生良好的医德修养水平。

1. 加强心理治疗理论和技术的学习，掌握心理治疗技巧 心理治疗有其独特的知识体系和治疗技巧。只有掌握了心理治疗的知识，才能在与患者的交谈中了解其心理疾病的发生发展机制，从而做出正确的诊断。只有掌握了心理治疗的技巧，才能在诊断的基础上，有针对性地进行治疗，取得良好的效果。如果不具备心理治疗的知识和技巧，只靠一些常识，像给普通人做思想工作一样给予安慰和鼓励，是把心理治疗简单化了，达不到理想的治疗效果。

2. 真诚相待，取信患者　心理治疗最重要的条件是患者对医生的充分信任，并且相信治疗方法是有效的。这就要求医生必须真诚地对待患者，态度友好，并承诺为其保守秘密；在患者倾诉积怨、愤懑和痛苦时，要耐心倾听，并表示同情和理解；对患者提出的问题，要审慎地回答。言谈中要表现出自信和对患者治疗充满信心，在神态表情、言谈举止等方面掌握好分寸，给患者以可信赖的形象。只有这样才能取得患者的信任，使其自觉地参与治疗，取得预期的治疗效果。

3. 保守患者的秘密和隐私　为了达到良好的治疗效果，医生往往要与患者进行深层次的交流，医生有可能会得知患者内心的秘密或隐私，甚至深入到患者的情感世界。心理医生必须尊重患者，不能把患者的秘密和隐私随便张扬，否则就会失去患者的信任，使心理治疗难以继续。但是，如果医生发现患者有伤害自己或他人的念头时，可以在患者事先知道的情况下，告诉患者家属或他人，是符合伦理要求的。

（二）康复治疗的伦理要求

康复治疗是通过物理疗法、言语矫正、心理治疗等功能恢复训练的方法和康复工程等代偿和重建的技术，使残疾人的身体功能得到最大程度的恢复，以便帮助他们重返社会，实现他们的人生价值。

康复治疗有着治疗对象的特殊性、涉及病种的广泛性、治疗手段的综合性、治疗过程的长期性及治疗目标的明确性等特点，康复治疗的这些特点决定了康复医师需要遵循以下伦理要求。

1. 理解与尊重　康复治疗的服务对象主要是各种有功能缺陷的人群，不论是哪种原因导致的残障，都会给患者带来身心的重创。他们不仅有躯体上的创伤与痛苦，而且身体上的障碍往往会带来心理的变化，患者还有不同程度的自卑、孤独、悲观失望等心理的痛苦。所以在康复治疗中，医生要给予患者高度的理解和尊重，决不能讥笑患者以免伤害他们的自尊，选择效果好且患者乐于接受的康复方法，帮助他们尽快康复，使其重返社会，成为社会上有用的一员。

2. 关怀与帮助　残障患者行动不便，有的生活难以自理，因此在康复治疗中，医生要从人道主义原则出发，耐心地在细微之处关怀与帮助他们。训练前要向患者讲清目的、方法及注意事项，以便患者更好地配合训练和保证安全；训练中要随时对他们一点一滴的进步给予鼓励，使他们逐渐由被动状态转变为主动参与治疗，增强他们重返社会的信心与毅力。

3. 团结与合作　康复治疗需要多学科的知识和包括康复医师、工程技术人员、社会工作者和特殊教育工作者等多方面人员的共同参与和努力。所以在康复治疗中，康复科的医务人员除了不断加强业务知识和技能的学习，扩大自身的知识面外，还要本着对患者负责的精神，与参与患者康复的各方面人员密切联系，加强沟通与合作，避免发生脱节，出现矛盾要及时解决，共同为达到患者的康复目的而努力。

第四节　临床急救伦理

临床急救工作是指对诸如车祸、外伤、灾害、急性病发作等导致的急危重症患者进行紧急救治的临床工作，是临床工作的重要内容。临床急救的对象都是危急重病患者，患者由于病情复杂、变化快、预后差、临床抢救风险大和死亡率高，具有自身的特殊性。这就要求从事急救工作的医务人员不仅要具备精湛的医术，还要具有高尚的医德。

> **案例 4-5**
> 　　某患者夜间突发急腹症被送到某医院看急诊，初诊为急性胆囊炎。接诊医生因自己年轻，怕担风险，未作任何处理，即让家属把患者送到 20 里外的中心医院就诊，延误了治疗时间，致使患者胆囊穿孔，中毒性休克。后虽经抢救挽救了患者的生命，但医药费多花了数万元。
> **问题：**
> 　　请对医生的行为进行伦理分析。

一、临床急救工作的特点

（1）平时需有应急设备，人员需坚守岗位：急诊患者的发病时间虽然有一定的规律性，但多数情况下，就诊时间、病种、病情危重程度都难以预测，带有很大的随机性。因此临床急救科室平时需有应急准备，人员需坚守岗位，时时做好思想和药品、器械等相关急救物品的准备，以应对各种急危重症患者和突发事件的发生。

（2）工作量大、难度高和责任大：临床急救工作呈现出"量大复杂、任务艰巨"的特点。医院急诊科室可能接收突发交通事故、工伤事故、意外爆炸、突发食物中毒等群体性公共事件的患者，也可能接收突发身体疾病如脑血管意外、急性心肌梗死等多种病症的患者，还可能接收伤情危重、生命垂危等完全依赖于医务人员照护的患者。所以急诊科室的工作量大，时间紧迫，对医生是很大的挑战。

急危重症患者大多病情危急，救治难度大。而且患者的疾病往往涉及多个系统、多个器官，需要多学科、多科室的医务人员协同抢救才能成功。所以要求临床急救的医务人员不仅要知识面广博、技术精湛，而且要求急诊科与其他科室密切联系，加强合作。

急危重症患者，如脑梗死、心肌梗死、严重创伤等的患者，往往病情危重、变化快，如果得不到及时诊疗，不仅增加患者的痛苦，而且危及患者的生命。所以临床急救工作的责任重大，抢救中必须树立"时间就是生命"的观念，争分夺秒，奋力抢救。

（3）既尊重患方的自主性，又以新的生命观为指导：急危重症患者病情危急，尤其是那些丧失活动能力、意识模糊甚至昏迷的患者，没有能力主动配合医生，需要医务人员以新的生命观为指导，争取患者利益的最大化，原则上不需要知情同意，但是如果患者意识清醒、家属在场，应尊重患方的自主性，进行简要的知情告知，避免患者家属在患者抢救无效时情绪波动较大，一时难以接受不好的结果，认为医务人员抢救不及时。

二、临床急救的伦理要求

鉴于临床急救工作的上述特点，为了更好地为患者服务，在急救中，医务人员应遵循以下伦理要求。

（1）争分夺秒，全力以赴：急危重症患者病情紧急、变化快，抢救工作是否及时关系到抢救的成败。对于急危重症患者，赢得了时间也就是赢得了生命，患者的抢救就是在与时间赛跑，如果不能得到及时的救治，轻则拖延患者的康复，重则致残或者危及生命。医务人员必须树立"尊重患者生命"和"时间就是生命"的观念，增强工作的责任感、紧迫感，行动迅速敏捷，争分夺秒，全力以赴地开展工作。

上述案例4-5中，年轻医生没有及时对患者进行处理，以致延误了最佳治疗时机，给患者带来了严重的危害。

（2）技术精湛，果断处置：临床急救工作对医务人员的技术要求高，参加抢救工作的人员必须经过专门的训练，具备广博的专业知识和精湛熟练的抢救技术，力求精益求精。同时面对急危重症患者的抢救，要根据病情的变化，要细心谨慎、沉着冷静、果敢机智，及时准确地进行判断，采取抢救措施。

（3）团结协作，勇担风险：临床急救的患者，病种多样，病情复杂，内外妇儿各个科室都会涉及，这就不仅需要急诊科室的医务人员之间相互配合，同时也要求急诊科室与其他科室的医务人员加强协作，密切配合，共同承担完成患者抢救的任务。同时临床急救的患者大多病情危重、预后较差，抢救工作常常伴随着风险，既有可能抢救成功，也可能抢救失败。因此，医务人员必须具有勇担风险的精神，不能只顾个人名誉和利益，患得患失，犹豫不决或找借口敷衍应付；更不能推卸责任，推诿扯皮以致延误时机，耽误对患者的抢救。

上述案例4-5中，年轻医生因为怕承担风险，在未作任何处理的情况下，让患者转诊，耽误了患者的治疗，最后患者虽然保住了生命，但是却承受了本可以避免的痛苦，也增加了患者的经济负担，是不负责任的表现。

（4）人性服务，呵护心灵：急诊科的有些患者如因病因伤在抢救过程中需要截肢，大面积烧伤，自杀未遂等，他们虽然经过医务人员的全力抢救保住了性命，但是想到未来的生活，往往会出现一些负面情绪，如焦躁不安，自暴自弃等情绪。这就需要急诊科室的医务人员树立人性服务的理念，

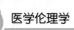

重视心理治疗,在抢救患者的过程中和抢救成功之后,都要理解和关爱患者,积极帮助和安慰患者,使其重树对生活的信心。

（梅春英）

思 考 题

1. 临床诊疗的伦理原则有哪些?
2. 简述临床诊断的基本伦理要求。
3. 简述临床治疗的基本伦理要求。
4. 临床急救的伦理要求有哪些?

第五章 临终关怀与死亡伦理

第五章PPT

> **案例 5-1**
>
> 2017 年 3 月 12 日，79 岁的台湾知名作家琼瑶女士公开发布一封公开信，在信中琼瑶女士表达了利用病人自主权利，选择自然死亡的愿望。琼瑶女士叮嘱亲友，如果她病重不能自主时，千万不要施加各种"急救措施"，因为没有痛苦地死去，比痛苦地活着，意义更重大。最后，琼瑶女士发出来"珍惜生命，尊重死亡"的呼唤。
>
> **问题：**
> 1. 谈谈你对待安乐死的态度。
> 2. 请谈谈你对死亡的认知。

第一节 临终关怀伦理

一、临终关怀的概念和特点

（一）临终关怀的概念

"临终关怀"一词源于英文 hospice 和 hospice care。hospice 原意为"收容院""救济院"，为僧侣所设的"招待所""安息院"等。随着社会的发展和医学科学的进步，临终关怀的含义有了进一步的延伸和拓展，世界公认的权威性机构美国国立医学图书馆（the United States National Library of Medicine，NLM）出版的"医学主题表"，将 hospice 解释为"对临终患者和家属提供姑息性和支持性的医疗措施"。hospice care 在香港地区被译为"善终服务"，在台湾地区被译为"安宁照顾"，有的著作中还译为"安息护理"或"终末护理"等。1988 年天津医学院临终关怀研究中心建立，将 hospice care 翻译成中文"临终关怀"并在我国境内正式采用。"临终关怀"就其词意而言，包括"临终"和"关怀"两个部分。临终是死亡前的一个特殊阶段，是死亡的过渡时期，没有哪个人能逃脱死亡，规避临终，哪怕死亡是极其短暂的瞬间。对于临终期，目前世界各国有不同的表述，但医学专家普遍认同临终期的时间为 6 个月。关怀是临终者的亲属、医务人员、社会团体、各界爱心人士对临终者在临终期所给予的躯体、心理、环境等诸多方面的医疗、护理、姑息、关爱、呵护等，同时还包为对临终者家属提供帮助的一种特殊照顾和服务。

hospice care 的译文虽有不同，但内涵基本一致。因此，临终关怀主要是指对现代医学治愈无望的患者，缓解其极端痛苦，维护其尊严，增强人们对临终生理、心理状态的积极适应能力，帮助临终者安宁地走完生命的最后旅程，并对临终者家属提供包括居丧服务在内的生理、心理关怀的综合性、人性化的服务。

临终关怀的提出与兴起缘于西方，最早可追溯到中世纪的西欧修道院为重病、濒死的朝圣者、旅游者提供的照顾和护理。较为健全的现代临终关怀组织始于 1967 年，是英国的桑德斯博士在伦敦创立的圣克里斯托弗临终关怀院。此后临终关怀相继在全球多个国家和地区开展。1988 年，天津医学院创建了我国第一所临终关怀研究中心和临终关怀病房之后，北京、上海等 22 个省、自治区、直辖市建立了临终关怀机构。目前我国的 28 个省（自治区、直辖市），相继创办了临终关怀和姑息治疗机构百余家，已有数千人从事临终关怀的工作。

（二）临终关怀的特点

死亡是人的自然回归，临终是生命结束的必经之路。但对人类而言，死亡是一件非常痛苦的事，它不仅意味着与亲人、家属及整个社会的永久分离，而且在临终过程中人会遇到难以想象的痛苦与折磨。临终者由于生理上的变化和自己对个人处境的感悟，心理上呈现出与正常人不同的特点：第一，恐惧心理。临终者心理上首先会有一种可怕的恐惧感和悲伤感。当得知自己的生命即将结束时，顿觉难以逃避而感到震惊及害怕，坐卧不安、心神不定及感情脆弱。第二，愤怒心理。此期临终者情绪不稳定，极易谴责挑剔及抱怨，如拒食、发脾气、摔东西或拒绝治疗护理。第三，抑郁心理。随着临终患者病情的进一步恶化，临终患者意识到自己将会永远失去的曾有的生活、家庭、工作、社会地位及宝贵的生命时，有巨大的失落感，出现表情淡漠、心情忧郁，或暗自流泪，或沉默无语，尤其当知道同种疾病的患者死去时，更会加剧了思想压力和心理负担。第四，接受心理。有些临终患者知道病情加重即将面临死亡，会显得很平静安详、不心灰意冷、更不会抱怨命运，但会向他人表达曾经历过的生活和感受，准备接受死亡。因此对临终患者而言，当死亡不可避免时，如何减轻痛苦与不适，在有限的生命岁月中淋浴在充满人间温暖的气氛中，安详、舒适而有尊严地走完自己人生的最后旅程是非常重要的。

临终关怀具备以下几个特点：第一，临终关怀的主要目的不是治疗和治愈疾病，而是采取姑息对症的支持疗法，控制症状，减轻患者的身心痛苦，给予患者生活护理、医疗护理、心理安慰和居丧服务。第二，临终关怀的主要对象为不可逆转的临终者，特别是难以取得积极治疗效果的晚期癌等心身遭受痛苦折磨的患者。因进一步治疗已经难以取得有价值的效果，医护人员可以建议其家属实施临终关怀，但护理人员没有为患者进行医助死亡的的权利。第三，临终关怀特别注重患者的生命尊严、生命质量和生命价值，强调个性化治疗、心理治疗和综合性、人性化的护理。第四，临终关怀不仅关心临终患者本人，而且也关心患者家属的身心健康。对家属给予心理和照护技术的指导，帮助营造良好的家庭氛围及居丧期的心理安慰，使患者和家属都感受到温暖。第五，临终关怀的服务团队以医务人员为主，同时有家属、社会团体和各界爱心志愿者的积极参与，临终关怀已成为一项社会公益事业。

二、临终关怀的伦理意义和要求

（一）临终关怀的伦理意义

1. 临终关怀体现了生命神圣、生命质量和生命价值的统一　任何人都无法逃避死亡，多数人都恐惧死亡，临终关怀强调对终末期生命的尊重和照料，让人们直面死亡、重视临终。每个人在生命过程中都曾为自身、他人、社会及后代创造过价值，当其生命临终时社会应尊重、善待其生命，给予无微不至的关爱和照料，尽可能提高其生命的质量，减轻其痛苦，努力帮助临终个体实现最后的愿望，体现人生最后的价值，使其得到心灵的慰藉，使临终者在社会、亲人和他人的关心、照料下，在舒适温馨的环境中度过临终阶段，有尊严、无痛苦、不留遗憾地走向生命的终点，直到死亡。临终关怀所创造的有质量、有尊严、有价值的生存状态是生命神圣的真正彰显，与存在伦理争议的安乐死相比，更体现了生命神圣、生命质量和生命价值的统一。

2. 临终关怀体现了人道主义精神　长期以来，作为救死扶伤的医院，把治愈疾病、维护患者生命健康看作是自己的唯一宗旨，但却忽略了一个重要的事实，即有些疾病是无法治愈的，生命是不可能无限延长的。在临终关怀事业未出现以前，有些患者一旦确认无法救治，大多就被拒之医院的大门外，有些患者虽在医院度过临终期，但也只是延长更加痛苦的生命，却不能得到更多的、更全面的、真正有意义的关心和照顾。有时候虽然患者得到一定的照护，但家属却被忽视和遗忘。患者的临终期影响着家属、亲人的感情、情绪及精神状态。实际上，活着的人对将要死去者的留恋带来的精神痛苦和为照料患者所承担的躯体、心理等方面的痛苦，有时超出临终者的自身体验，然而这一切通常被忽视了。临终关怀从思想到实践改变了原来的做法。首先，临终关怀把临终患者作为其服务的对象，不以延长患者的生存时间为目标，而主要是满足临终患者的生理、心理、伦理和社会等方面的需要，使患者在一个舒适的环境中有尊严地、无忧无虑地离开人间；其次，临终关怀把对家属、亲人的关心作为临终关怀工作的一部分，使临终患者亲属在患者临终期及死后得到慰藉；最后，临终关怀工作调动了社会中爱心人士的力量，体现了整个社会对弱势群体的照料和对生命的尊重，使人道主义精神在临终关怀事业中得到了深化和升华。

3. 临终关怀优化了死亡过程　死亡是每个人都不得不面对的事实，人们在提升生活的品质的同时，也渴望着提升死亡的品质。当死亡来临，生命即将终止时，人们希望能够减轻死亡带来的恐惧和痛苦，以一种安详、舒适的状态迎接死亡。特别是罹患疾病、救治无望的临终患者，更期望在生命的最后阶段能够减轻身心痛苦、安然赴死。正是这种需求导致了安乐死和临终关怀的产生。相比安乐死，临终关怀没有争议，能惠及临终患者及亲属，更具有普世性，更能被大众所接受。临终关怀是"优化死亡"的途径之一，是人类面对死亡所产生的一种生命智慧，是社会文明和进步的表现。

（二）临终关怀的要求

1. 控制疾疾，消除临终患者的生理病痛　临终患者在临终期通常是非常痛苦的，无论是生理还是心理，承受着常人难以忍受的痛苦。在这种极度的病痛折磨下，患者最急于得到的是止痛。因此临终关怀的一个重要任务就是缓解、消除临终患者巨大的生理病痛。现代医学通常采用按时、足量地使用麻醉止痛药剂来减缓病痛。虽然使用麻醉止痛药剂可能抑制呼吸，给患者带来某些不良反应，甚至加速临终患者的死亡。但是临终关怀的一切医疗护理措施都是姑息性的而非治疗性的，尽管某些姑息性的医疗护理措施具有副作用，然而为了让患者在临终期过得平静且无痛苦，这种做法而已经被大家广为认可和接受。

2. 心理抚慰，为临终患者提供心理疏导服务　临终患者的痛苦是多方面的，既有生理上的病痛，也有心理上、精神上、情感上及其他方面的。临终关怀不仅要缓解和消除患者的生理病痛，还关注和疏导患者的心理、精神痛苦。对于现代医学手段无法治愈的绝症患者而言，心理上的关怀和劝慰比任何昂贵的药品、先进的医疗技术都显得重要和有效。如果患者持续的精神焦虑、抑郁和恐惧不能消除解决，单靠药物或姑息疗法来缓解病痛和不适，那么患者依然无法安详地度过临终期，直面死亡。但如果患者精神平和、心态放松、思想乐观，那么临终关怀的效果就会非常显著。因此临终关怀在药疗的同时，还要努力做好心理护理。工作人员以主动热情、鼓励支持的态度倾听患者的诉说，诚恳耐心地帮助他们解决"生前需求"和"后顾之忧"，并且鼓励他们正视死亡，帮助他们从死亡的恐惧中解脱出来，提高他们战胜病痛的勇气，使其能安详、平静、乐观地走完人生的最后旅程。此外，创造干净舒适的治疗环境，减轻对患者的刺激也是心理抚慰的一部分，如病房安静清洁、光线充足、温度适中、空气新鲜等。

3. 帮助家属，为临终患者家属提供综合服务　临终患者家属往往比患者本人更难接受死亡这个事实，这种心理会使者家属产生悲痛、不安、抑郁、悲观的心理状态和情绪，给临终者带来负面影响，给自己的身心带来严重不良影响。因此做好临终患者家属的思想工作，为他们提供心理、生理关怀和居丧服务，也是临终关怀工作的重要内容。医护人员应该向临终患者家属讲解有关疾病的知识及如何处理死亡事件；医护人员与临终患者家属进行沟通交流，了解他们的心理状态，做好心理指导；尽量满足临终患者家属为患者提出的要求和建议；为居丧亲属提供心理咨询、情感疏导和有关社会问题的协助处理；医护人员应该对临终患者及其亲属进行死亡教育，帮助临终患者克服对死亡的恐惧心理，以宁静、安详的心境学习"准备死亡、面对死亡、接受死亡"，同时帮助亲属适应患者的病情变化和接受亲人即将死亡的事实，减轻悲哀程度，缩短悲痛时间，认识自身继续生存的社会价值，理性对待亲人的死亡。

第二节　安乐死伦理

随着科学的发展、社会的进步和观念的改变，人们对死亡有了新的认识。面对一个疾病缠身、治疗无望、极度痛苦、濒临死亡的患者，是继续治疗以维持其生命，还是让他（她）少受折磨、痛快地死去，这不仅是医学问题，更是医学伦理学的重要研究课题。

案例 5-2

1986 年 6 月 20 日，陕西省某医院接收了一位患有肝硬化、腹水的 59 岁女性患者夏某。夏某的儿子王某得知母亲无法救治后，不忍心见到母亲受病痛折磨，向医师蒲某提出采取措施，让其母亲早点咽气，以少受些痛苦。在王某的一再央求并签字表示愿意承担一切责任后，蒲某为夏某开了盐酸氯丙嗪注射液（总量为 87.5mg），14 小时后患者夏某死去。事后，该案主治医师蒲某、患者儿子王某分别以故意杀人罪被拘留、逮捕。1991 年 4 月，所在市人民法院经公开审理后作出一审判决：一方面认定被告人行为属于故意剥夺公民生命权利的行为；另一方面又指出夏某的直接死因是肝性脑病、严重肝肾衰竭、不排除压疮感染等，注射盐酸氯丙嗪虽然促进了患者的死亡，但用药量尚属正常范围，不是造成夏某死亡的直接原因。综合全案具体情况，两位被告人的行为仍属"情节显著轻微、危害不大"，因而宣判蒲某、王某无罪。一审判决后，所在市人民检察院对一审判决结果——两名被告行为不构成犯罪提起抗诉，蒲某和王某则对一审判决认定其行为属于违法行为不服提起上诉。1992 年 3 月 25 日，所在市中级人民法院二审裁定驳回抗诉、上诉，维持原判。至此，我国现代首例安乐死诉讼案从 1986 年 7 月 3 日立案，到 1992 年 3 月 25 日判定，历时近 6 年，终于尘埃落定，以被告无罪而告终。多年以后，王某因肝癌救治无望，深受病痛折磨，请求医生为其实施安乐死，医生以安乐死未通过立法拒绝了王某的请求。

问题：

1. 请问安乐死与协助死亡之间的区别和联系是什么？
2. 请思考我国的安乐死合法化的存在哪些现实困境。

一、安乐死的含义

"安乐死"这一名词起源于希腊文 euthanasia，原意是指"快乐的死亡""无痛苦的死亡"或"尊严的死亡"。《牛津法律指南》对安乐死的定义是："在不可救药的或病危的患者自己的要求下，所采取的引起或加速死亡的措施"。《韦伯斯特大学词典》把安乐死解释为："出于仁慈，用一种相对无痛的方法，杀死那些没有希望救治的患者、受伤者或任其死亡的行动或做法"。在现代刑法意义上，日本学者野村稔在其《日本刑法总论》将安乐死定义为："基于受到无法医治的疾病所引起的激烈的痛苦，且处于濒临死亡状态的患者的意思，为了除去其肉体的痛苦而使其死亡的情况"。《中国大百科全书·法学卷》的解释是"对于现代医学无可挽救的、逼近死亡的患者，医师在患者本人真诚委托的前提下，为减少患者难以忍受的剧烈痛苦，可以采取措施提前结束患者的生命"。

医学伦理学认为：安乐死是指不治之症的患者在濒临死亡状态时，由于肉体的极端痛苦，在患者和其亲属的要求下，经过一定的法律、道德及医学程序，用医学的方法，使患者在无痛苦状态下，度过死亡阶段和终结生命的全过程。

根据不同的分类体系，可以将安乐死分为不同的类型：第一，根据医务人员的作为方式，可以将安乐死分为积极安乐死和消极安乐死。积极安乐死，又名主动安乐死，是指鉴于患者无药可救的病情，应患者或其亲属的请求，医务人员通过主动作为结束患者生命或加速患者死亡过程的方式。消极安乐死，又叫被动安乐死，是指医务人员应患者或其亲属的请求，不给以撤除生命支持系统，仅给以减轻痛苦的舒缓疗法，听任患者在舒适、平静和尊严中死去。第二，根据提出安乐死请求的主体，可以将安乐死分为自愿安乐死和非自愿安乐死。自愿安乐死是指意识清楚且有行为能力的患者本人提出要求，同意采取安乐死。非自愿安乐死是指不由患者自己表示，而是由他人代为表示死亡愿望的做法。如有严重畸形缺陷的婴儿（如无脑儿）、脑死亡（整个脑功能出现不可逆转的停止，脑神经没有反应感受、运动和反射等）患者，他们无法表示自己的愿望，由别人提出安乐死的建议。

二、安乐死的伦理争议

安乐死是否道德，是否应该合法化，古今中外曾经出现过多次热烈的讨论，存在赞成和反对两种意见：

（一）反对安乐死的观点

1. 助人死亡实际上是变相杀人，违背医师职业道德　救死扶伤是医生的神圣天职，在任何情况下，医者只能减轻患者痛苦、救治患者的生命，而不是促进死亡。医助死亡违背医师职业道德，与医生的职责不相容的，事实上是变相杀人，因此安乐死是不人道的。

2. 安乐死会造成医者的惰性，阻碍医学和治疗技术的进步 医学科学总是在医疗实践中不断发展的，没有永远救治不了的疾病，医学科学研究的目的就在于揭示疾病的奥秘，并逐步攻克医学难题。对不可逆转的患者的救治过程，本身就是医学发生飞跃的重要实践形式之一。如果认为绝症患者不可救治，就弃之不治而实施安乐死，会造成医者的惰性，阻碍医学和治疗技术的进步。

3. "不治之症"是一个相对的概念 随着医学的进步，现在的不治之症可能成为将来的可治之症。安乐死可能导致我们错过三个机会，即患者可以自然改善的机会，继续治疗可望恢复的机会，有可能发现某种新技术、新方法使该病得到治疗的机会。某些看来必死的人最后不一定都死去，人为结束生命是对生命的客观价值的一种侮辱。安乐死不仅是违反生老病死的自然定律的反自然行为，而且是贬损人性尊严的懦弱行为，削弱了人类战胜苦难的力量和勇气。

4. 安乐死会破坏家庭的完整性，增加危重疾病患者的心理负担 如果安乐死被普遍允许，危重患者选择死亡将成为一种道德的责任，无形中增加了危重患者的心理负担。在实际的社会生活中，家属也可能会因为想摆脱经济负担、医疗照护或者出于其他原因，以安乐死的名义杀害患者，破坏家庭的完整性。有的人称这种反对观点为"滑坡理论"。

（二）赞成安乐死的观点

1. 尊重人的生命价值有两个方面，即尊重生命与接受死亡 对患了不治之症的晚期患者实施安乐死，是符合他们自身利益和生命价值原则的。从人道主义来讲，人们通常把爱护人、关心人、尊重人的价值，保护人的权利作为人道主义的要求。安乐死在理性上尊重患者的生命价值，尊重患者的权利和合法地位。安乐死不是对死亡的逃避，而是对死亡真正的挑战和理性的审视，是对人道主义的丰富和发展，应在人道主义这个价值层面上给予安乐死充分的肯定。医生的职责不仅仅是治病救人，还有减轻患者所承受的痛苦。安乐死合法化可以使无法治愈并承受痛苦的患者，在需要的情况下无痛苦地死去，减轻他们痛苦的同时，使他们的死亡权得到尊重。

2. 个人对自己的生命拥有自主权 安乐死亡应该成为有自主意识的、具有完全民事行为能力的、身心健全的成年人的权利之一，这种自主权利应得到社会和法律的保护。正如弗里德里希·尼采（Fredrich Nietzsche）所指出的，"安乐死充分体现了人的力量，自愿选择的心境澄明而愉快的死，执行于纯净和见证之中。因而能在告别者还在场的情况下，做个真正的告别，同时也能对成就和意愿做一个真正的估价，对生命作一个总结。个人应当出于对生命的热爱而希望另一种死，一种自由、清醒的死，并非偶然和猝不及防的死"。

3. 安乐死合法化可使有限的社会资源合理使用 首先，安乐死合法化可使有限的医疗资源更多地用于通过治疗可以延长寿命或改善生活质量的患者，这样可以更有效地利用有限的医疗资源，减少巨大的社会浪费，符合社会公益原则；其次，安乐死合法化也可以使家庭成员摆脱沉重感情压力和经济负担。美国学者布劳恩等人曾经明确指出：在美国，65岁以上的垂危患者榨干了本来可以有更好用途的有限医疗资源，因为50%的医疗保险预算都被用于支付垂危的老人生前最后6个月的医疗费用。安乐死可使个体避免在生命最后阶段人的尊严的坍塌，使死亡阶段也能对他人及社会产生积极有益的作用，这本身也提高了个体生命的价值。

（三）理性对待安乐死

现代的医学技术使人们获得更多的生存机会，但仍有很多不治之症的患者在医学措施的干预下无法被救治，反而延长着极其痛苦忍受的死亡过程。在他们面前有没有一条无痛苦、少痛苦的死亡之路？答案是肯定的。虽然安乐死在绝大多数国家仍然处于"非法化"阶段，但是现实中，人们的普遍认为安乐死是一种特殊的死亡方式。安乐死的合法化，并不是法律对人生命的蔑视，而是在充分肯定生命价值的前提下，基于人道主义和对人的生命的理性思考，形成的更为科学的、反映社会进步的现代死亡观，是对患者死亡权利和个人尊严的维护。上海曾以问卷形式对200位老年人进行了安乐死意愿调查，赞成者占72.56%；在北京的一次同样的调查中，支持率则高达79.8%。

生命是富有创造性的、有价值的，当生命成为苦难的载体时，个体有权选择主动的死亡。美国学者罗纳德·德沃金认为：法律必须保护那些惧于生命的人，但是法律也必须保护那些持相反信念的人，若不能得到他们所信任的医生的帮助，达到一种轻松而平静的死亡，那也将是令人恐惧的。以一种他人首肯、但有悖于本人所坚信尊严的方式死亡，将是暴戾的、非公正的，也是一种滥用强权的形式。正是基于上述认识，世界各地才不断出现要求安乐死和实施安乐死的事件。也正是基于上述认识，才有了2001年荷兰议会通过的安乐死立法，也才有了越来越多的人强烈要求进行安乐死的立法，实现安乐死的合法化。

到目前为止，我国并没有对安乐死进行立法，也没有任何的政策与制度依据。在我国安乐死立法的条件还不成熟，安乐死的执行和管理程序还需要漫长的研究和摸索，现在进行立法是不现实的。因此对实施安乐死必须持慎重的态度，任何人都不能根据现代医学伦理学的理论和观点自作主张，对患者实施安乐死，否则会触犯现有法律。另一方面，也会在一定程度上给社会造成混乱，形成不安定因素，可能使坏人得到可乘之机。我们现在应当做的就是不断地努力进行研究，提高医疗卫生条件和技术水平，发展社会保障制度，同时创造出安乐死立法的条件。

三、安乐死的实施现状

（一）安乐死在国外的立法及实践历程

从20世纪30年代起，西方国家就有人要求在法律上允许安乐死，并由此引发了安乐死应是否合法化的大论战。从20世纪30年代到50年代，尽管英国、美国、瑞典等一些国家有人发起成立了"自愿安乐死协会"，向国会提出允许安乐死的议案，但是由于对安乐死问题的认识不清，并且担心被人利用而导致"合法杀人"，社会上绝大部分民众反对安乐死。第二次世界大战以后，随着时代的发展、科技的进步、观念的更新，赞成安乐死的观点开始呈上升趋势，有关安乐死的民间运动和立法运动也日益增多。1976年，在日本东京举行了"国际安乐死讨论会"，宣称要尊重人"尊严的死"的权利；1995年6月16日，澳大利亚北部领土议会通过了1995年第2号法律，即《临终患者权利法案》，1996年7月1日起生效实施。这一法律允许开业医生按照一定的准则结束患者的生命。然而在4位患者"依法安乐死"后，澳大利亚联邦政府在1997年3月推翻了这项地方法律；1997年，英国议会以234票对89票的表决结果，连续第7次否决了有关改变现存的禁止自杀的法律议案。尽管如此，民意调查却显示，有82%的英国人主张这样的立法改革；1967年，美国建立了安乐死教育学会，2006年美国最高法院裁定，医疗协助自杀由各州自行管理。于是俄勒冈州成为美国第一个由选民投票允许安乐死的州，2008年11月，华盛顿州成为第二个由选民投票允许安乐死的州；1993年2月，荷兰通过了一项关于"没有希望治愈的患者有权要求结束自己生命"的法案。但该议案并不是真正意义安乐死的合法化，只是安乐死的非刑事化。2000年11月28日和2001年4月1日，荷兰国会众议院、参议院分别以104票赞成、40票反对与46票赞成、28票反对的压倒多数票表决通过了新的安乐死法案，荷兰成为世界上第一个安乐死合法化的国家；2002年，比利时成为世界上第二个安乐死立法通过的国家；2015年2月6日，加拿大通过安乐死立法。

（二）安乐死在我国的立法及实践历程

在我国，有学者认为安乐死无论从观念还是行为都起源于中国。他们认为"安乐"一词最早出于《孟子·告子上》："然后知生于忧患，而死于安乐也"。中国净土宗（佛教流派之一）唐代道绰（公元562—645）所著《安乐集》中的"安乐"与安乐死的意思有相当大的关联，这里的"安乐"即西方极乐净土之别名，而人按照佛教规定修行则死后可进安乐世界。在中唐时期，有人在年老以后自行去坟墓，在那儿不吃不喝等待死亡，这类似于现代的消极安乐死。

我国现代安乐死讨论与研究始于20世纪70年代后期，随着改革开放的大潮，安乐死之风自西方吹入我国。首先，在医学界开始出现关于安乐死的翻译文章及文献摘要，从而引起了医学伦理界开展专栏性讨论，并登载在《医学与哲学》等杂志上。1980年在上海召开的全国首届医学伦理学学术讨论会上，有些专家提出了有关安乐死的学术见解，由此正式引起学术界的关注。1982年，在大连召开的全国第二次医学伦理学学术讨论会上，天津、山东的代表发表了有关安乐死的论文，引起大会瞩目和较大社会反响。1986年6月，陕西省汉中市传染病院发生了我国现代首例安乐死事件，检察部门以"故意杀人罪"对医生及患者儿子提起公诉，1990年3月法院正式开庭，控辩双方辩论激烈，1991年4月法院宣告两被告无罪。由此引发了涉及医学、法律、伦理学、新闻界及公众的关于安乐死问题的持久讨论。1997年，来自医学、法学、伦理学以及其他工作部门的学者在上海举行了首次全国性的"安乐死"学术讨论会，力图从不同学科的视角对安乐死进行客观探讨，整合出符合人性尊严及时代需要的伦理原则与法律对策。第八届全国人民代表大会第四次会议期间，北京、上海的60多位代表提出两个议案，要求结合我国国情，尽快制定安乐死法律。以后在每年的全国人民代表大会上，议案组经常会收到有关安乐死的议案，要求为安乐死立法，使安乐死合法化。

2000年1月13日，香港医学界争议多年的安乐死问题有了突破性进展，中国香港特别行政区医务委员会通过了《被动安乐死守则》，2002年2月正式生效。该守则规定：医生只能在病人长期昏迷或变为所谓的"植物人"，须靠仪器维持生命，且无法令病人恢复知觉，才可考虑执行该类安乐死；且执行之前必须得到主诊医生、病人家属及医院院长一致同意。医务委员会强调，这项《被动安乐死守则》只是医生的一项处理病人的守则，并不代表法律上的立场已经改变。

1996年，台湾省出台"安宁缓和医疗条例"，患者可在疾病终末期不进行心肺复苏，只进行舒缓医疗。2015年底，台湾通过有关条例规定：病人临终前只应接受缓解性、支持性的安宁照顾，而非插管、电击等心肺复苏术的人工急救；20岁以上成年人即可预立意愿书，选择在临终时采取安宁缓和医疗。末期病人须在2名成年人见证下，订立意愿书选择安宁缓和医疗及内容；如果病人在临终时不实施心肺复苏术，应由两位医师诊断为"不可治愈且医学上之证据，近期内病程进行至死亡已不可避免者"，方可实施安宁缓和医疗。如果末期病人意识昏迷，意愿书可由最近亲属出具代替，意思表达的优先为配偶、直系血亲亲属、父母、兄弟姐妹、祖父母或三亲等旁系血亲、一亲等直系血亲；意愿人或代理人可以随时反悔、撤回安宁缓和医疗的要求。

第三节　死亡伦理

20世纪以来，随着医学科学技术的发展以及人们思想观念的转变，死亡被赋予了新的时代内涵。医学不仅关注生命的过程，也关注生命的终结。正确地认识死亡，客观地面对死亡，既是医学的题中之意，也是医学伦理学的一项重要内容。

一、死亡的概念

人自出生日起就一步一步走向死亡，这是生物界的客观规律。但是什么是死亡？死亡的判定标准又是什么？这些都是我们不得不认真思考的问题。

在人的生命中，有很多东西都是不确定的，但死亡对于我们是确定的。正如恩格斯在《自然辩证法》中所说："生命总是与之必然结果——死亡相关联而被思考着"；也如巴金所言："像斯芬克斯之谜那样，永远摆在我眼前的是一个字——死"。死亡是什么呢？孔子总是把生与死联系起来思考，当其学生子贡听着孔子讲述死的学问时，竟发出"大哉死乎"的感叹；庄子认为："人之生气之聚也，聚则为生，散则为死"；毕达哥拉斯说："死亡是灵魂与躯体的暂时分离"；德莫克利特认为："死亡是自然之身的解体"；伊壁鸠鲁认为："死亡不过是感觉的丧失"；霍尔巴赫在《自然的体系》中说："死，就是停止思维和感觉，停止享乐和受苦。"对于人来说，死亡就是生命的结束、终止或消失，死亡的真正内涵是什么呢？

就医学而言，人的死亡需要了解准确的死亡过程，确定哪一时刻是死亡的分水岭，确定怎样的标准更符合生命结束的本质。如果仅仅认为死亡就是生物学生命的结束，显然是没有把人的死亡与其他生物的死亡区别开来。对死亡所进行的概念化描述，应该基于这样一种前提，即把生命机体的属性贯彻在对死亡的确定之中。对人而言，他所独一无二地拥有的东西，并不仅仅是他能够自动地调节和控制自我生理过程的能力，因为这个能力是人与其他非人物种所共同拥有的特征。人是自然生命与价值生命的统一体，我们更倾向于将死亡定义为：死亡是生命运动的一种特殊形式，是人的本质属性消失和终止的生物学过程。

二、死亡标准的历史演变

对死亡标准的选择，既体现了科学的发展，又包含着文化的进步，因而在不同的历史阶段和不同的国度，对死亡标准的选择和认可有所不同。临床对死亡的判断有心肺死亡和脑死亡两个标准。

（一）传统死亡标准

传统死亡标准又称为心肺死亡标准，它判断人死亡的指标主要包括：人的心脏、脉搏停止跳动，呼吸停止，血压的停止或消失，瞳孔放大，体温下降等。

从远古时代起，原始人就形成了死亡是心脏停止跳动的观念。根据考古学的发现，在原始人居住过的洞穴中，曾有描绘他们狩猎的壁画：强健的野牛和一颗被标枪刺穿的牛心脏。这表明，古人在狩猎实践中认识到，刺穿心脏即可杀死狩猎物。在原始人的墓穴中，考古学家也发现，死者身旁摆放着一些朱红色的粉末，象征生命的存在离不开血液，血液的流失即是生命的终止。通过不断的实践和经验总结，人类逐渐形成了一种观念：死亡是血液流失，心脏停止跳动。这种认识反映在医学实践上，无论是古代医学还是现代医学，一直把心脏功能视为生命最根本的特征，这也支持了人们把心脏是否停止跳动作为判断生命终结的标准。1628 年，英国生理学家和胚胎学家威廉·哈维发表的《心血运动论》，提出血液是循环运行的，心脏有节律的持续搏动是促使血液在全身循环流动的动力源泉。《心血运动论》的发表，在实践中更加支持了关于心死等同于人死的死亡标准。长期以来，心肺死亡标准一直指导着我国医学与法律实践。现在人们判断患者是否已经死亡以及司法实践中认定故意杀人是否有罪的依据，主要是心肺死亡标准。

然而，随着医学技术的快速发展，心肺死亡标准受到越来越严重的挑战。一方面，呼吸机和维持心跳、血压药物的出现，以及人体器官移植技术和人造器官替代技术的临床应用，使一些已经出现生命衰竭症状的患者，仍然可以借助外力来维持基本的呼吸和心跳，心脏死亡已不再构成对人整体死亡的威胁。另一方面，脑电波的发现，使一向沉默的脑部活动开始引起人们的重视。1959 年，法国神经心理学家莫拉雷和戈隆（Mollaret and Goullon）在对不可逆性脑昏迷所做的详细描述中，首次提出了脑死亡标准。

（二）脑死亡标准

所谓脑死亡就是全脑死亡，即大脑、中脑、小脑和脑干的不可逆的死亡。通俗的说，也就是某种病理原因引起的脑组织缺氧、缺血或坏死，致使脑组织机能和呼吸中枢功能达到了不可逆转的消失阶段，最终导致死亡。1968 年，美国哈佛医学院特设委员会发表报告，对不可逆的昏迷或"脑死"提出了 4 条标准：无感知和无反应；没有运动和呼吸；反射缺如；脑电图平直。上述所有试验至少应于 24 小时之后，毫不走样地重复进行，除了患者处于低温（体温＜ 32.2℃）或中枢神经系统抑制这两种情况外，脑电图平直可以作为不可逆性脑损害的确切证据。后人称哈佛医学院特设委员会的新概念为"死亡的脑干定义""死亡的中枢神经系统概念"或简称为"脑死亡"。

此后，脑死亡概念及脑死亡标准引起了人们的高度重视。虽然在不同的国家脑死亡遵循的具体诊断标准、检查技术规范、管理程序等方面尚存在一定的差异，但脑死亡标准已经在一些国家得到了采用。从国外脑死亡立法的情况看，脑死亡的法律地位主要有以下三种形态：第一种，国家制定有关脑死亡的法律，直接以立法形式承认脑死亡为判定死亡的依据，如芬兰、美国、德国、罗马尼亚、印度等；第二种，国家虽没有制定正式的法律条文承认脑死亡，但在临床实践中已承认脑死亡状态，并以此作为宣布死亡的依据，如比利时、新西兰、韩国、泰国等数十个国家；第三种，脑死亡的概念为医学界接受，但由于缺乏法律对脑死亡的承认，医生缺乏依据脑死亡宣布个体死亡的法律依据。

我国有关脑死亡的争论已经持续了多年。1980 年，学者李德祥提出脑死亡应该是全脑死亡，从而克服了将大脑死、脑干死等脑的部分死亡等同于脑死亡的缺陷；1986 年 6 月，我国在南京召开的"心肺脑复苏座谈会"上，急救、麻醉及神经内、外科等参会专家学者倡议并草拟了我国第一个《脑死亡诊断标准（草案）》；1999 年 5 月，中国器官移植发展基金会和中华医学会器官移植分会、《中华医学杂志》编辑委员会，在武汉组织召开全国器官移植法律问题专家研讨会，参会专家提出《器官移植法（草案）》和《脑死亡标准及实施办法（草案）》；2003 年 3 月，卫生部公布了《脑死亡判定标准（成人征求意见稿）》和《脑死亡判定技术规范（征求意见稿）》；2013 年，首都医科大学宣武医院脑损伤质控评价中心在 10 年来脑死亡判定临床实践与研究的基础上，对上述 2 个文件进行了修改与完善，形成新的《脑死亡判定标准与技术规范（成人质控版）》，并刊登在《中华神经科杂志》上，希望借此推动我国脑死亡判定工作有序、规范的开展。

> **案例 5-3**
>
> 　　2018 年 3 月 26 日，某媒体报道：在广东省某镇，一名 15 岁男孩陈某，因半个月前的意外事故从高处坠落，送入医院抢救。经全力救治，病情仍不见好转。3 月 23 日，医生判定陈某已经脑死亡，除了脑功能受损之外，陈某的肝、肾、心等器官的功能健全。3 月 25 日，陈某家人在悲痛之余，决定捐献他的器官，让他的生命以另一种形式延续下去。医院器官移植中心主治医师方某表示，陈某捐献了角膜、心脏、肝脏、两个肾脏和胰腺，也就是说他把能捐献、能使用的器官都捐了，能够使四个人获得新生、两个人重见光明，此乃善举。
>
> **问题：**
> 　　1. 脑死亡的判定标准有哪些？
> 　　2. 脑死亡判定标准的推行和应用有哪些积极作用和意义？

三、脑死亡标准的伦理意义

承认和确定脑死亡是对死亡观念的重新认识，对我国的医疗卫生实践和人们对死亡观念的转变具有重要意义。

（一）科学地判定死亡

从医学的角度讲，以脑死亡标准判定死亡最为准确。到目前，采用脑死亡标准判定死亡的案例尚没有出现误判的。美国脑电图学会组织的一个委员会研究了 2560 例脑电图平坦者，其研究结果用事实上证明了脑死亡是不可逆的。英国曾有 16 位学者对 1036 名临床确诊为脑死亡患者的报告研究，虽经全力抢救，但这些患者无一生还。

（二）节约医疗卫生资源

脑死亡标准的推行，有利于减少社会和家庭支付的医疗费用，合理使用有限的医疗卫生资源。患者一旦进入脑死亡，不仅抢救的花费巨大，而且截至目前国内外尚无抢救成功者。在我国这样的发展中国家，有限的卫生资源的使用应该更趋合理。

（三）维护死者尊严

人的生存不仅具有生物学功能，更有社会学功能。当人处于脑死亡状态时，虽然可能尚存部分生物学功能，但其社会学功能已完全丧失。对脑死亡者过度抢救，从伦理学的角度来看，是对死者尊严的漠视。

（四）有利于器官移植发展

死后捐献器官造福他人，这种行为在现代社会被人们认为是一项善举。如果脑死亡能通过立法，脑死亡患者和家属自愿捐献器官，将为有助于解决当下器官供源紧缺的状况，为器官移植事业开辟广阔的前景。

几千年来，人类早已习惯将心搏和呼吸停止当成死亡的标志，是否从法律上承认脑死亡，直接关系到一个已经处于脑死亡、而没有达到心肺死亡标准的人的法律定位，关系到临床医生对于脑死亡患者的处置，涉及脑死亡患者死后利益的处理等许多问题。因此除了严格按照科学标准确定脑死亡外，还必须通过法律程序确定脑死亡患者为死亡，才能避免由此而产生的混乱。同时，鉴于传统死亡标准在我国的影响，我们不能奢望脑死亡标准很快得到人们的普遍接受。同样也不能完全寄希望于国家制定了相关的法律，脑死亡标准就能够在社会大众中被广为接受和应用。法律虽然有国家的强制力作保障，但如果没有深厚的社会基础，不能得到社会公众的广泛认同，其实施过程也会面临重重阻力，甚至根本得不到实施。

（唐宏川）

思 考 题

1. 脑死亡标准提出的伦理意义。
2. 如何看待安乐死？
3. 临终关怀的伦理意义与要求。

第六章 公共卫生伦理

第六章PPT

第一节　公共卫生伦理的含义和理论基础

一、公共卫生伦理的含义

微课 6-1

　　公共卫生是医学领域涉及人群最多、潜在危险因素最为复杂、社会影响力最广、影响范围最大的学科，公共卫生安全直接关系到每个人的健康与安全，也关系着全人类的健康和安全。因此，公共卫生领域所面临的研究课题越来越复杂，承担的任务越来越重，涉及的范围越来越广。与此同时，公共卫生领域所遇到的道德问题也越来越突出，对于医学工作者的道德要求也随之提高。

　　1. 公共卫生的概念和内容　公共卫生是从英文 public health 翻译而来。早期经典的公共卫生概念是 1920 年美国耶鲁大学的文士乐（Winslow）教授提出的：公共卫生是通过有组织的社区行动，改善环境卫生，控制传染病流行，教育个体养成良好的卫生习惯，组织医护人员对疾病进行早期诊断和预防性治疗，发展社会体系以保证社区中的每个人享有维持健康的足够的生活水准，最终实现预防疾病、延长寿命、促进机体健康、提高生产力的目标。随着社会和公共卫生实践的发展、人们认识的更新，公共卫生的概念也在不断地发展之中。1988 年，在美国医学研究所发表的《公共卫生的未来》中将公共卫生的使命归纳为"通过保障人人健康的环境来满足社会的利益"。该定义强调各种影响健康的环境因素，明确公共卫生领域的无所不包，以及公共卫生与社会、经济、政治和医疗服务不可分割的关系。该定义的前提即确保每个成员的健康是整个社会的利益所在。这就意味着改善他人的健康环境和健康状况是我们自己的切身利益。这种"人人为我健康，我为人人健康"的主张正是公共卫生的核心价值。此定义中所反映的另外一个公共卫生的核心价值是"保障"。保障人人享有健康环境，这就意味着要坚持不懈地促进和保护每个人在健康和身心全面发展方面的利益。

　　公共卫生是针对人类健康的一个宏大的领域里蓬勃发展的重要科学，迄今已取得非常辉煌的理论和实践成就。随着世界范围内社会经济形势的快速发展，以及由此引起的人们生活方式改变、气候变暖、病原微生物改变、化学品大量使用、食品工业化生产、环境污染加剧、人口流动、人际的交往与相互间密切的接触、传染病全球传播加速及人口老龄化和公共卫生突发事件频发等新老公共卫生问题，人类健康面临着新的巨大挑战。为应对这些问题，公共卫生与预防医学学科将迅速向新领域探索，公共卫生已经呈现出更宽广的视野、更多的学科和技术融合、更深入的微观探索和更大尺度信息整合的发展趋势。

　　公共卫生是一个动态的领域，是随着时空变化而改变的。但一般而言，公共卫生包括三个方面的内容：一是作为国家、地区和社会发展的目标之一，如国家卫生发展规划；二是作为公共卫生措施，如开展爱国卫生运动、戒烟宣传、健康教育等；三是作为一个学科群，如公共卫生经济学等。显而易见，公共卫生涵盖社会的各个方面，包括社会经济政策、环境管理、社会福利政策、健康服务，甚至对战争的避免。

2. 公共卫生的道德特点

（1）公共卫生道德责任的社会群体性：公共卫生道德要求包括患者在内的所有人把社会利益放在首位，讲究公共卫生，遵守公共卫生领域的社会公德，承担个人对社会的责任，规避损人利己或者损人不利己的行为。因为公共卫生工作面临的服务对象是社会人群，尤其是面对健康的社会人群，没有求医意愿的人群，包括职业与行业人群，农村与城市人群及男女老幼等各类人群，具有明显的社会群体性。特别是随着社会的进步，人民生活水平的提高，人们已经不再仅仅满足于不生病，而是更高地要求保持身心健康，延年益寿，这也表明公共卫生工作的广泛社会基础。公共卫生工作的目标是预防、控制并最终消灭疾病，实现社会人群少生病或不生病，达到社会安宁稳定。

（2）公共卫生道德建设的政府主导性：公共卫生旨在理解和消除人群疾病和伤害的社会条件，关注人群的健康和疾病、伤害的预防控制，努力提高群体的生活质量和延长健康寿命。政府通过广泛的健康宣传和广泛覆盖的公共卫生项目，创造良好的道德环境及适当的经费投入和组织系统，适时的服务活动，公平、公正的政策导向机制体现其亲民的主体资格。因此政府在公共卫生道德建设中必然要起主导作用。

（3）公共卫生道德定位的超前性：公共卫生的服务理念体现了一种超前的价值导向，这种价值导向超前性的特点始于对生物医学的深刻理解，但又远远超出生物医学领域。特别是当生物—心理—社会医学模式取代生物医学模式的统治地位而成为一种公认的医学模式之后，公共卫生工作超前的价值导向特征更为突出，如通过公共卫生及其相应措施的实施，确保绝大多数人群生理、心理和社会的健康与安宁。"防患于未然"是公共卫生工作的出发点和归宿点，我国党和政府从新中国成立起就制定了"预防为主，防治结合"的卫生工作方针，指导我国卫生工作在战胜疾病方面取得了巨大的成就。

（4）公共卫生效果道德评价的间接性和滞后性：公共卫生工作能带来巨大的社会效益和经济效益，但这种效益常常不能在短期内体现出来，不像临床医疗效果那样显而易见，一般都要经过一段时间或很长时间才能看到效果，有些项目甚至要经过数代人的努力，才能充分体现出来。如食盐加碘防治地方性甲状腺肿大，就要经过长时间吃碘盐，才能见到甲状腺肿大发病率的下降；烈性传染病天花的控制和消灭，就是广大医学科学工作者和预防医学工作者经过几个世纪的努力，通过天花疫苗预防接种才最终实现的；同时，投入少而取得显著社会和经济效益的成功经验，也不是在最初就能很好地被人们理解或自觉维护的。特别是像涉及改造自然环境和社会环境这类复杂巨大的系统工程，见效更是缓慢。但一旦见效，其意义和价值常常不可估量。因此，我们必须充分认识公共卫生工作道德评价的滞后性特点，用长远的眼光看待和分析问题、指导工作，避免急功近利的短期行为。

案例 6-2

　　由于我国社会经济的快速发展，流动人口的数量明显增加。2005 年流动人口已达 1.47 亿，约占总人口的 11%。为了加强流动人口结核病防治工作，2005 年利用中国全球抗击艾滋病、结核病和疟疾基金（简称全球基金）项目开展试点工作，在流动人口聚集的地区通过开展流动人口结核病防治试点工作，为全国流动人口结核病防治工作提供经验。采取的主要措施为对流动人口患者提供免费诊断和治疗、提供交通和营养补贴及心理支持，对患者实施督导治疗和跨区域管理，由医务人员提供延时诊疗服务；为医务人员提供高标准的督导治疗管理费用。通过实施试点工作，在全国利用结核病信息管理系统搭建了"全国跨区域肺结核患者管理"平台，完善了流动人口肺结核患者的治疗管理，使患者在转出后能获得继续有效的管理。流动人口结核病防治试点工作取得了明显的成效，活动性肺结核的登记率达 66/10 万，与全国登记水平相同，新涂阳肺结核治愈率达到 91%。在该项目的带动下，从 2007 年开始，全国各地的流动人口的结核病防治经费已被纳入全国带有经费预算的工作计划之中。2010～2014年全国发现流动人口肺结核患者40.4万例，占全国登记肺结核患者的9.2%。登记的流动人口新涂阳者的治愈率达到90%以上。

问题：

你认为结核病控制工作卓有成效的原因是什么？

3. 公共卫生的道德意义

（1）有利于维护和发展基本人权：公共卫生主要是预防和控制疾病的流行，促进人群和个人健康，维护公民的人权。健康是人们的第一权利，有了健康，人们才能去追求人生中一切美好的事物。事实表明，人群中患病率、病死率的下降，预期寿命的延长及防范伤害质量的提高，主要靠公共卫生事业的发展，而不是靠高科技的临床医学的进展。因此要使所有公民达到最高健康标准，需要国家不断完善公共卫生的法律法规，制定合理的公共卫生政策，加强对疾病的预防控制，改善公共卫生环境，从而降低人们发病的概率，提高人们的健康水平，这对维护和发展人的基本权利、提升人的生命价值具有重要的意义。

（2）有利于构建健康文明的社会环境：公共卫生伦理作为规范公共卫生服务供、受双方的准则，它依靠社会舆论、信念、宣传教育等手段，促使人们在处理个人利益和社会利益、个人健康和整体健康、个人卫生和公共卫生等问题时，更多关注社会利益、整体健康和公共卫生，减少因过分注重个人利益而损害公共利益的行为，从而形成文明健康的社会环境。而文明健康的社会环境的形成又有利于提高人们的整体健康。

（3）有利于提高全民的预防观念：公共卫生工作是全人类的共同事业，需要社会各阶层的共同参与，仅靠少数卫生工作人员的努力是无法做好的。公共卫生道德规范是整个社会公众的行为，它要求社会各界的广泛参与和遵守。在"预防为主"的原则下，改变重治轻防的思想，使人们更加重视疾病的预防。同时公共卫生所具有的社会性和群体性、法规性与政策性、多学科性与协作性特点，也需要社会各方面的相互合作。这种共同努力的结果，改善的不仅仅是个人的健康，而且是全社会的整体健康水平。

（4）有利于节约卫生资源：国家通过对疾病的预防控制、卫生环境治理、爱国卫生运动等措施，能减少疾病的发生，从而减少国家在医疗方面的费用支出。据卫生专家估计，预防投入1元钱，功效相当于治疗中的10元钱甚至更多。同时在全国范围内进行天花、乙型肝炎、流感疫苗的接种，有效控制传染病的发生，既维护了人们的生命健康、减轻了个人和家庭的医疗费用支出，又减少因疾病带来的社会成本（包括医院、社保机构和社会公众的成本等）。

二、公共卫生伦理的理论基础

公共卫生伦理（public health ethics）是有关"有组织的社区努力"和"建立社会机制"的公共卫生活动中的行为规范。与主要关注个体接受医疗干预过程中的具体行为有关的医学伦理原则不同，公共卫生伦理更关注群体疾病防控和健康促进服务的规划、卫生政策制定和执行这些非个体的"宏观"行为中的伦理问题。例如医学伦理关心当患者的选择明显违背医学常识时，应该由谁做出医疗决定；生命伦理讨论安乐死在什么情况下是可以接受的行为；而公共卫生伦理专注于社会医疗保险制度应该涵盖哪些公共卫生服务，政府的卫生政策应该向什么样的社区健康促进计划倾斜这样的问题。此外，由于公共卫生服务覆盖了从专业机构到社区、从医学领域到社会领域的广泛范围，公共卫生伦理讨论的内容更为复杂；公共卫生的成果来自于不同机构、不同人群、不同地区或国家间的合作，所以公共卫生伦理也是关于合作的伦理学。

1. 预防医学与公共卫生

预防医学（preventive medicine）的目标是预防疾病、延长寿命、增进健康、提高生命质量。预防医学达到这些目标主要是从自然环境、社会环境探求健康和疾病的相关因素，分析致病因素对健康的作用规律，以此制定防治措施。预防医学关注具体的社会致病因素和技术防治措施。

从前述Winslow有关公共卫生的经典定义中可以看出，公共卫生的目标也是预防疾病、延长寿命、促进健康和提高效益；实现目标需要依靠有组织的社区努力和建立社会机制，具体包括改善环境卫生、控制传染病、教育人们注意个人卫生、组织医护人员提供疾病早期诊断和预防性治疗的服务，以及为创造更适宜的公共卫生服务提供机制、政策和策略，通过保证每个人都达到足以维护健康的生活标准来达到目标。所以公共卫生是从宏观社会管理的视角来探索如何提高生命质量，与之相比较，预防医学关注的主要是中观层面。

2. 公共卫生伦理的基本理论

（1）生命论：是从生命的神圣性、生命质量、生命价值等角度看待人类生命的一系列观念和理论。主要观点包括生命神圣论（theory of sanctity of life）中生命至高无上、不可侵犯，要"敬畏生命"；生命质量论（theory of quality of life）和生命价值论（theory of value of life）则是从人的整体性出发，依据生命的生理质量和社会心理价值，从整体上判断生命的意义，从而合乎道德地对个体生命进行控制。

生命神圣论的价值取向具有单一性和纯粹性，以关心、维护患者个体生命为根本目的，以对抗疾病、对抗死亡、延长生命为价值目标。生命质量论和生命价值论的价值取向则具有多样性和整合性，以维护和促进有生理质量、对个人和社会有价值的生命为其根本目的，以预防疾病、促进健康、缓解病痛、帮助患者重返社会生活、提高生存质量、避免早亡为目标。这些目标也正是公共卫生的主要目标。生命三论的主要观点和价值目标是有差异的，这种差异并非互斥性的，而是互补、统一的。

（2）美德论（theory of virtue）：是关于何谓美德及如何具有这种美德的伦理思考。美德论认为美德是一种代表着人类善的获得性品质，拥有和践行这种品质，使行为主体能够获得实践的内在利益。不同时代、不同社会阶层、不同职业背景的人对美德有不同的认识。公共卫生的目标是帮助人群维持良好的身心健康状态，公共卫生服务就是一种善行。这也就要求公共卫生决策及公共卫生从业者都要具有与时代相符的美德。生命论肯定了人的生命价值，美德论则从精神层面彰显了人对美好生命的主观诉求。

（3）义务论（deontology）：指人的行为须按照某种道德原则或基于某种正当性去行动的伦理理论。义务论专注于通过确立行为准则来规范人们的行为，这些行为准则可能来自宗教神学义务、道义学义务、中国传统义务等。义务论的理论基础包括动机论、自律论、理性论。动机论认为只要行为动机是善的，那么行为就是善的，而非根据行为的结果去判断行为的善恶；自律论认为自律是行为主体内在的道德约束力和推动力，促使行为主体按照自己的善良意志行事而不受外在利益的影响，使得行为符合道德义务，而他律只会产生合法行为；义务论和美德论都关注人的精神层面的诉求，义务论着眼于道德准则的善恶，而美德论则更关注道德的行为主体。

（4）目的论（teleology theory）：是以功利主义（utilitarianism）为出发点的伦理学理论，是一种以利益作为道德标准的学说。从功利主义的观点看，人的本性都是向乐畏苦的，苦与乐是道德的来源，也是判断善恶的标准。与义务论的观点不同，目的论认为人类行为的善恶是以行为的结果为判断依据的。能够增加幸福、快乐的行为就是善行，反之则是恶行。道德的价值，不在于它具有什么崇高的美名，而在于它能够满足人们对幸福和快乐的追求。

在公共卫生的实践工作中，经常采用目的论的思维模式来评价公共卫生行为。例如，公共卫生项目的绩效评价；疫苗接种的风险评估；公共卫生服务公益性的界定等。这是目的论价值的体现，但这并不是说目的论是完美无缺的。目的论习惯追求"最大多数人的最大幸福"，而对"少数人"来说可能是不公平的；同时很多情况下，何谓"最大多数人"、何谓"最大幸福"都是很难评估的，这些都是目的论的缺陷所在。

3. 公共卫生政策、实践与伦理　公共卫生工作的持续推进有赖于政府、财政、社会保障、医疗卫生、基层组织、非政府组织等的合作，有赖于各项公共卫生政策的制定、实施、监督与评价。任何公共卫生政策的出台，其背后必定都蕴含着伦理选择。

（1）公共卫生政策中的伦理：公共卫生政策是通过全面的疾病预防和健康促进，解决优先卫生问题的专门行动。这些有待优先解决的问题包括预防接种以减少传染病流行；通过健康教育、行为干预、健康管理等行动对慢性病进行有效管理，减少慢性病导致的死亡和残疾；开展日常传染病监测报告，应对突发公共卫生疫情等。公共卫生领域的大部分服务具有非竞争性和非排他性的特点，例如预防接种能够使接种者和非接种者都受益，一些人接受了免疫接种并不会阻碍其他人接受这项服务。因此这些领域的服务具有公共产品的性质，需要政府以公共政策的形式，通过公共财政予以资助和监管。

制定公共卫生政策的过程中，许多决策过程都涉及伦理选择。如何确定公共卫生服务的边界，即公共卫生服务中哪些是公共产品，哪些是非公共产品；公共卫生筹资、资金分配、资源配置中的公平性和公益性如何把握；面对突发公共卫生事件时，如何保障应急措施的公平性；多部门协调，参与公共卫生工作时，各部门的责任和权利应遵循什么样的伦理原则来确定；此外伴随着全球化，许多公共卫生问题日益成为全球健康的关注点之一，在应对 SARS、甲型流感等新发传染病疫情，如何保障不同国家和地区的人们在公共卫生服务中享有公平性；在控烟、控制肥胖中如何促进国际合作，保障最大多数人的最大幸福，都是公共卫生政策面临的伦理挑战。

（2）公共卫生实践中的伦理：公共卫生政策制定过程中的伦理选择，更多的是"宏观"抉择，考量的是政策制定者的道德。在具体的公共卫生服务过程中，在面对一个个具体的患者和案例的时候，公共卫生服务的提供者面对的则是"微观"的伦理选择，更多地体现了个人的道德规范。

例如免疫接种中的知情选择权是否赋予了被服务对象拒绝一切疫苗接种的权利；接种过程中产生的不良反应，如何进行补偿也需要从伦理上把关；传染病观察、隔离过程中，如何尊重患者及其家属的权利；健康教育、行为干预项目是否遵循了伦理原则；公共卫生科学研究过程中受试者的知情选择等。解决这些问题是顺利开展公共卫生服务的基础，而解决的过程必须依靠伦理学来指引方向。

第二节　公共卫生伦理原则

> **案例 6-3**
>
> 　　2013 年 12 月 11 日，有媒体报道某省 3 名婴幼儿于接种乙肝疫苗后出现疑似预防接种异常反应，其中 2 名婴幼儿死亡。12 月 13 日，国家食品药品监督管理总局宣布，停用涉及的某公司两个批号的乙肝疫苗。事件经新闻媒体报道后，引发公众质疑。此后，其他省又陆续报告新生儿接种乙肝疫苗后死亡事件。12 月 19 日晚，国家食品药品监督管理总局、国家卫生和计划生育委员会下发通知，全面停用此公司生产的乙肝疫苗。各大媒体报道升级，引发公众对疫苗安全问题的关注。经过一系列调查，2014 年 1 月 17 日，国家食品药品监督管理总局、国家和计划生育委员会通报事件调查结果：事发省份 6 个批次乙肝疫苗样品全部项目检验符合企业注册标准和国家药典标准；18 例接种乙肝疫苗疑似异常反应病例中，除 1 例外（重症已康复出院，该病例不排除疫苗引起的异常反应），其余 17 例死亡病例已明确与接种疫苗无关。同日，两部门联合下发通知，全面恢复使用此公司生产的乙肝疫苗。此后，事件逐渐平息。
>
> 问题：
> 　　该案例反映了公共卫生伦理的哪些伦理原则？

公共卫生伦理的基本原则是制定伦理准则、法律、法规的依据，它是以伦理学理论为指南、从公共卫生实践的经验教训中总结出来的，对我们在人群中促进健康、预防疾病和伤害的行动起指导作用。公共卫生伦理的基本原则主要是全社会参与原则、社会公益原则、社会公正原则、互助协调原则和信息公开原则。

一、全社会参与原则

公共卫生是有组织的社会实践。一般而言，与公共卫生相关的组织与机构首先是各个国家或地区（及地方）公共卫生相关的政府组织作为政府行政管理机构，代表政府提供公共卫生服务，共同发挥支柱作用；其次是国际相关的公共卫生组织通过参加组织，或通过加入协约与公约等形式负责指导、监督、协调各个国家与地区的公共卫生工作；再次是健康与卫生保健提供者组织如医院、社区健康服务中心、精神卫生组织、实验（检验）中心、护理院，主要提供预防、诊断、康复和护理服务；再就是参与公共卫生实践的支持机构相关的专业机构如政府管理的警察局、消防部门、医疗急救中心，预防处理紧急伤害和公共卫生事件；还有就是环境保护、劳动保护和食品安全机构作为执法部门，监督和保障安全的生存环境、保障人群健康。文化、教育、体育机构为社区提供促进健康的精神环境和物质环境。此外还有与健康相关的非政府组织如为弱势人群包括失能人士、低收入人士和独居及高龄人士提供政策与物质支持。众多的机构、组织、社会、团体和公众的广泛参与充分体现了公共卫生工作具有的社会性和群体性、法规性和政策性、多学科性和协作性等特点，因此公共卫生从业人员要坚持全社会参与原则。公共卫生改善的不仅仅是个人的健康，而是全社会的整体健康水平，故公共卫生政策的制定、方案的提出和优先性的选择和评价，应当通过一系列的制度和机制确保全社会及整个社区成员都有参与的机会。

二、社会公益原则

公益性指为社会公众谋取利益，公共卫生是带有明显社会公益性的事业。1997 年颁布的《中共中央、国务院关于卫生改革与发展的决定》中指出："我国卫生事业是政府实行的一定福利政策的社会公益事业"。社会公益的原则首先体现在公平配置卫生资源，这样才能为尽可能多的"社会公众"谋取利益；其次是以提高生命质量为中心，因为只有促进有质量的生命才符合社会公众整体利益和个人利益。同时在公共卫生实践领域还需要服务提供机构坚持按照社会公益原则通过有目的的活动，以非营利方式提供满足社会公众基本卫生服务需要。一方面依靠卫生政策来指引、保障其公益性；另一方面要通过加强对公共卫生从业人员的伦理教育，树立正确的职业价值观。

为了保护与促进公共健康，公共卫生干预是必要和必然的，但公共卫生干预将不可避免地面对促进公共健康与促进个人权利之间的冲突，即公共健康利益与公民个人权利、健康福利及经济利益与社会或集体利益冲突，主要体现在预防免疫、强制隔离等公共卫生干预实施中。如预防免疫为了公共健康利益而有可能忽略了承担风险和权利受到伤害的个体；强制隔离则为了公共健康利益常常限制甚至侵犯个人的自由权利。在处理社会与个人的利益关系时，公共卫生从业人员应坚持社会公益原则，即应将社会公共利益置于优先考虑，并兼顾个人权利与健康福利，要坚持个人利益服从社会利益，坚持局部利益服从全局利益，眼前利益服从长远利益的原则。

三、社会公正原则

社会公正原则要体现卫生资源和卫生服务的分配与利用的公正性，要大力加强对经济落后、农村和弱势人群的服务。首先，政府需要从宏观上重视初级卫生保健发展过程中机制性、体制性、结构性的问题，并着手加以解决。各级地方政府要加大对发展初级卫生保健的支持和投入力度，尤其需要重视投入和支持的方向是否有利于实现社会公平，是否对弱势人群、欠发达地区具有倾斜性；其次，由于公共卫生服务具有社会性，需要由政府牵头，实现多部门合作，从财政、民政、药品监管、人力资源和社会保障等多个层面，保证社会公平的实现。因此在公共卫生工作中，无论是公共卫生政策制定、资金的筹措、资源分配及公共卫生相关信息的公开等都要坚持社会公正原则。公共卫生应当提倡并努力赋予每一个社会成员基本的健康资源和必要的健康条件，尊重社会中每个人的基本权利，尊重社区内不同人群的价值观、信仰和文化，在实施公共卫生政策前需要获得社区人群的同意，促进社区人群的健康。这样才能体现公共卫生对人群、社会负责的宗旨，并确保公共卫生政策制订的合理性和公平性。

四、互助协同原则

公共卫生工作涉及的范围非常广泛，所有与公民健康相关的内容都可以被囊括其中：从职业病防治、环境治理、传染病防治等，到对研究对象的保护、免疫政策、儿童保健与保护、供水系统安全、食品和药物安全、公共场所禁烟、精神卫生、健康教育、足量的食品、安全的饮水、免疫、预防和控制地方病、治疗疾病与损伤、提供基本药物、卫生保健资源的配置等，都是公共卫生工作的重要组成部分。所以公共卫生工作不仅需要全社会参与，而且需要不同领域中的人员之间的互助与协作。故而公共卫生工作从业人员在公共卫生实践中必须要坚持互助协作原则。一方面，公共卫生机构应当保证自己的从业人员是可以胜任本职工作的，相关领域之间增强联系、互帮互助，公共卫生机构和其从业人员应当联合起来，为建立公众的信任和体制的有效运转而努力；另一方面，公共卫生机构和从业人员要注重相互协作，也需要与政府、媒体、社区、医疗保健机构等协同工作。

五、信息公开原则

在公共卫生工作中，信息扮演着越来越重要的作用，信息公开在预防疾病、防范和控制疫情方面起到警示的作用，提醒人们关注和重视可能存在的公共卫生问题。如果广大群众不知道什么是健康的生活方式，以及如何控制预防疾病，就不能参与到公共卫生实践中来，不能很好地配合公共卫生机构的工作。社会公众所掌握的关于健康和疾病的知识与信息越充分，那么他们在预防疾病、维护自身健康方面就越拥有自主性。特别是在遇到突发公共卫生事件时，及时公开相关信息是非常必要和重要的，信息及时发布不仅可以增强群众的防范意识、提高自我保护能力，还可以取得群众对政府所采取的某些处理措施的理解、支持和配合以及可以提高政府的公信力等。所以在公共卫生实践中，公共卫生工作从业人员应坚持信息公开原则，公共卫生机构应当在公众赋予的资源和授权的范围内为社会提供其所拥有的信息，及时采取有效的行动。当然公共卫生机构及其从业人员在遵循信息公开的伦理原则时，如果涉及信息发布和保护个人隐私或社区利益之间相互冲突的情况，除非能证明不公开会给公众或者社会带来重大伤害，否则就不应该公开。另外在信息公开中，公共卫生机构要与媒体深层次结合，形成负有社会责任的信息平台，传播健康的社会舆论，使广大公众能够通过了解和掌握公共卫生热点的相关科学知识和正确的应对信息，提高对错误信息的鉴别能力，同时形成健康的生活行为方式。

第三节 公共卫生工作伦理要求

案例 6-4

2011 年 8 月 25 日，经中国疾病预防控制中心国家脊髓灰质炎实验室复核检测、确认，8 月 19 日收到新疆维吾尔自治区疾病预防控制中心送检的 4 例 AFP 病例阳性分离物中分离出 I 型脊髓灰质炎野病毒。基因测序结果显示，这 4 株病毒与 Sabin 脊髓灰质炎 I 型毒株相比，变异率在 20.9% ~ 21.3%，病毒株之间的同源性为 99.2% ~ 99.6%。卫生部于 8 月 26 日向 WHO 通报疫情，并请其协助查找病毒来源。当天，WHO 判定此次新疆输入脊髓灰质炎野病毒源自巴基斯坦。疫情发生后，各级政府和有关部门迅速应对，采取了一系列暴发应急处置措施。依据《脊髓灰质炎野病毒输入性疫情和疫苗衍生病毒相关事件应急预案（试行）》，卫生部和新疆维吾尔自治区立即启动了 II 级突发公共卫生事件响应，成立了以卫生部部长为组长的领导小组指导疫情防控，建立多部门联防机制，在新疆和其他省份采取了紧急应对措施。开展了包括 AFP 病例回顾性主动搜索和调查、启动 AFP 病例零病例日报、扩大病例定义和主动监测医院范围、开展脊髓灰质炎疫苗接种率快速评估、脊灰野病毒输入传播风险评估、脊灰疫苗应急接种和强化免疫等措施，成功控制了疫情。

问题：

该案例体现了哪些公共卫生的伦理要求？

20 世纪 40 年代，世界卫生组织关于健康的革命性概念宣告了医学模式的转变，疾病预防从生物学措施为主扩大到社会和行为因素的预防，从单纯的被动预防转向人群的主动预防。一些国家和地区开始使用"预防医学"这一术语，并形成了疾病"三级预防"理念。在对健康的社会决定因素重要性认识的基础上，公共卫生学重视社会环境和政策支持对健康的意义，提出了大众生态健康的模式。1986 年《渥太华宪章》强调了政府在公共卫生事业中的核心地位，强调社区发展和公众参与，由此标志着"现代公共卫生时代"的正式到来，人类在生命周期和疾病发生前后各个阶段开展的预防保健成为实现人人健康目标的核心内容。公共卫生工作有广义和狭义之分，广义的公共卫生工作几乎囊括了所有与人们健康有关的各类保健机构及其相关机构和组织从事的工作；狭义的公共卫生工作则主要包括对传染性疾病和慢性非传染性疾病的防控；对食品、药品、公共环境卫生的监督管制及相关的卫生宣传、健康教育和健康促进、免疫接种等工作。这里所讨论的主要是狭义公共卫生工作中某些具体领域的伦理要求。

一、疾病防控的伦理要求

虽然近现代以来，医学获得了飞速的发展，人类掌握着比以往时代强大得多的医疗高新技术，但是疾病对人类健康的威胁从某种意义上说并没有减弱，而且这种威胁不再有主次之分。疾病防控成为现代人类社会生活中最为重要的任务之一。公共卫生机构的从业人员不仅要重视传染病的防控，而且也必须做好慢性非传染性疾病的防控工作。

（一）传染病防控的伦理要求

20 世纪后半叶以来，慢性病逐渐成为威胁人群健康的主要疾病，与此同时传染病并未离我们而去。艾滋病、疯牛病、SARS、禽流感、甲型流感等新型传染病层出不穷；结核、肝炎等"传统"传染病的健康威胁没有得到完全缓解，甚至有卷土重来之势；埃博拉病毒、西尼罗河病毒等传染源正伴随国际贸易和人口流动从原发地区向外扩散；这些现实都在提醒我们不能忽视传染病的防控。我国的传染病防控是在《传染病防治法》指导下开展工作的。传染病防控体系包括：国家、省和市级疾病预防控制中心，各级传染病医院，传染病疫情监测直报系统，疫情诊断、报告、发布制度等。除了各级政府全面负责本地区传染病的防控的法定责任外，参与传染病防控的专业人员如临床医务人员、预防控制专业人员和卫生行政监督人员也负有进行临床诊治、及时报告疫情、数据信息采集管理等职责。对他们的伦理要求包括：第一，不畏艰险，勇于担当；有传染病疫情时，在面对自身感染的风险时，必须挺身而出，不顾个人安危，忘我工作；第二，具备高度的责任心；遵纪守法，严格按照传染病防控规定，按时、准确上报疫情，主动关注疫情通告，不随意发布有关疫情信息，遵守相关法律规定也是伦理道德的底线；第三，坚持预防为主的防疫思想；传染病预防能够显著减少因疫情暴发带来的健康损失和经济损失；第四，尊重传染病患者的权利；不歧视传染病患者，不随意传播传染病患者的个人信息和隐私；第五，具有敬业精神；热爱本职工作，任劳任怨，具有责任心和团队合作意识。

（二）慢性非传染性疾病防控的伦理要求

慢性非传染性疾病（chronic non-communicable disease，NCD）主要包括心脑血管疾病、糖尿病、高血压、恶性肿瘤、失能、心理精神疾病等一组不会传染，且长期不能自愈的疾病。慢性病种类繁多，患病率不断升高；病因复杂、多样，主要危险因素是社会因素；病程长，既不能自愈，也难以治愈，需要消耗大量的医疗卫生资源。目前慢性病的患病率和死亡率均呈上升趋势，逐渐成为全球威胁人类健康的首要"杀手"。随着慢性病对人群的威胁不断增加，它对整个卫生服务体系造成了巨大压力，是导致"看病难、看病贵"的重要诱因。我国慢性病流行的现状，迫使卫生服务体系必须真正重视预防工作，转变慢性病管理模式，采取综合性措施促进慢性病预防工作的开展。2010 年，卫生部下发《慢性非传染性疾病综合防控示范区工作指导方案》，确定了我国慢性病防控的具体目标和实施细则，指出政府主导、部门协作和社区行动是防控慢性病的有效策略。

慢性非传染性疾病的防控不仅仅是个人和家庭的责任，也是全社会的责任，更是政府的责任。面对防控慢性非传染性疾病的严峻挑战，必须发动全社会力量，政府主导、部门合作、全民参与，尽快扭转慢性非传染性疾病高发态势。同时作为防控慢性非传染性疾病中坚力量的公共卫生从业人员，在工作中应遵循如下伦理要求：第一，积极开展健康教育，促进人们健康行为、生活方式的转变；第二，加强慢性病的监测、筛查和普查工作，履行早发现、早诊断和早治疗的道德责任。

二、职业性损害防控的伦理要求

《中华人民共和国职业病防治法》中规定："本法所称职业病，是指企业、事业单位和个体经济组织等用人单位的劳动者在职业活动中，因接触粉尘、放射性物质和其他有毒、有害物质等因素而引起的疾病。"随着社会发展及人们认识的转变，从公共卫生实践的角度看，在概念上职业性损害比职业病更宽泛，它指在生产过程、劳动过程和生产环境中存在的各种职业性有害因素对劳动者健康产生的各种危害均可称为职业性损害，该损害包括使劳动者直接罹患职业病、工作有关疾病、

笔记栏

职业多发病、职业性外伤或工伤。

职业性损害不仅对劳动者的健康和生命带来极大的危害，而且影响其家庭甚至整个社会。据不完全统计：2008 年全国有 1600 万家有毒有害生产企业，尘肺病患者 64 万人，受职业病危害人群达 2 亿人之多，其中占绝大多数是农民工。职业性损害应当引起国家和政府的重视，公共卫生从业人员也应当在职业性损害防控中遵循以下伦理要求：第一，依法开展卫生监督和管理，从源头控制职业性损害，对劳动者的安全和健康负责；第二，积极开展职业健康教育、卫生监测和健康监护，保护劳动者身体健康；第三，职业病诊断应客观公正，既要保障劳动者的健康权益，也需维护企业和国家的利益。

三、健康教育和健康促进的伦理要求

健康教育（health education）是通过信息传播和行为干预，帮助个人和群体掌握卫生保健知识、树立健康观念、自觉采纳有利于健康行为和生活方式的教育活动与过程。其目的是消除或减轻影响健康的危险因素，预防疾病、促进健康和提高生活质量。随着健康教育理念在世界范围内的推广，大量的健康教育实践经验表明，行为改变是长期而复杂的过程，单纯的教育手段可以作用于人们认知、技能的提高，进而促使行为生活方式发生改变。但很多时候因环境条件制约、政策的缺乏可能阻碍人们采纳健康行为意愿的实现进程。因此健康促进（health promotion）的概念应运而生，特指个人与其家庭、社区和国家一起采取措施，鼓励健康的行为，增强人们改进和处理自身健康问题的能力。

健康促进是一个综合的干预，是调动社会、经济和政治的广泛力量，改善人群健康的活动过程，它不仅包括一切旨在直接增强个体和群体知识技能的健康教育活动，更包括那些直接改变社会、经济和环境条件的活动。从狭义的角度讲，健康促进强调了在改变个人和群体行为过程中环境、政策支持的重要意义；从广义角度讲，环境、政策等对健康的贡献不仅表现为促进健康行为生活方式的形成，还表现在环境条件改善本身对健康的贡献，政治承诺、促进健康的政策对健康的直接影响。健康教育从改变人群的生活方式入手，注重人群健康意识与健康技能的培养，帮助人们建立起健康的生活方式。但有效的健康教育的开展必须借助致力于健康促进的相关政策、制度和社会环境等支持系统。故而健康教育是手段与过程，而健康促进既是健康教育的出发点也是其追求的目标，二者是密不可分、相辅相成的关系。

在健康教育和健康促进工作中，公共卫生从业人员应遵循以下伦理要求：第一，履行法律义务，充分利用一切机会和场合积极主动地开展健康教育；第二，积极参与有利于健康促进的公共政策的制定、支持环境的创建和卫生保健体系的建立；第三，深入农村、社区，将健康教育与健康促进工作渗透在初级卫生保健工作中；第四，不断完善自我，以科学态度和群众喜闻乐见的形式开展健康教育和健康促进工作。

四、应对突发公共卫生事件的伦理要求

在我国《突发公共卫生事件应急条例》中，所谓突发公共卫生事件是指突然发生，造成或者可能造成社会公众健康严重损害的重大传染病疫情、群体性不明原因疾病、重大食物和职业中毒及其他严重影响公众健康的事件。突发公共卫生事件的处置是一项关系到人群健康、生活质量、经济发展和社会安定的重大社会问题，日益成为社会普遍关注的热点。突发公共卫生事件的防控能力已经成为衡量一个政府和社会先进程度的重要标志。

突发公共卫生事件一般具有如下特性：首先，突发公共卫生事件是突然发生的，具有很强的不确定性；其次，突发公共卫生事件的发生呈现群体性，目标对象往往是不特定的社会群体；再次，突发公共卫生事件可能导致全国性或全球性的公共卫生危机；最后，突发公共卫生事件不但会对公众健康造成严重损害，严重时还会破坏社会安定，动摇社会正常秩序。所以一般说来突发公共卫生事件具有突发性、公共性、危害性和复杂性的特点。基于突发公共卫生事件的上述特点，对于处理突发公共卫生事的公共卫生从业人员来说，应当遵循以下几项伦理要求：一是恪守职责和加强协作，发扬敬畏生命的人道主义精神；二是树立崇高的职业责任感和科学态度；三是勇于克服困难，具有献身精神。

　　公共卫生伦理学不同于只关注临床活动的医学伦理学，更关注群体疾病防控和健康促进服务的规划、卫生政策的制定和执行这些非个体行为中的伦理问题。它的出现要求临床医务人员和公共卫生从业人员转变思维方式，改变行为的目标，由维护个体生命健康权益向维护群体生命健康权益的扩展，深刻领会公共卫生伦理学的核心价值所在，更好地推动公共卫生事业的发展，促进全人群的健康。

（张瑞宏）

思 考 题

1. 什么事公共卫生伦理？其理论基础是什么？
2. 公共卫生伦理原则有哪些？
3. 公共卫生工作的伦理要求有哪些？

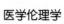

第七章PPT

第七章　医学科研伦理

医学科研的基本任务是揭示生命的本质和规律，探讨疾病发生发展的过程，掌握预防和治疗疾病的有效方法，达到提高人类生命质量和健康水平的目的。医学科研是医学发展必不可少的内在因素，医学科研伦理则是保证医学科研达到预期目的的重要条件。

第一节　医学科研伦理的含义和要求

微课 7-1

医学科研是医学发展中的重要环节，涉及大量伦理道德问题。医学科研为人的生命和健康利益服务，并且始终接受人类道德的检验，医学科研人员必须遵循一定的伦理要求。

> **案例 7-1　　　　　　　　　　　黄禹锡事件**
>
> 2004 年 2 月和 2005 年 5 月，韩国首尔大学教授黄禹锡领导的科研小组两次在美国《科学》杂志上发表论文，称他们在世界上首次用卵子成功培育出人类胚胎干细胞，用患者体细胞克隆出胚胎干细胞。这一研究成果使黄禹锡名声大振，他成了令韩国人骄傲的民族英雄。2005 年 11 月，黄禹锡的合作伙伴、美国匹兹堡大学干细胞专家杰拉尔德·夏腾博士，得知黄禹锡小组涉嫌用"不道德"手段获取人类卵子等情况，发表声明宣布中止与其合作。2006 年 1 月，首尔大学调查委员会发表调查报告，认定黄禹锡科研组发表的论文，都是采用编造的数据。真相大白后，黄禹锡是耻辱的造假者。他不得不宣布辞去首尔大学教授的职务。
>
> 问题：
>
> 造成黄禹锡事件的原因是什么？医学科研有哪些伦理要求？

一、医学科研伦理的含义

（一）医学科研伦理的含义

医学科研伦理是在医学科学研究活动中调节研究人员与受试者之间、研究人员之间、研究人员与他人及社会之间各种关系的行为准则和规范。它对保证医学科研有益于人类健康、有益于社会发展具有重要作用。医学科研伦理是医学伦理学的重要组成部分。

（二）医学科研中的伦理问题

1. 医学科研过程中的伦理问题　作为涉及人体健康的医学科研，有其内在的规定性，如方法必须科学，结论要能经受检验和批判，在伦理上则要求科研人员具有严谨的求实态度。但是在现实中，一些科研人员却违背这些规定，出现一系列伦理问题，如在搜集、积累、选择资料时只挑选对自己有利的材料，而将不利于自己的证据材料有意掩盖，甚至伪造资料，臆想推论，虚构结果，骗取荣誉。或者是只按照自己的主观愿望和要求，任意选取标本，随心所欲地取舍实验数据。这类伦理问题，国际国内都曾出现，美国的"着色老鼠事件"，国内的"针灸治疗癌症新疗法"等都是例证。

2. 医学科研协作的伦理问题　与现代科学相适应，医学科技也呈现出既分化又综合的特点，这一特点要求医学科研人员在科研中，应该有相互合作、相互支持的工作态度。然而一些科研人员缺乏团结互助、共同协作的精神，出现伦理问题，如学术上霸道专横，没有民主作风；工作中嫉贤妒能，相互排挤；合作时对老的不尊重、对年轻的不爱护，对同年资的不服气等等。

3. 医学科研成果应用的伦理问题　医学科研和其他自然科学一样，它主要解决和回答的是真理性问题，即"是什么"和"怎么办"的问题，却没有解决如何运用的问题。而医学科研成果的运用，都存在着对人类有益或有害的两种可能，这种事实与价值有可能产生分离的情况，往往会引发出一系列的伦理道德问题。例如人工授精和试管婴儿的研究成果，在一定程度上解决了不育症问题，促进了优生，但也出现了一些人利用该技术做不人道、反社会的事。因此医学科研人员在课题确定上，

笔记栏

要有造福人类的动机；在研究成果的运用上，要有更多的预见性，以便保持医学科研成果的运用与医学科学精神的高度一致。

（三）医学科研伦理的意义

医学科研实践中"是"与"应该"之间的矛盾既对立又统一。科学所要解决的"是"的问题，与伦理学所要解决的"应该"问题具有本质上的一致性。科学着眼于求真，伦理侧重于扬善。在现代医学的发展过程中，求真与扬善的统一才是医学发展的本质需要。医学科研既是求真，又是求善的实践活动。因此强调医学科研伦理具有重要的意义和作用。

1. 对医学科研具有正确的导向作用　崇高的医学科研伦理，可以使人们的医学科研活动始终不偏离医学科研的价值目标。为了探索防病治病、增进人类健康的科学方法与途径，任何一个医学科研人员都必须根据社会和人类的需要来选择自己的科研题目，坚持医学科研为人类健康服务的总方向。

我国显微外科的开拓者——杨东岳医师之所以能首创游离足趾移植再造拇指和手指，就在于他深深懂得手外伤是广大人民群众的多发病，尤其是拇指的伤残会给受伤者带来极大的不便。因此他选定拇指再造术作为他科研的主攻方向。由于他具有献身医学、造福人类的优秀品质，即使在他身患肝癌时，还主办了全国第一届显微外科学习班，培养了百余名全国各地的相关领域的医务工作者。

作为医学科研人员，若道德品质低下，动机不纯，重名利患得失，畏惧困难和失败，那么就很难获得重大的科研成果，甚至还可能做出非人道的行为。医学科研人员，只有把自己的科研工作同社会和人民的利益联系在一起，急人民之所急，想人民之所想，才能正确处理好个人与社会之间的各种关系，受到社会的承认和赞誉，从而促进医学科研的进步。

2. 医学科学工作者完成科研任务、取得科研成果的重要保证　凡是重大的医学科研成果的取得，除了要有精深的学术造诣外，同时还必须具有崇高的医学科研道德。崇高的医学科研道德，一旦为医学科研人员所接受、形成自觉的道德意识，它就会成为激发他们从事医学科研的坚定信念和强大动力，这是医学科研取得可靠成果的重要前提。因为在医学科研中，它能使医学科研人员为揭示生命奥秘、解除人民疾病，产生强烈的事业心和责任感，从而不畏艰辛，不怕挫折，甚至不怕牺牲。

我国明代著名的医学家李时珍，为了给人民解除疾痛，一生中曾多次冒着生命危险，亲自进行吞服有毒药物的试验，来鉴别药物的性质和用途，寻找新的药物。经过各种努力，耗费毕生精力，最终为后世留下了宝贵的医学财富——《本草纲目》。

作为一个医学科研人员，只有具备了崇高的医学道德，才能在医学科研中勤于实践，尊重科学，严谨治学，团结协作。这是医学科研达到预期目的、获得成功的基本保证。我国胃癌专家郭孝达，一生重科学，不仅自己在医学上取得了重大成果，而且在研究工作中还联系全国各地的同行、医疗生产部门及自己身边的后辈，把本人所在的胃癌科与内镜室培养成了先进集体，带领着广大的医学科研人员共同协作完成了许多重大的科研项目，表现出了一位有才能、有成就的医学工作者以发展祖国医学事业为己任的崇高品格。

3. 保证医学科研人才辈出的必要条件　医学科研伦理可培养研究人员高尚的道德情操。医学研究中的勇于创新的精神、实事求是的态度、团结协作的作风对于培养研究人员的个人情操也具有重要影响。具有高尚品德的科学家为青年一代树立了楷模，他们的业绩激励着无数青年投身于为人类创造幸福的科学事业。

医学科研的发展需要源源不断的医学科研人才。在医学科研的过程中，一方面要尽力爱惜人才，另一方面又要善于发掘人才。如何来满足这两方面的要求呢？除了需要一定的行政手段和必要的措施外，也需要良好的医学科研道德。良好的道德，是医学科研发展本身的内在要求。在医学科研中，良好的道德能消除嫉贤妒能、压制人才等不良现象，同时也能产生出善识千里马并勇于做出自我牺牲的伯乐，为人才的发掘创造条件。与此相应，在成长过程中的人才，也只有具备良好的道德，才能在医学科研中志向坚定，自尊自重，虚心学习，使自己早日成才。

二、医学科研伦理的要求

在医学科学研究的整个过程中，无论是科研课题的选择、资料搜集、实验观察，还是科研成果的发表、鉴定、应用或推广，自始至终都应遵循特定的伦理规范和要求。医学科研人员必须明确以下医学科研伦理要求：

（一）目的高尚，动机纯正

医学科研人员以何种动机从事科研工作，在很大程度上决定着他们在整个研究过程中的各个阶段或环节上的行为是否符合伦理要求。医学科研人员的道德修养，首要的就是科研的动机和目的，科研动机决定着一个人科研选题的内容和方向。对于从事医学科研的人来说，合乎伦理的动机和目的，就是为了推进医学科学的发展，使其更好地维护和促进人类的健康。案例7-1中，黄禹锡及其团队的问题就在于其科研动机不纯，不是为了揭示生命的本质和规律，达到提高人类生命质量和健康水平的目的，而是为了名和利。医学科研人员，只有树立了高尚的科研动机和目的，才能忘我工作，执着追求，百折不挠；才能思想敏锐，思路开阔，勤于创造；才能谦虚严谨，尊重事实，团结互助。我国汉朝名医张仲景，目睹当时疫病流行、许多人死于疫病的悲惨情景，于是"感往昔之沦丧，伤横夭之莫救，乃勤求古训，博采众方"，经过几十年的艰苦劳动，终于在晚年完成了《伤寒杂病论》这一不朽的名著。实践证明，只有那些明确地意识到自己的生命在于造福人类的人，他们的智慧之火才能真正为理想之光所点燃。与此相反，动机不纯，贪图名利，那么其奋斗目标一时也许对他有一定的刺激作用，有的人也可能获得一定的成功，但总的说来，这种刺激作用是极有限的，是难以持久的，这种人必定经不起各种考验，一旦成功就会满足于一时之功而失去进取心，或者一旦有利可图便背离科学，追名夺利，酿成悲剧。

（二）尊重科学，诚实严谨

从事医学科研时，科研人员必须实事求是、尊重科学事实，坚持真理，修正错误，同时要细致周密，一丝不苟，精益求精。

科学最本质的特征就是尊重事实，实事求是。医学科研要揭示人体生命现象的本质，探寻增进人类健康，战胜疾病的途径和方法，就必须在客观事实的基础上，实事求是地探求反映客观实际的规律。诚实是医学科研的灵魂和医学科研人员的良心。只有尊重事实，尊重科学，坚持诚实客观的原则，才能真正揭示医学的客观规律。著名的生理学家巴甫洛夫非常注重事实，他在解剖犬的时候，细心地数着从玻璃管中流出来的犬的唾液，把数字详细地记下来，一干就是四五个小时。他对青年们说："你们要学会研究事实，对比事实，积累事实。应当百折不挠地探求支配事实的规律"。真正地关注事实，研究事实，在事实的基础上进行科学推理，是医学科研人员必备的素养。

尊重科学，诚实严谨要求研究以事实和科学理论为依据；实验设计要具有科学性和可行性；在实验中要严格遵守操作规程，保证实验结果的准确性、可靠性和可重复性；观察实验要认真，如实记录实验数据，客观地记录实验现象，不得隐瞒编造实验结果；科研工作总结、撰写科研论文要尊重客观事实，对于实验中获得的各种数据、原始材料，经过归纳、科学统计处理，通过科学思维进行抽象和概括，做出符合实际的总结和科学结论；报道科研成果要实事求是。同时对同事、合作者和其他人的直接或间接帮助应当予以承认和真诚地致谢，充分尊重他人的劳动。案例7-1中导致黄禹锡事件发生的原因，就是黄禹锡科研小组在科研过程中，编造实验数据，违背了科研的基本道德要求。

医学科学关系着人的生命安危，它必然要求其研究人员要有严肃的科学态度，严密的科学方法，严谨的科学作风，严密的科学思维。唯有这样才能确保科研按计划进行，所取得的数据正确，做出的结论可靠。否则，虽有忠诚于医学科研的良好动机和目的，却不一定能取得良好的效果。医学科研人员应尊重科学，诚实工作，严谨治学，克服功利思想，戒骄戒躁，反对不良学术风气，营造良好学术氛围。

（三）敢于怀疑，不畏风险

怀疑精神是医学科学创新的前提，也是医学科学发展的动力。敢于怀疑，锐意创新就是要求医学科研人员在遵从一定的规则和立足于一定的科学依据的情况下，对传统的、现代的知识和研究中的各种假说要有批判的精神，敢于怀疑，用批判性思维去分析研究。不畏风险，勇于献身，是指在医学科研的征途上，不论遇到什么情况都要不怕挫折、失败和风险，敢于为医学事业献出个人的一切。认识科学真理是一个艰难的过程，在认识之后坚持真理也需要非凡的勇气。有时坚持真理比认识真理需要更坚强的意志。敢于突破传统观念的束缚，顶住社会舆论的攻击、诽谤，冲破权威的压制，甚至整个社会习俗的反对，需要极大的勇气。在巨大的压力面前是否能坚持真理，是对医学科研人员的严峻考验。科学的灵魂在于创新，每一个科学创新都表现为对权威的挑战，对世俗的挑战，对传统观念的挑战，这些挑战必然使创新者面临着巨大的压力甚至压制，没有坚持真理的勇气，没有敢于怀疑、冲破传统观念束缚的勇气，任何创新都是不可能的。

真正的科研人员，出于对科学的忠诚和实事求是的基本品质，一定要敢于怀疑，勇于坚持真理，否则就不可能有所前进，大量的例证说明了这一点。第一个提出血液小循环学说的西班牙医学科学家塞尔维特因为反对教会的错误观点，受到惨无人道的严刑拷打，但毫不畏惧。他说："我知道我将为自己的学说、为真理而死，但这并不会减少我的勇气。"在他被教会判处火刑即将执行的时候，他镇静地说："烧吧，真理是不怕火烧的！"他为真理献身的勇气，来源于他对医学事业和科学真理的坚定信仰和追求。医学科研人员，若无怀疑、探索和创新的自觉意识，就不可能真正实现医学科研的目的，完成医学科研的任务，推进医学发展。医学科研中，如果缺少怀疑、探索和创新，那么纯正的目的，也难保证取得良好的效果，献身精神就难以落到实处，尊重科学就可能变成固执和僵化，谦虚就有可能变成自卑和盲从。因此，医学科研中的道德要求，不能缺少怀疑、探索和创新。敢于怀疑、锐意创新既要不断努力扩充自己的知识、提高自己的理论水平，同时还要多思善疑，勇于突破，尤其是要不迷信权威，努力从迷信、盲目崇拜、伪科学、谬论中解脱出来，要有创新精神、超越精神，不能满足于现状。

（四）公正无私，团结协作

医学科研人员在科研活动中既要量才用人，又要在获得研究成果时肯定前人、合作者，甚至是竞争者的贡献，也就是要尊重他人的劳动，尊重他人的劳动成果。一个人的生命和精力是有限的，不管他有多高的学识和才能，在医学科研的征途上，都必须以前人或他人的科研成果作为自己的起点。尊重别人的劳动和劳动成果的重要表现就是在发表论文、公布研究成果时，一定要分清哪些是前人或别人有的，哪些是自己取得的新进展，不能把他人之功据为己有。另外在评价他人的成果时，要实事求是，既不要无原则地吹捧，也不要有意贬低。在医学科研中，提倡互敬互爱，青年人要虚心向老专家求教，诚恳地接受指导；老专家要爱护和支持青年人，鼓励他们超过自己。医学科研工作者，在保守国家秘密和保护知识产权的前提下，应当主动公开科研结果的相关信息，追求科研活动社会效益最大化。同时对公布的假说或成果一旦发现错误，也应勇于公开。

现代科研已经进入到了群体创造的时代。任何一个科研工程或项目都是群体合作的结果。医学科研人员还必须具有团结协作的精神。医学科研是一种社会性的科学事业，其发展需要广大医学科研人员的共同努力。现代科学整体化和相互渗透日益加强，任何重大的医学科研课题的突破，都需要多方配合与广泛的合作。现代科研成果大多是共同劳动的结晶。尊重他人的研究成果，实事求是地对待合作者的贡献，正确处理与合作者的关系，正确评价他人的科学成果，特别是正确对待自己的名利，体现着一个科研人员的优良品德。当然在协作科研中会出现有主有从的差异，这就要求医学科研人员一定要有甘当配角的精神，充分认识到角色仅是分工的不同，并无贵贱之分，彼此应本着为完成医学科研任务的共同目标，互相提供资料和设备，互相交流学术思想，互相配合实验等。这既是医学科研工作的基本道德要求，同时更是完成医学科研任务的必要条件。

第二节　涉及人的生物医学研究伦理

涉及人的生物医学研究是医学科研中的重要组成部分。涉及人的生物医学研究伦理是医学科研的一个非常重要且十分棘手的问题，明确涉及人的生物医学研究伦理责任和伦理原则以保证其在伦理上的正当性是十分必要的。

案例 7-2

2008 年，北京某机关干部王某到医院进行例行检查。在神经科，医生让他多做一项检查，他认为是正常检查范围，就答应了。医生在他右手腕及右肋间贴上电极。当医生按动按钮时，王某顿感半臂抽搐。一连五次后，医生又把电极移到他头顶，第一次就使他全身震颤、大脑瞬间失控。他强忍着问医生这是什么检查，医生答道：可能是电流大了一点，可以调小些。就这样又被电了几次，王某四肢酸麻、头痛欲裂。终于熬到检查结束，在王某的反复追问下，医生才说出这是在做一项健康人正常值的试验。这位医生遂掏出 100 元钱，让王某收下，并让他在一份事先写好的协议上签字。王某拒绝，遂引发医疗纠纷。

问题：

试对案例中医生的行为进行伦理分析。

案例 7-3

2018 年 11 月 26 日，贺建奎团队宣布全球首例免疫艾滋病的基因编辑婴儿诞生，并称这对双胞胎的一个基因经过修改，她们出生后即可天然抵抗艾滋病。2019 年 1 月 21 日，广东省"基因编辑婴儿事件"调查组初步查明，基因编辑婴儿事件是为追逐个人名利，自筹资金，私自组织有关人员，使用安全性、有效性不确切的技术，蓄意逃避监管，伪造伦理审查书，实施国家明令禁止的以生殖为目的的人类胚胎基因编辑活动。

问题：

案例中科研人员违背了人体试验的哪些伦理原则？

一、涉及人的生物医学研究的含义和类型

（一）涉及人的生物医学研究的含义

涉及人的生物医学研究即通常所称的人体试验（human subjects experimentation），是以人体作为受试对象，用科学的试验手段，有控制地对受试者进行考察和研究的医学行为过程。在这里人体的概念是一个由尸体、活体、个体和群体所构成的特殊系统，试验的概念则包括解剖、观察、测量、试验等几个研究层次在方法上的连续和统一。

（二）涉及人的生物医学研究的意义

涉及人的生物医学研究是医学科研的重要手段，对于促进医学科学的发展、维护人类自身的利益，有重要的意义。

1. 涉及人的生物医学研究是医学发展的基础和手段　涉及人的生物医学研究在现代医学和医学研究中有着极其重要的地位，无论是基础的医学研究，还是临床的诊断、治疗和预防都离不开人体试验。医学的任何新理论、新方法无论是经过何种人体外试验、多少次成功的动物实验，在常规临床应用之前，都必须回到临床人体试验之中。只有经过人体试验证明确实有益于某种疾病的诊断、治疗，此方法才能推广应用。即便是已常规应用于临床的理论和方法，也必须不断地通过人体试验手段，加以修正和完善。因此人体试验不仅是医学的起点，也是医学研究的最后阶段。

人体试验古来有之。从医学发展史看，没有人体试验，就没有医学的产生和发展。我国古代的"神农尝百草"；古罗马盖仑在解剖学和生理学方面的成就；英国哈维对人体血液循环的发现；法国伯尔纳在实验生理学方面的贡献等均为例证。但由于种种原因，人体试验在医学史上一直得不到应有的地位。在我国，由于受"身体发肤，受之父母，不敢毁伤"的封建伦理思想的束缚，人体解剖始终受阻。在西方，教会的禁令使人体试验一直被认为是不道德的，甚至是有罪的，由此不少医学家还为之献出了生命。

欧洲文艺复兴以后，随着其他自然科学的发展，医学科学产生了根本性的变革，实验医学代替了经验医学。从此，涉及人的生物医学研究的地位逐渐得到了确立，并成为医学发展的方向。随着医学科学的进一步发展，涉及人的生物医学研究在整个医学发展中的地位和作用日益突出。当今的医学，无论是基础医学还是临床医学研究，也无论是诊断还是治疗，在一定程度上都离不开人体试验。现代优生学、体外授精、器官移植、基因工程等医学高新技术的研究，已为医学科研开辟了新的领域，使一些过去无能为力的难题有了解决的希望。而所有这些高新技术的医学研究，无一不是以人体试验为基础。人体试验事实上已成为现代医学的主要研究手段和方式，是现代医

学发展的基础环节。

2. 涉及人的生物医学研究是医学研究成果临床应用的中间环节   医学科研最终都将服务于临床实践,都将涉及人的生命安危。因而,一切医学科研成果,在应用于临床以前,都必须有一个验证过程。现代医学研究虽然已有动物实验的基础,但动物与人毕竟存在着种属的差异,所以新药和新技术不论在动物实验上成功了多少次,在开始应用于人防治疾病之前,仍然需要人体试验的进一步验证。另外,由于人类某些特有的疾病,与动物复制的疾病模型差异太大,如果不经过人体试验这一环节,最终不能确定其临床的医学价值。当然人体试验应该是有目的、有计划、有范围限度、有道德界限的,否则其后果将不堪设想。我国 20 世纪 60、70 年代曾盛行一时,后来被证明对人体有害的卤碱疗法、鸡血疗法等就是这方面的例证,它曾经使广大人民群众不自觉地成了受害的试验对象。这虽已成为历史,但教训却是深刻的。

(三)涉及人的生物医学研究的类型

涉及人的生物医学研究根据其研究目的、研究对象、研究方法等的不同,可以从不同的角度进行分类。

从人体试验的目的看,可以分为以医学为目的的人体试验和非医学为目的的人体试验。就人体试验的本质而言,显然只有前者符合伦理要求,具有价值。因为人体试验作为医学研究,只有以医学为目的,它才能真正地起到保障人民健康、维护患者权利、推动医学事业发展的作用。与此相反,后者追求的或是政治目的或是经济目的或是其他目的(如国际体坛存在的兴奋剂问题)等。这种非医学目的的人体试验,不仅背离了医学试验的性质,起不到维护人民身心健康的作用,而且它本身就是对医学科学的亵渎。因此,人体试验在动机上的评价标准,必须是以医学为目的,凡是背离这一目的的一切非医学人体试验,都是不道德的,其道德价值也应完全否定。

从人体试验发生的原因不同,可以分为天然试验(自然试验)和人为试验。天然试验是指试验的发生、发展和后果是一种自然演进过程,不以医学科研人员的意志为转移。由于作为天然试验的试验者没有任何直接损害受试者的行为,加之是出于医学动机而进行的有益工作,所以试验者不存在承担道德责任的问题。人为试验是指医学科研人员对受试者进行有干预的观察和试验研究,以检验研究成果正确与否及安全性、效用大小的过程。

根据受试对象的性质及其参与研究的意愿不同,人体试验可分为自体试验、自愿试验、欺骗试验和强迫试验四种形式。自体试验是医学科研工作者为了开展科学研究,在自己身体上进行的试验。人类进行自体试验有着悠久历史。美国拉齐尔医生为了研究黄热病的传播媒介,在古巴让蚊子叮咬自己,不幸死于黄热病。自愿试验是受试者在充分知情的基础上自愿同意参加人体试验,其道德价值必须肯定。因为这种试验受试者和试验者完全处于平等的地位,双方通过口头协议或书面合同的办法,都确定了各自的权利和义务。欺骗试验是为了完成试验,利用欺骗的手段让受试者参加试验。由于试验者和受试者存在信息的严重不对称,试验者就有条件通过隐瞒信息或采取不当行为误导受试者参加试验。强迫试验通常是在一定的军事、政治或行政组织的强大压力下,违背受试者意愿,强迫受试者参加的人体试验。在此试验中受试者的平等地位、人格尊严、合法权利均被剥夺。欺骗试验和强迫试验均严重违背了医学科研的伦理要求,无道德价值可言。

《涉及人的生物医学研究伦理审查办法》规定涉及人的生物医学研究包括三种活动:采用现代物理学、化学、生物学、中医药学和心理学等方法对人的生理、心理行为、病理现象、疾病病因和发病机制,以及疾病的预防、诊断、治疗和康复进行研究的活动;医学新技术或者医疗新产品在人体上进行试验研究的活动;采用流行病学、社会学、心理学等方法收集、记录、使用、报告或者储存有关人的样本、医疗记录、行为等科学研究资料的活动。

(四)涉及人的生物医学研究的利弊

人体试验分为得大于失、得小于失和得失不明三种情况。人体试验作为一种发展医学科学的手段,它既有利的一面,也有弊的一面。就其利的方面而言,它主要表现为三点:第一,有效的治疗性试验可以使受试者直接受惠;第二,科学的人体试验对医学的发展或多或少都会起促进作用,即使失败的试验也能提供反面的教训;第三,成功的人体试验对社会将产生积极的影响。就其弊的方面而言，人体试验毕竟是一种试验，它往往带有一定的风险性，不可避免地会对受试者的身心造成一定的伤害，绝对没有任何伤害的人体试验是没有的，只不过是受伤的大小程度及是否可再治疗或再恢复有所不同而已。

一般说来，凡是得明显大于失的人体试验，具有较大的道德价值，宜积极地尽力而为。若得明显小于失的人体试验，其道德价值呈负值，必须禁止。至于得失不明的人体试验，最好暂缓，若确有必要施行，也须谨慎，对其道德评价不能武断。但评价上述三种情况的一般伦理标准都应该是：受试者的权益和安全重于科学和社会效益。

二、涉及人的生物医学研究的伦理原则

涉及人的生物医学研究的伦理的争论从近代实验医学产生以来从未停止过。尽管如此，人体试验也冲破了人们传统认识和道德观念形成的巨大障碍，奠定了在医学中的地位。但是人体试验发展至今也并非完美，其本身存在着技术、方法的缺陷，更存在着运用中的伦理问题，包括一些医学上成功的人体试验，其采用的方法往往是不合理的，甚至是不道德的。为了规范人体试验，防止不道德的试验和滥用人体试验，现已逐步形成了系统、全面的伦理原则和规范。

关于人体试验伦理准则的第一份正式国际性文件是《纽伦堡法典》（The Code of Nuremberg，1946），《赫尔辛基宣言》（Declaration of Helsinki，1964）则是最具影响力和普遍性的关于人体试验伦理规范的代表性文件，是现代医学人体试验研究的规范性指南。我国也非常重视涉及人的生物医学研究伦理方面的规范，相继制定、修改、完善了《涉及人的生物医学研究伦理审查办法》《药物临床试验质量管理规范》《医疗器械临床试验质量管理规范》《药物临床试验伦理审查工作指导原则》等，均对涉及人的生物医学研究提出了明确的伦理要求。对于一个医学科研人员来说，开展涉及人的生物医学研究，必须考虑和遵循如下伦理原则：

（一）维护受试者利益的原则

维护受试者的利益，是开展涉及人的生物医学研究的前提和必须遵循的基本原则。医学人体试验中的很多方法和措施都可能造成对人体的某种伤害或有潜在的危险。因此以人为对象的生物实验必须坚持以维护受试者利益为前提，严格遵守人体试验的道德规范。医学科学研究的重要性要服从于保护受试者的利益不受伤害，不能只顾及医学科研成果而牺牲受试者的利益，这个原则要贯穿于医学人体试验的整个过程。医学科研人员应该自觉地制止受试者出于各种目的而参加具有可预测的高风险性人体试验，即使这种试验对科学或者对社会具有重大意义也不能例外。受试者的利益重于医药科研和社会的利益，医学科研人员应该自觉地把受试者的利益摆在首位，这是医学科研伦理的特殊性所在。

对受试者利益的考虑必须高于对科学和社会利益的考虑，力求使受试者最大程度受益和尽可避免伤害，这是人体试验最重要、最核心的伦理原则。具体来说，人体试验应建立在动物实验获得充分依据确认无明显毒害之后才可以开展；在实施前，应仔细地权衡利弊，对可能出现的各种问题要有充分的估计和准备，不能只顾及医学科研而牺牲患者的根本利益。一般说来试验效果对于受试者的重要性，始终要大于对科学研究和对人类社会方面的影响，否则试验就不能进行。在试验的具体过程中，则要有全面的安全措施，以保证受试者在生理上、心理上受到的不良影响能减少到最低限度。一旦出现了意外情况，应该立即停止试验。此外试验必须在具有相当学术水平和经验的医务人员亲自监督指导下进行。对于这个原则，由于受试者的复杂性（有患者、健康人和特殊人群等），在实际工作中，必须根据不同的对象，慎重地具体贯彻。

（二）医学目的原则

医学目的是涉及人的生物医学研究的唯一目的。涉及人的生物医学研究必须是旨在提高医疗保健水平，改进疾病的诊治和预防措施，探究疾病病因和发病机理，维护和增进人民群众的健康。医学目的原则是涉及人的生物医学研究的根本原则。现代科学技术为医学研究提供了强有力的手段，使医学具有了更广阔的领域和前景，预示着医学对人的控制能力的无限增长。在这种背景下，只有坚持医学人道目的的方向，才能确保人体试验对人类具有积极的意义。涉及人的生物医学研究中，

一切背离医学目的原则的行为都是不道德的。那种以发展医学为名，任意拿人体作试验的行为，必须予以杜绝。为此，任何人体试验都一定要经过认真的鉴定和评价。试验的设计必须严密，符合科学要求，并且都要通过有关专家的论证审查及法定授权部门的批准，方可实施。对于试验成果的公布、研究论文的撰写或发表，都要严格地忠于事实，确保准确。凡是弄虚作假，捏造事实，篡改数据，任意夸大或隐去某一部分的行为，都不符合医学目的原则，是违背道德的。

（三）知情同意原则

涉及人的生物医学研究中，为了充分尊重受试者的自主权，医学科研人员应该向受试者及其家属提供全面、充分、正确的相关信息，让其了解试验的目的、方法及潜在危险等，在使其充分理解的基础上，由受试者自主决定是否参加研究。取得受试者的同意后，还要随时尊重其意愿，包括随时撤销其承诺，而医务人员却不能因此影响对这类患者的正常治疗。对无行为能力、限制行为能力的受试者，项目研究者应当获得其监护人或者法定代理人的书面同意。

伦理学的利他原则，虽然要求社会成员要有勇于牺牲个人利益造福于公众的精神，但这并不意味着无视个人的基本权益和尊严。任何试验者都无权假借社会名义随意挑选试验对象。唯有受试者本人有权自主决定自己是否接受试验，而且对试验必须是知情。这就是说，"同意"应以"知情"为前提，以自主为条件。所有医学科研人员必须知道，受试者具有自己完整的人格尊严、人身权利和自由。试验者必须给予他们完全的尊重，包括他们自主的知情同意的权利。在知情同意获取过程中，项目研究者应当按照知情同意书内容向受试者逐项说明，其中包括：受试者所参加的研究项目的目的、意义和预期效果，可能遇到的风险和不适，以及可能带来的益处或者影响；有无对受试者有益的其他措施或者治疗方案；保密范围和措施；补偿情况，以及发生损害的赔偿和免费治疗；自愿参加并可以随时退出的权利，以及发生问题时的联系人和联系方式等。项目研究者应当给予受试者充分的时间理解知情同意书的内容，由受试者作出是否同意参加研究的决定并签署知情同意书。使他们在充分知情的前提下，在没有任何压力的情况下自主地做出决定，自主选择自己的行为。它们有权参加或者拒绝，他们享有完全的自主权利。医学科研人员必须尊重他们的这种权利。不能因此对他们进行任何的非难或者歧视。因此案例 7-2 中的医生，虽然他的动机是出于医学目的，这种手段也能够获得研究信息，但是其行为是不道德的

对于具有可预测的风险性试验，即使受试者同意，医学科研人员也应该禁止受试者参加。更不允许试验者以各种借口胁迫或者诱使受试者参加这种高危险性试验。这是所有医学科研人员必须遵守的伦理规范，也是其应该特殊具备的科学道德素养。

《涉及人的生物医学研究伦理审查办法》将涉及人的生物医学研究应遵循的伦理原则进一步细化为以下六个方面：

1. 知情同意原则　尊重和保障受试者是否参加研究的自主决定权，严格履行知情同意程序，防止使用欺骗、利诱、胁迫等手段使受试者同意参加研究，允许受试者在任何阶段无条件退出研究。

2. 控制风险原则　首先将受试者人身安全、健康权益放在优先地位，其次才是科学和社会利益，研究风险与受益比例应当合理，使受试者尽可能避免伤害。

3. 免费和补偿原则　应当公平、合理地选择受试者，对受试者参加研究不得收取任何费用，对于受试者在受试过程中支出的合理费用还应当给予适当补偿。

4. 保护隐私原则　切实保护受试者的隐私，如实将受试者个人信息的储存、使用及保密措施情况告知受试者，未经授权不得将受试者个人信息向第三方透露。

5. 依法赔偿原则　受试者参加研究受到损害时，应当得到及时、免费治疗，并依据法律法规及双方约定得到赔偿。

6. 特殊保护原则　对儿童、孕妇、智力低下者、精神障碍患者等特殊人群的受试者，应当予以特别保护。

1964 年第 18 届世界医学大会在芬兰的赫尔辛基召开，会上通过了"指导医务卫生工作者从事包括以人作为受试者的生物医学研究方面的建议"，即《赫尔辛基宣言》（Declaration of Helsinki），这是第一份由国际医学组织和大会制定通过的关于人体试验道德规范的代表性文件。

三、涉及人的生物医学研究的伦理审查

案例 7-4

某医院经医院伦理委员会批准，承担了一项新药的Ⅲ期临床试验。该药已在国外上市并广泛使用，在进入中国市场前需进行临床试验。在试验中出现多例严重不良事件。研究者按照程序要求报告医院伦理委员会，经过伦理委员会讨论，终止了该临床试验的继续进行。

问题：

医院伦理委员会为何终止了该临床试验？

1966 年，美国学者亨瑞·比彻（Henry Beecher）在《伦理学与临床研究》一文中首次提出了对医学研究进行外部监督的理念。同年美国公共卫生署要求由专门的委员会对医学研究课题进行事先审查。从此，对涉及人的生物医学研究进行伦理审查，未经审查和批准的研究项目及成果不得发表等逐步成为国际通则。2016 年 9 月 30 日国家卫生和计划生育委员会通过了《涉及人的生物医学研究伦理审查办法》（以下简称《办法》）以规范涉及人的生物医学研究伦理审查工作，并于 2016 年 12 月 1 日开始施行。

（一）医学伦理委员会

按照《办法》的规定，涉及人的生物医学研究伦理审查由医学伦理委员会负责。

国家卫生健康委员会负责全国涉及人的生物医学研究伦理审查工作的监督管理，成立国家医学伦理专家委员会。国家中医药管理局负责中医药研究伦理审查工作的监督管理，成立国家中医药伦理专家委员会。省级卫生健康委员会行政部门成立省级医学伦理专家委员会。县级以上地方卫生健康委员会行政部门负责本行政区域涉及人的生物医学研究伦理审查工作的监督管理。国家医学伦理专家委员会、国家中医药伦理专家委员会（以下称国家医学伦理专家委员会）负责对涉及人的生物医学研究中的重大伦理问题进行研究，提供政策咨询意见，指导省级医学伦理专家委员会的伦理审查相关工作。省级医学伦理专家委员会协助推动本行政区域涉及人的生物医学研究伦理审查工作的制度化、规范化，指导、检查、评估本行政区域从事涉及人的生物医学研究的医疗卫生机构伦理委员会的工作，开展相关培训、咨询等工作。

从事涉及人的生物医学研究的医疗卫生机构是涉及人的生物医学研究伦理审查工作的管理责任主体，应当设立伦理委员会，并采取有效措施保障伦理委员会独立开展伦理审查工作。伦理委员会的委员应当从生物医学领域和伦理学、法学、社会学等领域的专家和非本机构的社会人士中遴选产生，人数不得少于 7 人，并且应当有不同性别的委员，少数民族地区应当考虑少数民族委员。必要时伦理委员会可以聘请独立顾问，独立顾问对所审查项目的特定问题提供咨询意见，不参与表决。伦理委员会委员应当具备相应的伦理审查能力，并定期接受生物医学研究伦理知识及相关法律法规知识培训。伦理委员会的职责是保护受试者合法权益，维护受试者尊严，促进生物医学研究规范开展；对本机构开展涉及人的生物医学研究项目进行伦理审查，包括初始审查、跟踪审查和复审等；在本机构组织开展相关伦理审查培训。

（二）伦理审查的范围和标准

对涉及人的生物医学研究进行伦理审查的根本目的是为保护人的生命和健康，维护人的尊严，尊重和保护受试者的合法权益。目前涉及人的生物医学研究以药物临床试验和医疗器械临床试验为主，其它还包括各类医疗新技术或新产品的试验研究及由研究者发起的各类研究。

医学伦理委会应按照审查范围决定了是否对项目予以受理和审查。人类受试者主要是指可以通过干预或互动得到个体的数据及可识别的个体身份信息，如临床诊疗、检验时患者的血液、尿液或组织等生物样本及利用其进行的二次研究，因其包含了可识别的个人信息，也属于涉及人的生物医学研究的范围。涉及人的生物医学研究中的"研究"通常指为揭示规律、发现或探索可普遍化的知识而进行的有计划地、系统地收集、分析数据的过程。

按照《办法》的规定，医学伦理委员会批准研究项目的基本标准是：坚持生命伦理的社会价值，

研究方案科学，公平选择受试者，合理的风险与受益比例，知情同意书规范，尊重受试者权利，遵守科研诚信规范。

（三）伦理审查的内容

伦理委员会收到申请材料后，应当及时组织伦理审查，并重点审查以下内容：

1. 研究者的资格、经验、技术能力等是否符合试验要求。

2. 研究方案是否科学，并符合伦理原则的要求。中医药项目研究方案的审查，还应当考虑其传统实践经验。

3. 受试者可能遭受的风险程度与研究预期的受益相比是否在合理范围之内。

4. 知情同意书提供的有关信息是否完整易懂，获得知情同意的过程是否合规恰当。

5. 是否有对受试者个人信息及相关资料的保密措施。

6. 受试者的纳入和排除标准是否恰当、公平。

7. 是否向受试者明确告知其应当享有的权益，包括在研究过程中可以随时无理由退出且不受歧视的权利等。

8. 受试者参加研究的合理支出是否得到了合理补偿；受试者参加研究受到损害时，给予的治疗和赔偿是否合理、合法。

9. 是否有具备资格或者经培训后的研究者负责获取知情同意，并随时接受有关安全问题的咨询。

10. 对受试者在研究中可能承受的风险是否有预防和应对措施。

11. 研究是否涉及利益冲突。

12. 研究是否存在社会舆论风险。

13. 需要审查的其他重点内容。

（四）几种特殊的伦理审查方式

1. 简易审查 对已批准研究项目的研究方案做较小修改且不影响研究的风险受益比的研究项目和研究风险不大于最小风险的研究项目可以申请简易审查程序。简易审查程序可以由伦理委员会主任委员或者由其指定的一个或者几个委员进行审查。审查结果和理由应当及时报告伦理委员会。

2. 跟踪审查 对已批准实施的研究项目，伦理委员会应当指定委员进行跟踪审查。跟踪审查包括以下内容：是否按照已通过伦理审查的研究方案进行试验；研究过程中是否擅自变更项目研究内容；是否发生严重不良反应或者不良事件；是否需要暂停或者提前终止研究项目；其他需要审查的内容。跟踪审查的委员不得少于2人，在跟踪审查时应当及时将审查情况报告伦理委员会。如在案例7-4中，医院伦理委员会针对已发生的严重不良事件，根据风险与受益比例、受试者权利等标准，提前终止了试验项目，确保了受试者的健康利益。

3. 多中心研究的伦理审查 多中心研究可以建立协作审查机制，确保各项目研究机构遵循一致性和及时性原则。牵头机构的伦理委员会负责项目审查，并对参与机构的伦理审查结果进行确认。参与机构的伦理委员会应当及时对本机构参与的研究进行伦理审查，并对牵头机构反馈审查意见。为了保护受试者的人身安全，各机构均有权暂停或者终止本机构的项目研究。

4. 与境外合作研究的伦理审查 境外机构或者个人与国内医疗卫生机构合作开展涉及人的生物医学研究的，应当向国内合作机构的伦理委员会申请研究项目伦理审查。

5. 心理研究的伦理审查 在心理学研究中，因知情同意可能影响受试者对问题的回答，从而影响研究结果的准确性的，研究者可以在项目研究完成后充分告知受试者并获得知情同意书。

（五）伦理审查的监督管理

国家卫生健康委员会负责组织全国涉及人的生物医学研究伦理审查工作的检查、督导；国家中医药管理局负责组织全国中医药研究伦理审查工作的检查、督导。县级以上地方卫生健康委员会行政部门应当加强对本行政区域涉及人的生物医学研究伦理审查工作的日常监督管理。主要监督检查以下内容：

1. 医疗卫生机构是否按照要求设立伦理委员会，并进行备案。

2. 伦理委员会是否建立伦理审查制度。

3. 伦理审查内容和程序是否符合要求。

4. 审查的研究项目是否如实在我国医学研究登记备案信息系统进行登记。

5. 伦理审查结果执行情况。

6. 伦理审查文档管理情况。

7. 伦理委员会委员的伦理培训、学习情况。

8. 对国家和省级医学伦理专家委员会提出的改进意见或者建议是否落实。

9. 其他需要监督检查的相关内容。

第三节　动物实验伦理

微课 7-2

人体在生理结构与机制上与某些动物的相似性，是动物实验存在的基础，为从动物实验推广到人体试验提供了依据。动物实验是医学科研的重要内容，对推动医学和生命科学的发展意义重大。动物实验伦理（animal experimental ethics）的出现，是人类道德进步的重要表现之一，意味着人类已经将道德关怀的范围扩大到动物界，而不仅仅局限于人类自身。

> **案例 7-4**
>
> 　　2015 年 12 月，某高校被发现用犬做实验后遗弃天台。被遗弃的犬相当瘦弱，口部被绷带或胶布绑着，身上布满伤痕，大多数犬的肚子上有疑似手术后的伤口，还在流血，部分犬不断抽搐，步履不稳。主管实验动物工作的该省科技厅下发通知，决定暂停该校动物实验及与之相关的一切活动，并要求学校将自查情况及处理结果上报省科技厅和省教育厅。同时也发现其他高校有专门为纪念小动物献出生命而立的碑。
>
> **问题：**
>
> 　　案例中该高校被暂停动物实验及相关活动的原因是什么？

一、动物实验的概念和特点

（一）动物实验的概念

动物实验是指在医学科研中，利用科学仪器设备，在动物模型上进行人为的变革、复制或模拟某种生物现象，突出主要因素，以观察和研究生命客观规律的过程。

动物实验的目的，是通过对动物生命现象的研究，进而推广到人类生命，以探索人类生命的奥秘，防治各种疾病，延长人类寿命，提高人类生命质量。

（二）动物实验的特点

动物实验之所以重要，除了对于人类健康的安全性考虑之外，还因为与人体试验相比，动物实验具有以下两个特征。

1. 具有简化、纯化作用，并且可以对实验动物进行强化处理　人体的健康和疾病受多种因素影响，人体试验中，往往难以排除受试者年龄、生活环境、社会因素、心理状态等诸多因素的影响。而动物实验则可以排除次要的、无关大局的因素（不仅可以排除社会因素的干扰，甚至可以排除某些自然因素），使实验更好地满足研究人员的设计要求，得以在简化的条件下进行，突出和强化主要的因果关系或相关因素，确保实验结果的准确可靠，有利于发现所要揭示的本质和规律。

2. 动物实验周期较短，经济、可靠、易重复且便于验证和推广　人类的寿命较一般动物要长很多，疾病从潜伏期到康复期的整个病程通常也比较长，临床观察和试验通常需要很长时间。而利用动物实验可以较好地控制发病时间，缩短病程，从而大大缩短实验周期。大多数实验动物如大鼠、小鼠、果蝇等可以通过人工种养进行大量繁殖，也可以在一定程度上降低研究成本，明显比人体试验更为经济。同时人类疾病的发生与治疗是绝不容许人为地重复试验考察的，而动物实验则可以进行重复实验，可靠性更强，也有利于实验结果的验证和推广，同时为人体试验奠定基础。

二、动物实验伦理的含义和要求

（一）动物实验伦理的含义

动物实验伦理是指对利用科学仪器设备，在动物模型上进行人为的变革、复制或模拟某种生物现象，突出主要因素，对观察和研究生命客观规律过程中的伦理问题加以研究的学问。

在人与自然、人与动物的关系上，西方传统文化的主流思想是人类中心主义。这种观点认为，只有人类才具有道德地位和道德权利，人类只对人类自身负有道德责任，动物（和其他自然物）没有道德地位和道德权利可言，人类对动物（和其他自然物）不负有道德责任。如笛卡尔认为，动物只是机械的或无思想、无理性的兽类，不值得人类给予道德关怀；康德认为，动物不是理性存在者，它们不能进行道德思考，所以应该被排除在道德考虑之外。

从动物实验伦理的角度看，古代和近代早期的医学家、博物学家所从事的动物解剖和动物行为观察的确很少考虑到对实验动物的道德关怀，也很少受到批评和反对。但随着近代科学的兴起和发展，特别是 19 世纪以来实验医学的发展和实验动物使用数量的增加，早期动物实验的残酷性受到越来越多的关注，旨在捍卫动物权益的动物保护运动开始出现并迅速发展。英国的动物保护运动起步最早而且声势浩大。1824 年，英国社会改革家理查德·马丁（Richard Martin）成立英国皇家防止虐待动物学会，这是世界上第一个防止虐待动物的组织，也是人类动物保护史上的一座里程碑。随后动物保护运动在各国逐步兴起。麻醉等技术在动物实验中的运用，曾经部分缓解了人们的忧虑，但随着自然科学知识的发展（如进化论证明人与动物同源）、社会生活方式的转变（如宠物的增多）及个体权利意识的扩展，要求人类仁慈对待动物的动物权利解放运动再次兴起。

1966 年，美国国会通过了《实验动物福利法》，后来又多次进行修订，对各种实验动物的饲养条件和空间、饲养人员的条件与职责、专职兽医的任务及各项管理和运输制度进行了详细的规定。1975 年，澳大利亚哲学家彼得·辛格（Peter Singer）的《动物解放》（*Animal Liberation*）一书出版，再次掀起动物保护运动的高潮。当前全球已经有 100 多个国家和地区制定了比较完善的动物福利法规。1984 年，国际医学科学组织理事会和世界卫生组织制定了《涉及动物的生物医学研究的国际伦理准则》。我国也逐渐高度重视动物实验伦理问题，先后颁布了《实验动物管理条例》《关于善待实验动物的指导性意见》《国家科技计划实施中科研不端行为处理办法（试行）》等，明确将"违反实验动物保护规范"列为六种科研不端行为之一。

（二）动物实验的伦理要求

动物权利保护主义的观点和运动，把道德关怀的范围扩大到动物界，要求仁慈地对待动物，在某种程度上体现了人类道德的进步。但是其中某些激进的主张（如生物中心主义理论），最终必然导致反人类主义的结论，是大多数人无法接受的。目前能够达成共识的主要是关于动物福利的观点，所谓动物福利，是指人类应该合理、人道地利用动物，要尽量保证为人类做出贡献的动物享有最基本的权利。这一观点应用到动物实验伦理上，就是使用动物进行实验"无罪"，但人类也应该尽可能地尊重和关爱实验动物。

1959 年，英国动物学家拉塞尔·罗素和微生物学加伯奇在《人道实验技术的原则》（*Principle of Humane Experiment Technique*）一书中提出"替代"（replacement）、"减少"（reduction）、"优化"（refinement）的"3R"原则，得到了广泛的认同，至今仍然是指导动物实验伦理的基本标准。

1. 替代（replacement）　指如果实验允许，应尽可能用没有知觉的实验材料代替活体动物，采用其他方法达到与动物实验相同的目的，或尽可能使用低等动物代替高等动物。

实验动物的替代物范围很广，所有能代替实验动物进行实验的化学物质、生物材料、动植物细胞、组织、器官及低等动植物（如细菌、蠕虫、昆虫等）或计算机模拟程序等，都属于替代物。

根据是否使用动物或动物组织，可以分为相对性替代和绝对性替代。相对性替代指用无痛方法处死动物，然后使用其细胞、组织或器官进行体外实验研究，或者利用低等动物替代高等动物的实验方法。绝对性替代则是指在实验中完全不使用动物。根据替代的程度，可以分为部分替代和全部替代。部分替代指利用替代方法代替整个实验研究计划中的一部分或某一步骤。全部替代指运用替代方法取代原有的整个动物实验方法。例如，"致命剂量 -50"实验（LD-50 test）曾经被广泛用于测试产品（如食品添加剂）的毒性，通过测试可以毒死 50% 受试动物的剂量而得出适用于人体的安全剂量，在实验中，多数受试动物会出现口渴、恶心、腹泻、腹部绞痛、高热等不适症状；2000 年，世界经济合作与发展组织宣布取消"致命剂量 -50"实验，改用其他替代方法。此外当前计算机模拟技术的发展，也已经可以模拟、替代某些动物实验的步骤。

2. 减少（reduction）　指在没有可行的替代方法，必须使用动物进行实验的情况下，应尽可能使用最少量的实验动物获取同样多的实验数据或使用一定数量的实验动物获取更多的实验数据。数据挖掘（data mining）技术是这一方面的新进展，主要指通过综合利用已有的数据，避免不必要的重复实验。这不仅仅是为了降低成本，也是为了在用最少的动物达到所需的目的的同时，最大限度地保护实验动物。

3. 优化（refinement）　指在必须使用动物进行实验的情况下，尽量减少非人道程序对动物的影响范围和程度。基本的要求包括：为实验动物提供适宜的生活条件，以保证实验动物的健康和福利；完善实验程序，优化实验操作技术，尽量减少对实验动物的机体损伤，减轻实验动物的疼痛和不安，不使实验动物遭受不必要的伤害或痛苦；实验结束后认真处理伤口；在确定需要处死实验动物时，应按照人道主义原则实施无痛处死；对实验动物的尸体要妥善处理，不得乱扔乱放等。在某些疾病或药理实验研究中，不应把实验动物的自然死亡作为实验的终点，而应在其产生特定疾病或特定征兆时对其实施无痛处死，以免实验动物遭受过多痛苦。案例 7-4 中，该高校未对试验动物进行妥善处理，减轻其痛苦，违背了动物实验的伦理要求。

当前动物保护运动和动物实验伦理已经取得了长足的发展和丰硕的成果。据统计，2001 年美国使用的实验动物数量与 20 年前相比，已经减少了一半左右。但同时我们也应该看到，"3R"原则只有在不影响实验的科学性和实验结果的前提下才是有效和正确的，如果违反科学研究的规律和目的，过分强调"3R"原则，反对使用动物进行实验，"3R"原则就会失去它的价值和意义。

（罗　萍　朱　永）

思 考 题

1. 医学科研的伦理要求主要有哪些？
2. 涉及人的生物医学研究的伦理原则是什么？
3. 医学伦理委员会批准研究项目的基本标准是什么？
4. 动物实验伦理的"3R"原则的内容是什么？

第八章 医学高新技术研究与应用伦理

21世纪是生命科技的时代，在医学领域，基因重组、人类干细胞研究、克隆技术、人体器官移植等现代医学高新技术的应用为人类征服疾病、延长寿命、提高生活质量带来了福祉。然而医学高新技术的应用也引发了诸多社会伦理问题。因此如何更好地解决这些问题，使医学高新技术在造福人类的同时，努力避免它的负面影响，已成为人们关注的焦点。

第一节 人类辅助生殖技术伦理

繁衍后代是人类最基本的欲望和需求之一，自然生殖是繁衍后代最基本的方式。自然生殖是通过两性性交，男子的精子在女子输卵管内与卵子受精成受精卵，该受精卵分裂成胚胎，胚胎在女子子宫内着床、发育成熟进而分娩的一个连续过程。当上述自然过程中的某一步骤发生了障碍，都会发生女子或男子的不孕不育症。为解决不孕不育症夫妇的生育问题，生命科学突破了人类的自然生育方式，发展出生殖技术以取代自然生殖中的某一步骤甚至全过程。由于生殖技术触及人类道德生活最保守的领域，因而引发了诸多的伦理争论。

案例 8-1

丈夫李某与妻子王某结婚三年一直未能生育，经医院妇科检查，系王某输卵管堵塞所致，虽做过两次人工授精手术，均未成功。李家求子心切，决定由李某与王某分别提供精子、卵子，由李某胞姐（45岁，未婚）代为孕育，所生子女由李某夫妇抚养。李、王及李某胞姐均表示同意。胚胎成功植入李某胞姐子宫内，胎儿发育良好。此后不久，李某以王某不能生育为由起诉到法院要求离婚。王某不同意离婚，并表示即使离婚，自己仍是李某胞姐腹中胎儿的母亲，对出生后的子女享有抚养、监护权。

问题：

1. 辅助生殖技术在给人类带来福音的同时带来哪些伦理挑战？
2. 你是否赞成"借腹生子"？为什么？

一、人类辅助生殖技术的概念和分类

（一）人类辅助生殖技术的概念

人类辅助生殖技术（assisted reproductive technology，ART），是指运用医学科学技术和方法对配子、合子、胚胎进行人工操作，替代自然生殖过程的某一步骤或全部步骤的医学技术。生殖技术包括人工授精、体外受精 - 胚胎移植及其衍生技术。辅助生殖技术可以替代自然生殖过程，从而弥补无法正常自然生殖的缺陷，但同时在技术运用过程中，面对不同的个体及不同情境，也可能引发伦理和法律的质疑。

（二）人类辅助生殖技术的分类

1. 人工授精（artificial insemination，AI） 是收集丈夫或自愿献精者的精子，用人工技术注入女性生殖道，以达到受孕目的的辅助生殖技术。按照精液的来源不同，人工授精可以分为同源人工授精（artificial insemination of husband，AIH）和异源人工授精（artificial insemination of donor，AID）。同源人工授精即用自己丈夫的精子进行的人工授精，又称夫精人工授精或同质人工授精；异源人工授精即用自愿捐献者的精子进行的人工授精，也称供精人工授精或异质人工授精。由于冷冻技术的运用，精液可以被长期保存在 -196.5℃的液态氮中，于是诞生了储存精子的机构——精子库（sperm bank）或被称为"精子银行"。

2. 体外受精（in vitro fertilization，IVF） 即通常人们所说的"试管婴儿"，是指使用人工方法，

让卵子和精子在人体以外受精和发育的生殖方法。体外受精包括诱发排卵、人工授精体外培养及胚胎移植三个关键性步骤。由于目前还无法做到在体外完成人类胚胎和胎儿的全部发育过程，只能将发育到一定程度的胚胎移植到母体子宫中，进一步发育直至诞生。因此体外受精需要与胚胎移植技术联合应用。由于可以激发排卵，受精卵的数目可能超过移植的需要，为了保存剩余的卵子和胚胎，借助冷冻技术，出现了冷冻卵子库和冷冻胚胎库。伴随着卵泡浆内单精子注射术（intracytoplasmic sperm injection，ICSI）的应用，出现了第二代试管婴儿，但由于此项技术对卵子有一定创伤，并且子代的安全性还需长期跟踪随访，因此应严格掌握适应证。胚胎植入前遗传学诊断（pre-implantation genetic diagnosis，PGD）被视为第三代试管婴儿技术，通过该项技术可对胚胎进行遗传学方法检测，挑选合适的胚胎植入母体子宫，以防止遗传性疾病患儿的出生。

3. 代孕母亲（surrogate mother）　又被译为"代理母亲"，是指代人妊娠的妇女。代孕母亲是伴随着人工授精和体外受精技术在临床上的应用而出现的，她们使用自己的或捐赠者的卵子和委托人或捐赠者的精子，通过人工授精和体外受精技术妊娠，分娩后将孩子交给委托人抚养。

4. 无性生殖　又称克隆技术（clone），该技术将高等动物的成体细胞取出，并将其携带遗传信息的细胞核植入去核的卵母细胞中，运用技术让结合体进一步发育，再将发育到一定程度的胚胎移植到母体子宫妊娠、分娩，从而创造出与供体细胞遗传上完全相同的生命体。1997年2月，克隆羊"多莉"的诞生表明高等动物所遵循的有性生殖繁殖规律被打破，生命可以通过无性生殖繁殖和"复制"。

二、人类辅助生殖技术的伦理讨论

人类辅助生殖技术的出现及其在临床上应用直接触及人类道德生活最保守的领域，必然引发复杂的社会伦理和法律问题，既具有其伦理价值也不免产生伦理争议。

（一）人类辅助生殖技术的伦理价值

1. 治疗不孕不育　生殖技术的初衷就是为了解决不孕不育问题，这是其最基本价值。人工授精主要解决丈夫的不育问题，同源人工授精适用于男性性功能异常或中轻度少精、弱精或其他轻度男性不育者；异源人工授精适用于男性无精子或夫妻为同一染色体隐性杂合体者。在体外受精 - 胚胎移植技术中，第一代"试管婴儿"技术主要解决女方因输卵管阻塞、女性宫颈黏膜不利于精子通过及其他不明原因的不孕不育问题；第二代"试管婴儿"技术有助于解决男方极度少精、弱精或阻塞性少精引发的不育问题。

据WHO统计，由于大气污染、环境恶化等原因，全球育龄夫妇中，有5%～15%存在着不同程度的生育困难。我国不孕不育夫妇的比例约达到10%。这些夫妇承受着来自社会和家庭的巨大压力，身心健康和生活质量受到了严重的影响。辅助生殖技术解决了不孕不育难题，帮助他们实现了为人父母的愿望，其价值已经得到了社会的普遍肯定。

2. 改善人类个体的遗传素质　挑选优质精子和卵子进行人工授精和体外受精，既可以实现预防性优生，对于患有遗传性疾病可能性极大的夫妇，选择他人的生殖细胞进行辅助生殖，可以避免遗传性疾病的发生；挑选优质的生殖细胞进行辅助生殖可以实现积极优生。例如利用胚胎植入前诊断技术，将有遗传病的夫妇通过体外受精发育成的胚胎进行筛选，选择没有遗传病基因的胚胎植入女方子宫内，从而避免子代遗传病的发生，改善个体的遗传素质。

3. 提供"生殖保险"　生殖技术可以提供生殖保险服务。利用现代技术将生殖细胞、受精卵或胚胎进行冷冻保存，随时可以取用。一旦一对夫妇在失去生育能力的情况下渴望再生育孩子，便可取用冷冻的生殖细胞、受精卵或胚胎进行人工授精或体外受精 - 胚胎移植，实现生育愿望。

（二）人类辅助生殖技术引发的伦理问题

案例 8-2

2014年5月15日，中国首例冷冻胚胎继承权纠纷案在江苏宜兴法院一审宣判。原告沈某起诉他的亲家，要求继承儿子沈某和儿媳身亡后留下的冷冻受精胚胎。四位失独老人为争夺子女留下的冷冻受精胚胎诉诸法院，一审却以原、被告双方均无法获得继承权收场。

问题：

为什么原、被告双方均无法获得继承权？胚胎的道德地位是怎样的？

1. 配子、合子、胚胎的道德地位　卵子、精子、受精卵、胚胎是否具有道德地位？是提供者的"物"、身体的一部分，还是具有道德地位的独立个体？他们可否被视为提供者的财产？提供者是否可以以此索取报酬？案例8-2中之所以原、被告双方均无法获得继承权，就是因为冷冻胚胎既不被视为人，可以领养，也不被视为物，可以继承，而是被看作具有一定道德地位的实体（entity）。

对于精子、卵子、胚胎、子宫等可否作为商品，人们有不同的看法，特别是精子能否商品化的问题有两种相反的意见：反对者认为，提供精子是一种人道行为，应该是无偿的；精子商品化可能造成供体不关心自己行为的后果，有意或无意地隐瞒自己身体上、行为上、心理上的缺陷；精子商品化也可能使供精者多次供精，造成同父异母的后代增多，近亲婚配的危险性增加，给人类遗传带来灾难；精子库可能由于竞争或追求利润最大化或追求高质量，只提供一类他们认为"最佳的"精子，从而影响人类基因的多样性；精子的商品化会加剧其他人体组织或器官的商品化等。支持者认为，精子商品化可以解决精子不足的困境，虽然可能引起的精子质量下降或多次供精的问题，但可以通过采取措施加以控制；精液和血液一样可以再生，收集适当的精液是非侵害性的，与摘取人体活组织器官所造成的侵害显著不同，因此精子商品化与活体组织和器官商品化不可同日而语等。一些国家在立法上倾向于禁止商品化，如英国政府规定"对捐赠者只能支付与医疗有关的花费"，澳大利亚政府规定"禁止出售精子、卵子与胚胎"。我国禁止精子、卵子和胚胎的商品化，但允许给捐赠者一些合理的误工、交通和医疗补助。

2. 家庭人伦关系的确定　采用AID所生的孩子可以说有两个父亲，一个是养育父亲，一个是遗传父亲。代孕技术所采用的精子和卵子及植入子宫的多种可能性，使代孕婴儿的父母身份更加复杂。母亲可分为"遗传母亲"、"孕育母亲"、"养育母亲"，三者合一者为"完全母亲"；父亲可分为"遗传父亲"、"养育父亲"两者合一者为"完全父亲"。那么谁才是真正的父母？谁对代孕婴儿具有道德上和法律上的权利和义务？未婚男女、同性恋者通过生殖技术生育后代的行为所面临的家庭伦理挑战更为严峻。我国2003年颁布的《人类辅助生殖技术和人类精子库伦理原则》明确规定，不得对单身妇女实施使用人类辅助生殖技术。

3. 破坏自然法则　在人类遗传学和生殖生物学中，迄今为止遵守着一条铁的法则：由父母通过性细胞中遗传物质DNA的结合而产生后代。质疑者认为，生儿育女是婚姻、爱情结合的永恒体现，生殖技术切断了生儿育女和婚姻的联系。生育变成了配种，家庭的神圣殿堂变成了生物学实验室，同时把人类分成了两类：自然繁殖的人和用技术繁殖的人。

4. 滥用或错用的风险

> **案例8-3**
>
> 英国的一位人工授精专科医师，对要求人工授精服务的夫妇，声称使用其丈夫的或到精子库购买的精子，实际上都是使用自己的精子进行人工授精，使6000多个人工授精儿出生，因此，获"世界上产子最多父亲"的称号。
>
> 问题：
>
> 滥用生殖技术会带来什么严重后果？

案例8-3中专科医师的行为属于典型的"滥用"，即在操作技术时违反基本的操作规范和社会伦理准则，从而造成不良后果。英国学者罗伯特·温斯顿曾在专业期刊《自然的细胞生态》上撰文，不分病因而为所有患者实施IVF并无必要。他还警告说，某些特定的辅助生殖技术，如使用冷冻胚胎有可能会产生有先天缺陷的婴儿。

"错用"指生殖技术操作者的动机是好的，但由于操作不当带来了不良后果。如由于精子库工作人员的失误，误将黑种人捐献的精子用于满足白种人夫妇生殖需求，生下一名混血女婴，使他们难以接受而诉诸法律。精子库工作人员的失误导致了这一事件的发生。

> **案例8-4**
>
> 据人民网2008年10月17日报道：相恋两年零七个月，22岁的女子蔡某和32岁的男友李某决定在2009年元旦步入婚姻殿堂，然而李某意外车祸身亡。就在这时，蔡某做出了一个惊人的决定：要提取死去男友的精子，为他生个孩子。

问题:
　　是否可以提取李某的精子进行人工授精?

三、人类辅助生殖技术和人类精子库的伦理原则

　　我国于2003年修订并颁布了《人类辅助生殖技术和人类精子库伦理原则》和《人类辅助生殖技术规范》。在原有基础上提高了应用相关技术的机构设置标准、技术实施人员的资质要求及技术操作的质量标准和技术规范,并进一步明确和细化了技术实施中的伦理原则。

（一）我国辅助生殖技术应用的伦理原则

　　1. 有利于患者的原则 ①综合考虑患者病理、生理、心理及社会因素,医务人员有义务告诉患者目前可供选择的治疗手段、利弊及其所承担的风险,在患者充分知情的情况下,提出有医学指征的选择和最有利于患者的治疗方案。②禁止以多胎和商业化供卵为目的的促排卵。③不育夫妇对实施人类辅助生殖技术过程中获得的配子、胚胎拥有选择处理方式的权利,技术服务机构必须对此有详细的记录,并获得夫、妇或双方的书面知情同意。④患者的配子和胚胎在未征得其知情同意情况下,不得进行任何处理,更不得进行买卖。

　　2. 知情同意的原则 ①人类辅助生殖技术必须在夫妇双方自愿同意并签署书面知情同意书后方可实施。②医务人员对符合人类辅助生殖技术适应证的夫妇,须使其了解:实施该技术的必要性、实施程序、可能承受的风险及为降低这些风险所采取的措施、该机构稳定的成功率、每周期大致的总费用及进口、国产药物选择等与患者作出合理选择相关的实质性信息。③接受人类辅助生殖技术的夫妇在任何时候都有权提出中止该技术的实施,并且不会影响对其今后的治疗。④医务人员必须告知接受人类辅助生殖技术的夫妇及其已出生的孩子随访的必要性。⑤医务人员有义务告知捐赠者对其进行健康检查的必要性,并获取书面知情同意书。

　　3. 保护后代的原则 ①医务人员有义务告知受者通过人类辅助生殖技术出生的后代与自然受孕分娩的后代享有同样的法律权利和义务,包括后代的继承权、受教育权、赡养父母的义务、父母离异时对孩子监护权的裁定等。②医务人员有义务告知接受人类辅助生殖技术治疗的夫妇,他们通过对该技术出生的孩子(包括对有出生缺陷的孩子)负有伦理、道德和法律上的权利和义务。③如果有证据表明实施人类辅助生殖技术将会对后代产生严重的生理、心理和社会损害,医务人员有义务停止该技术的实施。④医务人员不得对近亲间及任何不符合伦理、道德原则的精子和卵子实施人类辅助生殖技术。⑤医务人员不得实施代孕技术。⑥医务人员不得实施胚胎赠送助孕技术。⑦在尚未解决人卵胞浆移植和人卵核移植技术安全性问题之前,医务人员不得实施以治疗不育为目的的人卵胞浆移植和人卵核移植技术。⑧同一供者的精子、卵子最多只能使5名妇女受孕。⑨医务人员不得实施以生育为目的的嵌合体胚胎技术。

　　案例8-4中,提取已故丈夫的精子进行人工授精无法得到伦理辩护的理由即是基于对后代的保护。多数国家和学者主张限制或禁止非在婚妇女实施供体人工授精,因为利用这种形式出生的孩子,在家庭中缺乏两种性别角色模型,容易受到心理和社会的伤害,因此对后代的健康和成长不利,其母负担也较重。如挪威只允许给已婚妇女实施;瑞典只允许给已婚或处于永久同居关系的妇女实施;法国禁止给单身妇女实施等。我国规定,医务人员不得对单身妇女实施人类辅助生殖技术。

　　4. 社会公益原则 ①医务人员必须严格贯彻国家人口和计划生育法律法规,不得对不符合国家人口和计划生育法规和条例规定的夫妇和单身妇女实施人类辅助生殖技术。②根据《母婴保健法》,医务人员不得实施非医学需要的性别选择。③医务人员不得实施生殖性克隆技术。④医务人员不得将异种配子和胚胎用于人类辅助生殖技术。⑤医务人员不得进行各种违反伦理、道德原则的配子和胚胎实验研究及临床工作。

　　5. 保密原则 ①互盲原则,凡使用供精实施的人类辅助生殖技术,供方与受方夫妇应保持互盲、供方与实施人类辅助生殖技术的医务人员应保持互盲、供方与后代保持互盲。②机构和医务人员对使用人类辅助生殖技术的所有参与者(如卵子捐赠者和受者)有实行匿名和保密的义务。匿名是藏

匿供体的身份，保密是藏匿受体参与配子捐赠的事实及对受者有关信息的保密。③医务人员有义务告知捐赠者不可查询受者及其后代的一切信息，并签署书面知情同意书。

6. 严防商业化的原则 ①医疗机构和医务人员对要求实施人类辅助生殖技术的夫妇，要严格掌握适应证，不能受经济利益驱动而滥用人类辅助生殖技术。②供精、供卵只能是以捐赠助人为目的，禁止买卖，但是可以给予捐赠者必要的误工、交通和医疗补偿。

7. 伦理监督的原则 ①为确保以上原则的实施，实施人类辅助生殖技术的机构应建立生殖医学伦理委员会并接受其指导和监督。②生殖医学伦理委员会应由医学伦理学、心理学、社会学、法学、生殖医学、护理学专家和群众代表等组成。③生殖医学伦理委员会应依据上述原则对人类辅助生殖技术的全过程和有关研究进行监督，开展生殖医学伦理宣传教育，并对实施中遇到的伦理问题进行审查、咨询、论证和建议。

（二）人类精子库的伦理原则

1. 有利于供受者的原则 ①严格对供精者进行筛查，精液必须经过检疫方可使用，以避免或减少出生缺陷，防止性传播疾病的传播和蔓延。②严禁用商业广告形式募集供精者，要采取社会能够接受的、文明的形式和方法，应尽可能扩大供精者群体，建立完善的供精者体貌特征表，尊重受者夫妇的选择权。③应配备相应的心理咨询服务，为供精者和自冻精者解决可能出现的心理障碍。④应充分理解和尊重供精者和自冻精者在精液采集过程中可能遇到的困难，并给予最大的帮助。

2. 知情同意的原则 ①供精者应是完全自愿地参加供精，并有权知道其精液的用途及限制供精次数的必要性（防止后代血亲通婚），应签署书面知情同意书。②供精者在心理、生理不适或其他情况下，有权终止供精，同时在适当补偿精子库筛查和冷冻费用后，有权要求终止使用已被冷冻保存的精液。③需进行自精冷冻保存者，也应在签署知情同意书后，方可实施自精冷冻保存。医务人员有义务告知自精冷冻保存者采用该项技术的必要性、目前的冷冻复苏率和最终可能的治疗结果。④精子库不得采集、检测、保存和使用未签署知情同意书者的精液。

3. 保护后代的原则 ①医务人员有义务告知供精者，对其供精出生的后代无任何的权利和义务。②建立完善的供精使用管理体系，精子库有义务在匿名的情况下，为未来人工授精后代提供有关医学信息的婚姻咨询服务。

4. 社会公益原则 ①建立和完善的供精者管理机制，严禁同一供精者多处供精并使五名以上妇女受孕。②不得实施无医学指征的 X、Y 精子筛选。

5. 保密原则 ①为保护供精者和受者夫妇及所出生后代的权益，供者和受者夫妇应保持互盲，供者和实施人类辅助生殖技术的医务人员应保持互盲，供者和后代应保持互盲。②精子库的医务人员有义务为供者、受者及其后代保密，精子库应建立严格的保密制度并确保实施，包括冷冻精液被使用时应一律用代码表示，冷冻精液的受者身份对精子库隐匿等措施。③受者夫妇及实施人类辅助生殖技术机构的医务人员均无权查阅供精者证实身份的信息资料，供精者无权查阅受者及其后代的一切身份信息资料。

6. 严防商业化的原则 ①禁止以营利为目的的供精行为。供精是自愿的人道主义行为，精子库仅可以对供者给予必要的误工、交通和所承担的医疗风险补偿。②人类精子库只能向已经获得卫生部人类辅助生殖技术批准证书的机构提供符合国家技术规范要求的冷冻精液。③禁止买卖精子，精子库的精子不得作为商品进行市场交易。④人类精子库不得为追求高额回报降低供精质量。

7. 伦理监督的原则 ①为确保以上原则的实施，精子库应接受由医学伦理学、心理学、社会学、法学和生殖医学、护理、群众代表等专家组成的生殖医学伦理委员会的指导、监督和审查。②生殖医学伦理委员会应依据上述原则对精子库进行监督，并开展必要的伦理宣传和教育，对实施中遇到的伦理问题进行审查、咨询、论证和建议。

第二节 人体器官移植伦理

人体器官移植是 20 世纪最伟大的医学成就之一。随着手术治疗水平的提高及免疫抑制剂的改进，器官移植手术挽救了无数生命垂危患者的生命，但也存在一定的伦理争议。

案例 8-5

英国一名 13 岁男孩代维，在一次车祸中受重伤，27 小时后死去。医生发现他身上带有一张他签字的器官捐献卡，立即征求其父母的意见，他们同意在确诊代维的大脑死亡后，即可摘取其生前表示愿意捐出的器官。"全英移植服务中心"立即从电脑中找出可与代维的器官相容的患者，并通知有关医院。结果共有 8 个患者因移植了代维的器官而获得新生。

问题：

试运用器官移植伦理分析上述案例的现实意义。

案例 8-6

在危地马拉的一个村庄里，警察发现一对夫妇在当地办的一个地下育婴堂，以供国外急需移植器官的患者，每个婴儿的售价是 7.5 万美元。

问题：

人的器官是否可以作为商品用于买卖？

一、人体器官移植的概念与分类

（一）概念

器官移植（organ transplantation），是指用健康器官或组织置换功能衰竭或者丧失的器官或组织，以挽救患者生命的一项高新医学技术。目前器官移植技术已经成为治疗某些疾病的有效方法。在临床上提供器官的人被称为器官供体，接受器官的患者被称为器官受体。

（二）分类

根据移植器官的种类，器官移植可分为生物器官移植和人工器官移植。在生物器官移植中，根据供体和受体的生物遗传特点又可分为同种器官移植（包括同种自体移植和同种异体移植）和异种器官移植。

依据移植器官所涉范围，器官移植可有广义和狭义之分。狭义的器官移植是指摘取器官捐献者具有特定功能的肝脏、心脏、肺脏、肾脏、胰脏等器官的部分或全部，将其移植入接受者的身体以代替其病损器官的过程。我国于 2007 年 5 月 1 日起实施的《人体器官移植条例》规范的是狭义的人体器官移植。广义的人体器官移植还包括细胞移植和组织移植。

二、人体器官移植的伦理问题

目前制约器官移植技术的最主要因素是移植器官的短缺，这带来两个方面的问题：首先是如何合乎道德地获取可供移植的器官，即关于移植用器官的来源问题；其次是一旦有人捐献器官，谁优先进行器官移植，即关于受体的选择问题。

（一）器官来源及其伦理分析

在世界范围内关于器官的来源主要有活体器官、尸体器官（死体活器官）、胎儿器官、异种器官、人造器官等，而如何获取这些器官，除人造器官外，又有自愿捐献、器官买卖、推定同意等方式。

1. 器官捐献　活体器官、尸体器官、胎儿器官，目前获取的主要方式是通过自愿捐献来实现的。这一器官来源途径强调器官供者的自愿和知情同意是收集器官的基本道德准则。

（1）活体捐献　我国《人体器官移植条例》规定，活体器官的接受人限于活体器官捐献人的配偶、直系血亲或者三代以内旁系血亲，或者有证据证明与活体器官捐献人存在因帮扶等形成亲情关系的人员。对于非主要脏器的其他组织器官如骨髓、角膜等，出于人道的原因，可以鼓励、支持非亲戚社会成员自愿捐献，但应排除因经济目的或其他非人道因素的存在。

（2）尸体捐献　尸体捐献是目前世界范围内器官移植采用最多的来源方式。尸体器官的捐献主要有两种操作方式：

一是自愿捐献，是指死者生前以某种法律或公众认可的方式表达了死后捐献器官的意愿，或者死后由亲属代其表达捐献意愿的尸体器官。

荷兰政府于1992年1月宣布，凡18岁以上的荷兰男女公民都应填写《人体器官捐献普查表》，然后由各级政府将普查结果逐级汇总到中央档案库，为政府当局制订有关计划和方案提供可靠依据。美国的《统一组织捐献法》最大限度地体现了自愿和知情同意的伦理原则。英国于1972年就开始发起题为"我愿死后帮助某些人活着"的器官捐献活动，每年散发550万张捐献卡，该卡片一经填写即生效，不必再询问其家属的意见。案例8-5中的代维即是通过这种方式实现了自愿捐献器官的心愿。中国的器官移植组织也发行了器官捐献卡，其正面为红丝带标志和"爱心捐献、传递生命"字样，背面是卡片持有人的个人资料，以及器官移植机构的联系方式。

二是推定同意，推定同意是指法律明确规定，公民生前没有表示反对器官捐献，即视为自愿捐献器官。由政府授权给医师，允许他们从尸体上收集所需要的组织和器官。推定同意有两种形式：一种是国家给予医师以全权来摘取尸体上有用的组织或器官，不考虑死者及其家属的意愿；另一种是当不存在来自死者或家庭成员的反对时，才进行器官的收集。

2. 器官买卖 如果单纯从解决移植用器官的目的来说，器官商品化确实可以吸引一些人提供器官以缓解器官紧缺的矛盾，但是由此引发的道德、法律问题却不得不使人望而却步。这些问题体现在：第一，器官质量难以得到保证。受体往往难以了解所购买的器官是否安全和健康，比如供体是否有传染病、遗传病等。第二，器官买卖会导致在生死面前的极度不平等。有钱人可以购买器官而重获新生，而贫穷者只能绝望地等待死亡来临。同时，在贫富悬殊的社会，穷人也可能期望通过出售自己的器官来获取金钱以改善自身经济拮据的状况，这会加大本来就极不平等的贫富之间的鸿沟。第三，器官商品化极易诱发犯罪。目前在有些国家和地区，已经出现了以金钱为目的，通过损人健康、残害生命获取人体器官的地下暴力集团，他们通过非法买卖器官以牟取暴利。同时世界上也已经发现了许多诸如监狱犯人通过出售器官减刑，高利贷组织通过逼债方式强行摘除器官抵债等犯罪行为。如案例8-6所说的器官商品化的恶果，这样的例子还有很多，这说明器官商品化必然会走向器官移植目的的反面。

正因为上述种种原因，1989年5月世界卫生组织呼吁制定一个有关人体器官交易的全球禁令，敦促其成员国制定限制器官买卖的法律。实际上许多国家已经对人体器官交易明令禁止。美国于1984年颁布《全国器官移植法》，宣布器官买卖为非法行为。英国、德国、韩国、中国台湾等国家和地区也规定器官买卖为非法。我国于2007年颁布实施的《人体器官移植条例》明确规定，任何组织或者个人不得以任何形式买卖人体器官，不得从事与买卖人体器官有关的活动。

3. 胎儿器官 从医学的角度来说，在今天所有的器官来源中，治疗效果最好的应该是胎儿器官。胎儿器官、组织和细胞的移植已经成为当今治疗帕金森病、糖尿病、镰状细胞性贫血和某些癌症的重要医疗手段之一。早在20世纪60年代，我国就开始了胎肝细胞临床应用的尝试。20世纪80年代末，我国又成功进行了胎儿肾上腺髓质脑移植，治疗帕金森病。由于胎儿器官移植所引起的机体免疫排斥反应轻微，手术成功率高，加上因自然、非自然（人工流产）原因产生大量需要处理的胎儿，这就给胎儿器官移植在客观上提供了可能，并使其具有诱人的前景。

但是伦理难题也随之而来：胎儿是不是人？应用胎儿的器官、组织、细胞是否需要强调知情同意？出于治疗目的培育胎儿是否道德？胎儿器官、组织和细胞的产业化是否合乎道德？这些问题已经在困扰着临床医务人员。最令人担忧的是，利用胎儿器官会造成伤害，比如为治疗而怀孕或流产等，不仅伤害胎儿，也伤害怀孕者。因此许多国家包括中国都对此采取了禁止政策。

4. 异种器官 由于人类移植器官来源紧张，世界各地每年都有大量患者因不能及时获取移植器官而死亡，于是人们开始将获取移植器官的目光转向了非人类的其他动物身上。首先，人们将目光锁定在与人类有亲缘关系的灵长类动物如猴子、狒狒、猩猩等身上。1963年，美国一名患者移植了猴子的肾脏存活了9个月。1968年，英国一名心衰儿童的血液循环与狒狒心脏相连，存活了16小时。1992年，美国一名35岁男性肝病患者移植了一头狒狒的肝脏，两个半月后，患者死于真菌感染。

对于异种器官移植，救治患者的动机是没有问题的，但伦理问题不容忽视。免疫排斥、跨物种感染等问题难以解决。此外移植动物器官后虽获得生命的延续，但植有动物器官的生命能否被自己和他人接受却是需要考虑的问题。

（二）受体的选择及其伦理分析

一旦得到一个可供移植的器官，谁应该或优先获得这个器官？这涉及受体选择的标准问题。目前在临床上通用的标准包括医学标准和社会标准两方面：

1. 医学标准　指器官移植的适应证和禁忌证，包括受者的生命质量状况、健康状况、病情的严重程度、器官移植的迫切性、免疫相容性等因素。医生根据医学标准对受者器官移植成功概率的大小进行评估，尽可能将有限的器官分配给符合医学标准的患者。

2. 社会标准

（1）捐献意愿：无论是活体器官捐献还是死后捐献器官，捐献者的意愿都是首要考虑的因素，应该得到尊重。

（2）是否曾经捐献："曾经的捐献者及其家属"有权优先获得可供移植的器官。如果器官的捐献者及其家属需要进行器官移植手术，他们将优先于其他需求者获得器官。这既符合"等利交换"的公平原则，也有利于鼓励更多的人捐献器官。

（3）登记时序：即所谓的"先来后到"。一般而言，如果器官捐献者没有明确指定将器官捐献给谁，就按照登记的先后顺序选择器官的接受者。

除以上标准外，受者的社会价值、在家庭中的地位和作用、经济支付能力、移植的科研价值、捐赠者与受赠者所在地理位置的远近等也是临床中选择器官受者需考虑的因素，但这些只能作为辅助因素，不能成为优先选择的标准。

三、人体器官移植伦理原则

器官移植技术的使用目的是治病救人，但是如果对这一技术使用不当，就会对当事者造成伤害。鉴于器官移植技术在临床应用中所遇到的各种伦理挑战，为这一技术的使用制定严格的伦理原则是必要的。

（一）患者健康利益至上原则

患者健康利益至上原则是指在器官移植技术的应用中，必须把符合患者健康利益作为首要标准。只有能够增进患者利益的行为，才可以获得伦理学上的辩护。当患者的健康利益与患者的其他利益或患者之外的利益发生冲突时，应首先考虑患者的健康利益。

在目前的技术水平下，器官移植的成功率还不够高，受者的存活率还比较低，而移植费用又很高，风险大。从事器官移植的临床医生存在着"掌握器官移植技术与维护患者健康利益"之间的矛盾。医务人员应把恢复患者的健康作为首要的目的，将掌握技术、开展科学研究、推动医学发展放在其后。绝不能让患者承担不适当的风险、遭受不必要的损害。

（二）唯一性原则

唯一性原则要求在针对患者的所有治疗方案中，器官移植是唯一具有救治希望的方案时，医务人员才可以选择这种治疗方案。也就是说，在当前的医学水平下，其他的治疗方案已经不能够使患者继续生存下去，而必须使用器官移植技术。由于人类器官移植的成功率比一般外科手术低，对受者的风险太大，一旦手术失败，在移植器官供不应求的情况下，能否再及时获得可供移植的器官供体是极不确定的，就有可能直接危害患者的生命。

鉴于上述原因，医师在决定对患者使用器官移植技术时，必须综合衡量各种代价得失，小心谨慎，不得任意使用。

（三）自愿、无偿和禁止商业化的原则

在器官捐献中应尊重捐献者的自主意愿，保证以无偿捐赠的方式获取器官，不得买卖器官。此原则既体现了对人类尊严的尊重，也在一定程度上防止因器官商业化而出现不良后果。我国《人体器官移植条例》对该伦理原则进行了规定：①人体器官捐献应当遵循自愿、无偿的原则。公民享有捐献或者不捐献其人体器官的权利；任何组织或者个人不得强迫、欺骗或者利诱他人捐献人体器官。②捐献人体器官的公民应当具有完全民事行为能力，应当有书面形式的捐献意愿，对已经表示捐献

其人体器官的意愿，有权予以撤销。公民生前表示不同意捐献其人体器官的，任何组织或者个人不得捐献、摘取该公民的人体器官；公民生前未表示不同意捐献其人体器官的，该公民死亡后，其配偶、成年子女、父母可以以书面形式共同表示同意捐献该公民人体器官的意愿。③任何组织或者个人不得摘取未满18周岁公民的活体器官用于移植。④活体器官的接受人限于活体器官捐献人的配偶、直系血亲或者三代以内旁系血亲，或者有证据证明与活体器官捐献人存在因帮扶等形成亲情关系的人员。⑤任何组织或者个人不得以任何形式买卖人体器官，不得从事与买卖人体器官有关的活动。⑥从事人体器官移植的医疗机构实施人体器官移植手术，除向接受人收取摘取和植入人体器官的手术费，保存和运送人体器官的费用，摘取、植入人体器官所发生的药费、检验费、医用耗材费用外，不得收取或者变相收取所移植人体器官的费用。

（四）尊重和保护供者原则

器官移植手术能否进行，往往取决于有没有合适的供者，对供者的健康利益应给予充分的尊重和保护。

活体提供器官的一个最基本的伦理原则是不能危及供者的生命，摘取某些成对健康器官之一或失去部分器官组织并不影响供者原有的生理功能，对供者的健康没有威胁，也不会因此而致残。对于活体供者，除尊重外，还要给予必要的保护，通过优质的治疗和护理使伤口早日愈合，早日恢复身体健康，并尽可能维护其生命质量。

对于同意死亡之后捐献器官的患者，医务人员应给予充分的尊重。摘取器官时态度应严肃认真，充满对死者的敬意。应采用当前通行的、公认的死亡标准，不能为获取器官而随意判定供者死亡。要保证供者生前的医护标准，不能随意降低；对于器官已被摘取的尸体，应当遵循伦理原则进行医学处理，除用于移植的器官外，应恢复尸体原貌。

（五）知情同意原则

器官移植手术中，遵循知情同意原则主要包括两个方面：一是受者的知情同意；二是供着的知情同意。无论对于器官移植的受者还是供者，都必须尊重他们的知情权，并取得他们的知情同意，知情同意必须采取书面形式。

对于受者及其家属而言，知情同意的内容应包括但不限于患者病情的严重程度；可能的治疗方案（包括器官移植在内）；器官移植的必要性、程序、预后情况（包括可能的风险）；器官移植及后续维持的费用等。移植后的维持费用需要向患者说明，避免出现患者移植成功后由于负担不起后续的维持费用而申请"安乐死"的尴尬局面。对于供者来说，知情的内容应至少包括：摘取器官的用途；摘取器官对供者健康的影响；摘取器官手术的风险、术后注意事项、可能发生的并发症及其预防措施；器官移植的程序；死亡判定的标准等。

（六）保密原则

医生应当对人体器官捐献人、接受人和申请器官移植手术患者的个人资料保密。一方面要对他人和社会保密；另一方面在某些情况下，供者与受者之间尽量保持"互盲"。

（七）公正原则

公平对待器官移植的接受者和捐献者。给予捐献者充分的尊重和保护及必要的合理补偿；给予接受者平等的获取器官的机会，按照医学标准和社会标准进行评估和选择，避免器官的分配和器官移植患者的排序受到其他因素的干扰。完善器官移植的法律体系，加强公平公正的制度保障。以公开促进公正，使器官分配工作能够接受社会、患者和医疗机构的共同监督。不断完善器官移植的共享系统，设立专门的管理和监督机构，对器官分配与共享进行监管。

（八）伦理审查原则

负责人体器官移植的医生在摘取活体器官前或者尸体器官捐献人死亡前应当向所在医疗机构的人体器官移植技术临床应用与伦理委员会提出摘取人体器官审查申请，在伦理审查通过后方可实施。委员会审查的事项主要包括：人体器官捐献人的捐献意愿是否真实；有无买卖或者变相买卖人体器官的情形；人体器官的配型和接受人的适应证是否符合伦理原则和人体器官移植技术管理规范。需经 2/3 以上委员同意方可实施。

第三节 人类胚胎干细胞研究与应用伦理

一、人类胚胎干细胞研究概述

胚胎干细胞（embryonic stem cell，ESC）是从人的早期胚胎中提取的一种高度未分化的细胞。它具有发育的全能性，可以长期自我分化和自我更新，能分化成人体 200 多种细胞，形成机体的所有组织和器官。

人类胚胎干细胞具有体外培养无限增值、自我更新和多向分化的特性，无论在体外还是体内，人类胚胎干细胞都有被诱导为机体几乎所有细胞类型的可能性，正是由于这种"全能"的发展潜力，决定了其广泛的应用价值，主要表现在以下几方面：①在器官组织移植方面，胚胎干细胞能分化成人体 200 多种细胞类型，形成机体的任何细胞、组织和器官。如果掌握其分化发育的规律，在人工条件下定向分化为所需的细胞、组织乃至器官，就可以解决十分紧缺的组织和器官移植的来源问题。若进一步与克隆技术相结合，运用体细胞核转移技术来得到胚胎干细胞，还能解决组织和器官移植的免疫排异的难题。②在细胞治疗方面，细胞治疗是指将遗传工程改造过的人体胚胎干细胞直接移植或输入患者体内，让这些万能细胞补充、修复所有缺失和损坏的细胞，达到治愈和控制疾病的目的。从理论上讲，胚胎干细胞应该可以用来治疗几乎所有的组织坏死性或退行性疾病。③在药学研究方面，胚胎干细胞可以模拟人体细胞与组织间复杂的关系，这在药物研究领域可以发挥很大的作用。当前用于药物筛选细胞的来源方式极其有限，而胚胎干细胞可以经过体外定向诱导，为人类供应各种组织类型的人体细胞，这就可以对不同药物进行不同细胞类型的细胞水平的致畸实验和药物筛选，使药物研制过程更趋合理有效，并避免消耗大量实验动物。

二、人类胚胎干细胞研究与应用的伦理争论

（一）关于人类胚胎干细胞研究目的的争论

人类胚胎干细胞研究目的：一是以生殖性克隆为目的的研究；二是以治疗性克隆为目的的研究。生殖性克隆是出于生殖目的使用克隆技术在实验室制造人类胚胎，然后将胚胎置入人类子宫发育成胎儿或婴儿的过程。治疗性克隆就是将取自患者细胞的核转入去核的母细胞中重新激活并建立多能干细胞系，再将这些细胞诱导成患者所需的细胞、组织或器官，解决器官的再生、修复或移植问题。目前各国对于禁止人的生殖性克隆已达成共识，对治疗性克隆的立场则明显存在着差异。因而关于人类胚胎干细胞研究目的的争论主要体现在：人类胚胎干细胞研究是否必然滑向生殖性克隆。

反对治疗性克隆研究的人认为，治疗性克隆和生殖性克隆采用的是同一技术路线，都要运用体细胞核移植术来制造克隆胚胎，两者之间仅有一步之遥，治疗性克隆非常容易滑向生殖性克隆，所以将治疗性克隆和生殖性克隆一律禁止。确实，治疗性克隆和生殖性克隆前期的技术路线相同，如果没有严格的规范和有效的措施，治疗性克隆滑向生殖性克隆的可能性是存在的。

支持治疗性克隆研究的人认为，治疗性克隆与生殖性克隆的技术路线，在后期是完全不同的，治疗性克隆研究在克隆胚胎中取得胚胎干细胞后，予以销毁，不植入子宫，而生殖性克隆是把克隆胚胎植入子宫让胚胎继续生长发育。它们的目的也迥异，治疗性克隆是为了充分利用和开发胚胎干细胞多向分化的功能，通过组织器官的移植和修复研究严重疾病的治疗。而生殖性克隆是为了生育，把克隆胚胎植入子宫，孕育成遗传特征一致的克隆人。两种克隆的目的不同，后期的技术路线不同，只要思想上重视，政策法规有严控措施，治疗性克隆滑向生殖性克隆是可防和可控的。

这种争议体现在不同国家对待人类胚胎干细胞研究的态度上，在联合国"禁止生育性克隆人公约"的研讨会上，美国等主张同时禁止生殖性克隆和治疗性克隆，因为不禁止治疗性克隆就不可能真正禁止生殖性克隆，治疗性克隆必然会滑向生殖性克隆，而禁止治疗性克隆实际上就是要封杀胚胎干细胞研究。而包括我国和世界卫生组织在内的许多国家和组织则主张，在坚决反对生殖性克隆的同时应区别对待治疗性克隆。

（二）关于人类胚胎干细胞伦理地位的争论

人类胚胎细胞主要有三个具体来源：第一，从死亡胎儿尸体的原始生殖组织分离出来；第二，从人工授精中捐献的多余胚胎中获取；第三，从体细胞核移植术所创造的胚胎中分离出来。无论哪一个来源，提取胚胎干细胞必定会损毁胚胎。此时伦理争论的焦点在于胚胎的伦理地位——胚胎是不是人的问题。

由于研究者的生活环境、文化背景和宗教信仰不同，对人类胚胎地位的认识就不同，目前有两种观点：一种观点认为，胚胎就是生命，胚胎有人的道德地位，人类不能在实验中损坏他，人类胚胎实验就是对人的不尊重，是侵犯人权，损毁胚胎等于谋杀生命，因此反对人类胚胎干细胞的一切研究。另一种观点认为，人类胚胎还不具备现实生活中人的特征，尤其是在胚胎早期阶段，它们只是没有独立道德地位的一簇细胞，是没有知觉、没有思想意识的，更加没有人类的情感，根本不属于人。因此，进行人类胚胎干细胞的研究是完全允许的。综合以上两种观点，更多的研究者认为：人类胚胎已经具有了人的生物学意义，具有发展成人格生命的潜力，它应该享有一定的伦理地位并得到应有的尊重，处置它要符合一定的程序和要求。在目前人类胚胎干细胞研究领域，通常采取的标准是只有 14 天以内的人类胚胎才可以用于实验研究。因为 14 天以内的人类胚胎还只是一个球状胚泡，尚属一般生物细胞，而 14 天以后人的胚胎逐步开始有了感觉神经系统，才具有人格生命，才算得上道德意义上的人。所以，前胚胎时期在严格管理调控下进行胚胎干细胞研究，在伦理上是可接受的。

（三）人类胚胎干细胞研究与应用的伦理规范

人类胚胎干细胞的研究，对于有效地治疗人类多种疾病，维护和促进人类健康具有潜在价值。由于该项研究可能引发若干社会伦理问题，因此研究应遵循一定的规范。2003 年科技部和卫生部联合颁布的《人胚胎干细胞研究伦理指导原则》对干细胞相关问题进行了规范。人类胚胎干细胞的研究和应用应遵循以下伦理原则。

1. 尊重原则　胚胎是人类的生物学生命，具有一定的价值，应该得到尊重，在胚胎干细胞研究中不能随意操纵和损毁胚胎。人类胚胎干细胞研究对于治疗人类多种疾病具有潜在价值，因此有理由允许和支持利用胚胎进行干细胞研究。

2. 知情同意原则　凡涉及流产死亡胎儿或体外受精成功后剩余的胚胎的捐献者及配子或体细胞的捐献者，均应告知他们有关干细胞研究的信息，获得他们的同意后方可实行，并给予保密。同样，将来在将干细胞用于临床时，也必须将有关信息告知受试者及其家属，获得他们的同意。研究者应严格遵守隐私和保密原则，保护胚胎干细胞供者和受者的身份等信息。

3. 安全和有效原则　这个原则强调人类胚胎干细胞研究过程的安全性和有效性，以利于保证研究的科学性和保护患者的利益。在使用人类胚胎干细胞治疗疾病前，一定要先进行动物实验并证明安全有效后才可以进行并设法避免给患者带来伤害。临床试验应符合国际上有关的章程、宣言或准则，符合我国的有关政策法规，有利于为人类健康服务。

4. 防止商品化原则　应提倡自愿捐献来征集用于人类胚胎干细胞研究所需的组织和细胞，禁止一切形式的买卖人类配子、受精卵、胚胎和胎儿组织的行为。

三、人类克隆技术的伦理争论

（一）克隆的定义

现代的"克隆"一词是英文"clone"的音译。"clone"源于希腊文"*klon*"，意为用幼苗或嫩枝插条，用无性繁殖或营养繁殖的方式培育植物。克隆按照 1997 年世界卫生组织所做的非正式声明中的定义是指无性繁殖产生出遗传上同一的机体或细胞系。而克隆技术是指在人工干预和控制的条件下实现使生物无性繁殖的过程和结果。这种技术不仅可以使繁殖的个体在基因型上与其前代完全同一，而且可以产生大量相同基因型个体。

（二）克隆技术的伦理争论

克隆技术犹如一把双刃剑，给人类带来福祉的同时，也可能因被滥用而给人类带来灾难，特别是克隆人本身已经涉及人类社会生存和发展的根本利益。因而，克隆人不仅是一个技术问题，更重要的是一个伦理问题，即我们应该认识克隆人的利与弊。

支持者认为，克隆人研究能给人类带来好的后果，有利于人类的发展。其理由如下：

第一，克隆人有利于人类优质发展。克隆人技术可使人们在基因库中进行有目的的选择，利用和组合优势基因，筛选和淘汰劣势基因，从而对人类的基因进行改良优化。另外，克隆技术还能够改变人类基因中一些具有严重缺陷的基因，以防止遗传病的发生。这项技术可以改善人口素质，促进人类健康发展。

第二，克隆人可以促进科学研究的进步和发展。克隆人技术的发展和克隆人的出现是一个必然趋势。此项研究将使人类认识和掌握人类遗传和发育的整个过程，促进人体科学和生物医学的发展。

第三，克隆人技术可以用于治疗疾病。克隆人技术可以培育各种各样的人体组织和器官，以供治疗疾病，并可以解决器官移植供体不足问题，总之，它潜在着不可估量的医疗价值。

第四，克隆人可以用于弥补不育的缺陷。享有生殖权不只是已婚男女，不孕不育症的患者和单身人士也可以借助克隆人技术拥有自己的后代。

反对克隆人的呼声更高，目前国际社会已经形成禁止生殖性克隆的共识。我国卫生部于 2001 年 11 月 30 日明确表示了对研究克隆人的态度，即不赞成、不支持、不允许、不接受任何克隆人实验。

反对克隆人的理由主要有：

第一，克隆人侵犯了人的尊严。人的生命都是独一无二的，都有独特的个人尊严和品性，理应得到社会和他人的尊重和认同。而克隆人技术把神圣的人降格为物，从而使人成为技术操纵的对象，损害了人的独特性和人的尊严。

第二，克隆人扰乱了社会人伦关系。克隆人的提出对人类社会现有的伦理道德体系产生了前所未有的、巨大、深刻而全面的冲击。克隆人与细胞核的供体之间既非父母与子女的亲子关系，也非兄弟姐妹的同胞关系，他们类似于"一卵多胎同胞"，或者说是一种"自己生自己"的生育模式，但是他们之间又存在着代间的年龄差，即从年龄看是父母与子女，而本质上看则是"一卵多胎同胞"，这使得克隆人的身份难以确定，法律伦理上的继承关系难以定位。另外，克隆人技术还破坏家庭结构的完整性，无性生殖使人类繁衍不再需要男女两性参与，可能导致夫妻关系和家庭关系的解体。

第三，克隆人可能导致人类性别比例失调。人类在自然生育中性别比例基本保持 1∶1，克隆人技术无须进行性别鉴定便事先可知是男是女。如果克隆人技术一旦被有性别偏向观念的区域和国家采用，很容易导致人口性别比例失调和偏差，由此会引发一系列严重的社会和伦理道德问题。

第四节　基因诊疗伦理

微课 8-2

基因，是英语"gene"的音译，原意是"生育""开始"的意思。基因是"DNA 分子上含特定遗传信息的核苷酸序列的总称，是遗传物质的最小功能单位"。基因是有遗传功能的 DNA 片断，它是决定人类遗传、疾病、生长、发育、衰老、死亡的物质基础。1990 年以来，"人类基因组计划"（human genome project，HGP）的实施更是激发了人类社会各界对于基因的广泛关注。基因技术革命是继工业革命、信息革命之后对人类社会产生深远影响的一场革命。它在基因制药、基因诊断、基因治疗等技术方面所取得的革命性成果，将极大地改变人类生命和生活的面貌。

人类基因研究在目前不但涉及技术问题，而且存在着极其复杂的伦理问题，需要加以思考与对待。本节主要讨论与临床应用有密切关系的基因诊断和基因治疗中的伦理问题。

一、基因诊断伦理

基因诊断是 20 世纪 70 年代发展起来的一种全新的临床诊断方法和手段，因其潜在的独特价值和有效性而在临床应用中获得青睐。

基因诊断（gene diagnosis），也叫脱氧核糖核酸（DNA）诊断、分子诊断，是指运用分子生物学方法，探测基因的存在、分析基因的类型和缺陷及其表达功能是否正常，从而对一些疾病进行诊断和预测。人类疾病都直接或间接与基因相关，在基因水平上对疾病进行诊断和治疗，既可达到病因诊断的准确性和原始性，又可使诊断和治疗工作达到针对性强、准确性高、简便快速的目的。

基因诊断不同于以往的物理诊断方法和生化诊断方法，它是临床医学领域一种全新的诊断方法，是疾病病因学诊断的一大飞跃，其医学意义是巨大的，但基因诊断也存在许多伦理学问题：第一，目前已经开始应用的基因诊断方法所测得的结果是否可靠？第二，在基因诊断过程中应注意被检者个人基因隐私保护的问题。第三，应用基因诊断，特别要注意基因歧视的问题。虽然有相关隐私权的法律，但还是存在基因信息外泄的风险。如果个人的基因信息被用人单位和保险公司等知道，他们有可能遭受多方面的歧视，如教育、就业、保险和婚姻等。

二、基因治疗伦理

案例 8-7

吉尔辛格，18 岁，是美国第一位在基因治疗中死亡的患者，于 2003 年 9 月死于费城某医院。他本来相当健壮，患一种遗传性疾病。事故初步调查结果显示，导致其死亡的主要原因是，医师们在将基因导入人体细胞让其表达时发生了免疫反应，导致其多脏器衰竭而去世。自 1990 年美国成功地为一位患重症联合免疫缺陷综合征的小女孩实施基因治疗后，基因治疗方案开始应用于临床。由于起步时间短，基因治疗尚处于基础研究和临床试验阶段，为此，不少美国科学家对基因治疗开展得过快、过多的趋势表示担忧，并提出基因治疗需要回到实验室。据了解，吉尔辛格事件的发生与某医院在基因治疗中急于用于临床不无关系。据美国食品药品监督管理局对该事件的初步调查报告显示，该事件中存在 18 个问题，包括医师们事先未填写志愿者合格表，未充分证明接受基因治疗的患者是否适宜此方法。官方要求该医院必须对如何服从规则做出解释，待完全满足保护试验者安全的要求后，官方才会解除禁止其进行基因治疗的禁令。

问题：

1. 基因治疗安全吗？
2. 是否应该允许进行基因治疗？

（一）基因治疗概述

基因治疗（gene therapy）是指运用 DNA 重组技术设法修复患者细胞内有缺陷的基因，使细胞恢复正常功能，进而达到治疗疾病的目的，还可以通过增加遗传物质的表达、重组，纠正缺失或异常的遗传功能，干扰致病过程来预防疾病。基因治疗包含治疗和预防两层含义，全面完整地理解基因治疗，不能简单地把基因治疗理解为用基因治疗疾病而应该是指通过调控基因表达来预防疾病。

基因治疗是 20 世纪的一项重大发现。我们一般将基因治疗分为生殖细胞基因治疗和体细胞基因治疗两大类。生殖细胞基因治疗（germ cell gene therapy）是将外源正常基因转入精子、卵子或受精卵，矫正有缺陷的基因而达到治疗遗传病的目的。理论上讲，生殖细胞基因治疗既可治疗遗传病患者，又可使其后代不再患这种遗传病，是一种根治遗传病的理想方法，但因技术困难和伦理问题，目前多不考虑这种基因治疗途径。体细胞基因治疗（somatic cell gene therapy）是应用体细胞基因工程技术将某个基因植入人体，从医学上校正该患者的遗传缺陷，以达到治疗目的的方法。体细胞基因治疗在伦理上基本是得到肯定的。

1980 年，人类进行了第一例真正基因治疗的尝试；1990 年 9 月美国科学家首次对一名患有腺苷脱氨酶缺乏症的 4 岁女孩施行基因治疗取得成功；我国于 1991 年进行基因治疗并取得初步成果。目前开展基因治疗主要有遗传病的基因治疗、肿瘤的基因治疗，同时扩展到艾滋病、某些传染病、心血管疾病的基因治疗。

（二）基因治疗的伦理问题

基因治疗作为一种新的医疗技术，有利于促进人类健康，但也是社会各界关注和争论的焦点，涉及广泛的伦理、社会和法律问题。基因治疗引发的伦理问题主要有：

1. 基因治疗的公平性问题　目前的基因治疗需花费大量的人力和物力却只有少数人受益，这种高昂的投入不利于公正分配有限的卫生资源。另外，由于基因治疗费用昂贵，对于大多数患者来说是望尘莫及的。因此，即使是基因治疗的方法可以用于临床，真正受益者也只是少数富人，大多数人就可能失去接受基因治疗的机会，这显然是不公平的。

2. 基因治疗的安全性问题　对于基因治疗而言，目前最大的问题仍然是安全性问题。当前条件下，基因治疗仍处于不成熟的研究和临床试验阶段，在技术上存在着危险性。因为对生物系统的操作不同于物理或化学实验，操作者无法确保绝对的安全性和理想的纠正效果。而且从目前技术角度看，错误一旦发生，要想再加以纠正也是非常困难甚至是不可能的。更为可怕的是基因治疗有可能改变人类基因库和遗传编码而诱发新的病种，使人类陷入灾难。事实上，目前临床上有很多常规治疗方法也能有效地解决问题，并不一定非要采用基因治疗的方法，盲目地使用基因治疗只会适得其反。

最近，备受关注的"基因编辑婴儿"事件充分体现了基因治疗的安全性问题。所谓"基因编辑婴儿"，就是改变基因，改变生物的形态和特征，定向培育出符合人类需求的"物种"。目前科学家对人类基因已经进行了深入研究，却仍有很多风险没有得到避免，其中最主要的就是"脱靶"问题，也就是在切除"坏"基因时连带破坏了正常的无关基因，导致出现"非常严重的而且从原理上难以准确预计的遗传疾病风险"。也就是说，"基因编辑婴儿"即使能成功，现在及将来的生活也将面临着巨大的潜在疾病风险。在动物和植物身上进行基因编辑，如果发现错误和问题，可以将其消灭。如果经过基因编辑的人出生了，发现存在问题，就难以将其处理。而且经基因编辑的人从胚胎时期就是试验对象，在科学、伦理、道德等方面都可能出现困扰。所以，主流基因科学界对人类基因编辑普遍持慎重态度。目前国际上对于人类胚胎的仅限于 14 天内的胚胎，研究后需要销毁，更不能让其出生。

3. 基因歧视与隐私权的问题　基因带有人类的个体性征和遗传信息，并且人类所有的疾病都与基因有关。基因信息是一个人最重要、最基本的隐私，关系到其命运与尊严，只有隐私得到保护，才能做到尊重个人选择，使个人不受到伤害。而泄露个人基因隐私不仅会给当事人造成伤害，还可能给家庭、群体甚至给后代带来伤害。一些存在基因缺陷的人会受到歧视，而且个人的基因缺陷可能会使家族受到歧视。

4. 基因技术有可能会被种族主义者和优生论者用于他们所谓的"优生计划"，进行人种改良，从而破坏种族平等和人类的尊严，给社会生活带来混乱。

三、基因治疗的伦理原则

基因技术在医学中的应用应注意遵循以下伦理原则：

一是安全性原则。保证生命安全、尊重生命是基因治疗顺利发展的基础，这不仅是对患者个人，更重要的是对人类物种负责。因此，基因技术的使用必须经过周密的安全性论证，在此之前，必须保持谨慎的态度。

二是优后原则。由于基因治疗的独特优势和技术上的难度，目前基因治疗必须遵循优后原则，即对某种疾病在所有治疗都无效时，才考虑使用基因治疗。根据此原则，基因治疗的主要病种为恶性肿瘤、神经系统疾病、遗传病、心脑血管疾病等。对本不该使用基因治疗的患者使用基因治疗，是不合乎伦理的。

三是知情同意原则。目前基因技术尚处于理论完善与技术改进阶段，采取的基因治疗技术都是实验性的，技术尚不确定，存在着潜在的风险。因此，必须坚持知情同意原则，让受试者对研究项目有充分的知情与理解且让受试者处于能够自由选择的地位，禁止研究者使用任何强迫、引诱的形式取得同意。

　　四是公正原则。基因治疗属于高成本治疗手段且非常有限，但是需要接受治疗的患者却很多，这时医疗资源的分配应以基因治疗的公正性原则为依据，即患者的社会地位、人格尊严上是平等的。每个人都平等地享有先进医疗服务待遇的权利。医院及医师有责任和义务给予患者公平、正义的关怀。这些因素决定了医疗公正的必然性与合理性。

（梁　莉　王经纬）

思 考 题

1. 简述人类辅助生殖技术的伦理原则。
2. 器官移植中受体选择的道德标准是什么？
3. 人体器官移植需遵循哪些伦理原则？

第九章PPT

第九章 医务人员医学伦理素质的养成与行为规范

医学道德教育、评价、修养属于医学道德的实践范畴，是医学伦理学的重要组成部分。医学伦理学的基本原则和规范要内化为医学生和广大医务人员的医学道德信念，进而转化为高尚的行为，主要通过医学道德评价、教育与修养等活动而形成。因此，正确开展医学道德评价、教育与修养，对于提高医务人员的医学道德水平，缓解医患矛盾，构建和谐社会，促进医疗卫生事业的发展，都具有十分重要的意义。

第一节　医学道德教育

医务人员的医学道德品质与医学道德教育工作的开展有着密切的关系，医学道德教育是广大医务人员提高职业道德素质的重要途径，是塑造医务人员理想人格、提高医学道德修养、调解医疗人际关系的重要手段。

微课9-1

> **案例9-1　　　　　　　　　　国之大医——吴孟超**
>
> 他的名字总是和"奇迹"相连，被无数患者称为"当代神医"，是国家最高科学技术奖获得者。他说："治病救人是我的天职。"
>
> 他创造了中国医学界乃至是世界医学肝胆外科领域的多项第一……他就是吴孟超。
>
> 这些成就和荣誉使得吴孟超成为肝脏外科研究上的世界巨人。但对吴老来说，他的眼里、心里只有患者，他总说："我想背着每一位患者过河。"近百岁高龄的吴孟超，拯救了超过1.5万位患者的生命。直到现在，依旧保持着每周门诊、每年约200台手术的惊人工作量。
>
> 在吴孟超心中，没有什么能取代患者的位置。冬天查房时，他都要嘱咐学生，把手在口袋里捂热后再做触诊。每次为患者做完检查后，他都要帮他们把衣服拉好、把腰带系好，并弯腰把鞋子放到他们最容易穿的地方。"对我们医生来说，这只是举手之劳，但患者感觉就完全不一样。"他几十年如一日，对患者满腔热忱，高度负责，廉洁行医，赢得了海内外广大患者的敬重，盛赞他是"救命恩人""华佗再世""白求恩式的好医生"。作为一名享誉海内外的肝胆外科权威，慕名前来找他看病的患者排成长龙，其中有为数不少的华侨和外宾，他不分高低贵贱，不管什么患者向他求医，都认真接待，细心诊治；不少患者求医心切，常常在马路上将他的车子拦下，而他总是耐心接过患者的病历和片子细心询问查看，热心安排治疗……
>
> 问题：
>
> 1. 吴孟超的人格力量是什么？你从中得到什么启发和教育？
>
> 2. 为什么吴孟超被患者誉为"白求恩式的好医生"？其评价的标准是什么？

一、医学道德教育概述

（一）医学道德教育的含义

所谓医学道德教育，是指医疗卫生单位和医学院校根据医学道德的理论、原则和规范要求，有组织、有目的、有计划、有步骤地对医学生和医务人员进行系统的道德教育，将医学道德原则和医学道德规范转化为医务人员的道德品质，并在医疗卫生服务的实践中施加优良医学道德的活动和过程。其中医院伦理委员会是承担医院医德教育的主要机构之一。医学道德教育在提高医务人员的道德认识、陶冶道德情感，培养优秀的道德品质过程中起着不可替代的作用。医学道德教育是贯穿于医学生在校学习始终的重要内容，也是医院加强医学道德和医风建设所必须开展的重要活动。

（二）医学道德教育的特点

医学道德教育作为职业道德教育的特殊领域，一方面，具有职业道德教育的共同特征；另一方面，

笔记栏

由于医学职业本身的特殊性及服务对象的复杂性，又具有自身的一些特点，具体表现在：

1. 专业性与实践性相统一　医学是一门专业性和实践性很强的科学，在医疗实践中，医务人员的医学道德和医术是紧密结合、相互渗透的。医学道德教育离不开医学实践，否则就失去了医学专业的特征，就会成为软弱无力的说教。只有将医学道德教育与专业实践结合，通过解决具体的医学伦理、社会问题来体现医学道德原则和规范，才能取得良好的效果。

2. 整体性和层次性相统一　医学道德教育过程是一个促进医务人员的医学道德认识、医学道德情感、医学道德意志、医学道德信念、医学道德行为习惯等诸多因素相互渗透、相互促进、整体发展的过程。医务人员医学道德品质的真正形成，必须是知、情、意、信、行的和谐发展。

医学道德规范要求，体现在医疗实践中是多方面的、具体的，既要强调世界观、人生观、价值观的教育，又要强调奉献精神、敬业精神、服务理念、执业纪律的教育。由于受教育者所受社会、学校和家庭教育的影响不同，其道德修养和道德行为的选择也有差别。因此，社会主义医学道德教育，既要坚持社会主义医学道德原则和规范，又要从实际出发，因时因人施教，根据每个受教育者医学道德觉悟水平和修养状况的不同，以医学道德品质的不同层次为起点，进行针对性的教育。

3. 长期性和渐进性相统一　医学道德教育不仅仅是传授知识，更重要的是培养医务人员坚定的医学道德信念和相应的行为习惯，因而它比起单纯的知识教育、健身教育甚至审美教育来更艰巨、更困难、更复杂，如不进行长期的、反复的教育，是不会收到好的效果的。再加上道德本身具有保守性和稳定性的特点，人们在接受新的道德教育之前，已经接受了不少旧道德的影响，要铲除不良道德的影响不是一朝一夕的事。但医学道德品质，从广泛意义上讲，是可以通过医学道德教育来培养和改变的，而且医学道德品质的形成过程，是一个从低到高、不断升华的过程，只要受教育者日积月累其善行，就能获得循序渐进的效果。

二、医学道德教育的过程

医学道德教育是一个培养和提高医务人员医学道德品质的过程。具体说来，包括医学道德认识、医学道德情感、医学道德意志、医学道德信念和医学道德行为习惯五个方面的因素，这五个方面逐渐确立和形成的过程，也就是医学道德品质形成的过程，这一过程反映了医学道德教育的一般规律。

（一）提高医学道德认识

医学道德认识一般是指医务人员对客观存在的医学道德关系和处理这些关系的医学道德理论、原则和规范的正确理解和认知，是医学道德教育首先必须解决的问题。认识是行为的先导。医务人员要形成良好的医学道德品质，具有良好的医学道德行为，首先必须掌握并且不断提高对医学道德理论、原则和规范的认识。只有当医务人员真正理解并接受了这些理论、原则和规范，他才有可能以此为据，来判断自己和别人的思想、言行的善恶是非，择其善者而从之，对其恶者而非之，从而增强履行道德义务的自觉性。

（二）陶冶医学道德情感

医学道德情感是指医务人员根据医学道德要求，在医疗实践过程中的心理反映，如对良好的医学道德行为产生敬仰和仿效的情感，对违背医学道德要求的行为产生厌恶憎恨的情感等。医学道德教育不仅要晓之以理，而且要动之以情。要使医务人员对自己所从事的职业产生深厚的感情，对患者有强烈的同情心。正确的医学道德情感是医务人员战胜困难，产生良好的医学道德行为，形成良好的医学道德品质的强大动力。医务人员一旦具备了这种医学道德情感之后，就能自觉地把医学道德原则、规范作为正确处理与患者关系的行为准则，对患者一视同仁，能给予同情与体贴，自觉满足患者要求解除病痛的强烈愿望，为了患者生存、幸福，不惜牺牲自己的一切。

（三）锻炼医学道德意志

医学道德意志是医务人员在履行医学道德义务过程中所表现出来的自觉克服困难、排除障碍，做出抉择的力量和坚持精神。它体现着医务人员产生医学道德行为的意图，并表现在有目的的自觉行动之中，是从医学道德认识到医学道德行为的一个由此达彼的重要环节。有无坚毅果敢的医学道德意志，是医务人员能否履行医学道德义务的重要条件，也是衡量医务人员医学道德品质优劣的重要标准之一。医务人员在医疗实践过程中，必然会遇到各种困难、阻力，如果没有坚强的医学道德意志，就可能遇难而退。而有了坚强的医学道德意志，就能严肃认真、一丝不苟、知难而上。所以要通过医学道德教育，引导医务人员在医疗实践中培养和磨砺出坚强的医学道德意志，坚忍不拔和锲而不舍的精神，以顽强的毅力战胜一切困难。

（四）确立医学道德信念

医学道德信念是医务人员发自内心的对医学道德义务的真诚信仰和强烈的责任感。它是深刻的医学道德认识、高尚的医学道德情感和顽强的医学道德意志的有机统一。医务人员一旦牢固地树立了医学道德信念，就能自觉地依照自己的信念来选择行为和进行活动，也能根据自己确定的信念来鉴别自己或他人行为的善恶是非。案例 9-1 中吴孟超院士之所以被人们评价为"白求恩式的好医生"，就在于他在长期的医学实践中始终坚定一个信念，那就是"治病救人是我的天职"，正是基于这样的信念，他才能够几十年如一日，对患者满腔热忱，高度负责，廉洁行医。对医务人员进行医学道德教育，就是要培养医务人员坚定的信念，崇高的理想人格，在医疗实践中勇于捍卫社会主义医学道德原则和规范，不惜一切地履行自己的道德义务。

（五）养成道德行为习惯

医学道德行为习惯是医务人员在医疗实践中逐步养成的不需要外力约束和监督的自觉行为。它是医德教育的出发点和归宿，也是衡量医务人员医德好坏的外在标志。医学道德认识和信念一般表现为观念形态的东西，最终都必须通过医学道德行为习惯得到体现。只有这样，医务人员良好的医德品质才能随时体现在医疗过程中。对医务人员进行医学道德教育，就是要使医务人员在医疗实践过程中将医学道德意识转化为医学道德行为，养成良好的习惯，使其拥有在任何情况下都能自觉遵守和履行社会主义医德原则、规范的高尚品质。

在医德教育的全过程中，医学道德认识、医学道德情感、医学道德意志、医学道德信念和医学道德行为习惯构成了医德品质的五个环节。这五个环节不是彼此割裂、孤立存在的，而是相互联系、相互渗透、相互制约、相互促进的。没有一定的医学道德认识，就不能形成医学道德信念，没有正确的医学道德认识作指导的行动，也是盲目的行动。同样，只有医学道德认识而没有行动，也不能视为是有良好医德的人。在整个医学道德教育的过程中，提高对医学道德的认识是前提和依据；培养医学道德情感和意志是两个必备的内在条件；而医学道德信念是核心和主导；养成良好的医德习惯是医学道德教育的目的。因此，在医学道德教育的全过程中，晓之以理、动之以情、树立信念、持之以恒、导之以行的综合动态系统，为医务人员加强医学道德教育提供了一个良好的模式。

三、医学道德教育的原则和方法

（一）医学道德教育的原则

医学道德教育的原则是指医学道德教育过程中应遵守的准则，是根据医学道德教育的任务和医务人员医德品质形成的规律提出的必须遵循的要求，也是医学道德教育实践经验的概括与总结。正确理解和贯彻医学道德教育的原则，对于提高医学道德教育质量具有重要的意义。医学道德教育一般必须遵循以下几条原则：

1. 理论联系实际的原则　医学道德教育必须在医德实践中进行，不能单纯停留在理论上。医学道德本身来源于实践，也只有在实践中，才能使医务人员对医学道德不仅有理性的认识，而且有感性的直接触动。医务人员只有亲身体会到患者在被疾病折磨时的痛苦、家属面对亲人身患重症时的焦急与期盼，才能理解医生对于患者的意义，才能做到急患者之所急，想患者之所想。这样才会自觉地形成高尚的医学道德品质。

2. 目的性原则　医学道德教育的目的在于培养具有高尚医德、精湛医术、创新精神、实践能力和全心全意为人民身心健康服务的医务人员。医学道德教育必须始终坚持这一原则，并用这一原则来指导各项医德教育活动的开展。医学道德教育的形式可以多种多样，无论是正面的典型宣传，还是反面的案例剖析，或者其他寓教于乐的各项活动，都要本着有利于培育医务人员的医德品质、有利于医德医风建设、有利于患者利益的维护来开展。

3. 因人施教的原则　因人施教就是在医学道德教育中，坚持从实际出发，有的放矢地对不同类型、不同层次、不同基础和不同年龄段的医务人员进行不同的医学道德教育。因为每个医务人员都存在着差异，如成长环境、受教育程度、性格、气质、修养、兴趣、需要层次的不同等，必须坚持教育的针对性。因此，医学道德教育应依据不同的教育对象采取不同的教育方法，才有可能达到良好的教育效果。

4. 积极疏导的原则　积极疏导就是在医学道德教育中进行积极疏导的灌输式的教育。医学道德行为是医务人员内心信念支配的结果。因此，贯彻以正面教育为主，沟通情感、讲清道理、以理服人、寓情于理、情理结合、循循诱导、启发自觉，使受教育者心悦诚服地接受教育，才能更有效地调动医务人员的积极性和自觉性，以相同的思想感情为基础，找到沟通教育思想的"共鸣点"，从而使广大医务人员养成良好的医学道德行为和习惯。

（二）医学道德教育的方法

医学道德教育的方法是指遵循医学道德教育的原则，运用多种有效的教育形式和措施，去组织实施医学道德教育。医学道德教育的方法是多种多样的，应根据医学道德教育的任务、内容、教育对象的实际情况来确定。一般而言，常见的医学道德教育的方法有以下几种：

1. 理论和实践相结合　通过医学道德教育，把医学道德理论与实践结合起来，引导大家学习掌握医学道德理论和原则规范，并转化为良好的医德行为习惯，达到知行统一。

2. 典型示范与舆论扬抑结合　榜样的力量是无穷的，要通过介绍国内外尤其是本地区、本单位医德高尚、医术精湛的先进典型事迹，使医务人员学有榜样，同时要与社会舆论结合起来，通过社会舆论鼓励、表彰先进，制止不良的医学道德行为。

3. 案例分析法　通过典型案例伦理分析提高医德素质，对于正确认识和处理在医疗实践中所遇到的伦理问题和伦理难题具有重要意义。

第二节　医学道德评价

微课 9-2

医学道德评价是医学道德实践活动的重要形式，是依据一定的道德要求和标准，对医务人员的行为所做的一种判断。它把医学道德规范、医学道德理论与医学道德实践统一起来。作为一种巨大的精神力量，它以其独特的医学道德价值判断力和医学道德性质分辨力直接参与整个医学实践活动，影响和制约着医务人员的医疗实践。对于促进医务人员个体良好医学品德的形成、推动医学科学发展和社会主义精神文明建设具有重要的意义。

> **案例 9-2　　　　　　　2016 年感动中国人选——梁益建**
>
> "自谦小医生，却站上医学的巅峰，四处奔走募集善良，打开那些被折叠的人生；你用两根支架矫正患者的脊柱，一根是妙手，一根是仁心。"
>
> 梁益建，医学博士，四川省成都市第三人民医院骨科主任。梁益建多年前学成回国，参与"驼背"手术 3000 多例，亲自主刀挽救上千个极重度脊柱畸形患者的生命，成为国内首屈一指的极重度脊柱畸形矫正专家。尽可能地为患者着想是梁益建的工作守则。到医院求治的患者，很多经济条件都不好。为了让患者尽快得到治疗，他除为患者节省费用外，还常常为经济困难的患者捐钱，四处募捐。碰到有钱的朋友，他会直接开口寻求帮助，甚至尝试过在茶馆募捐。2009 年，梁医生在凉山州木里县遇到一个年轻患者刘某，当时即给他许诺，"你等着，我帮你找到钱就回来接你。"1 年后，梁益建驱车 7 小时，去木里县接刘某，并为他实施了手术。为了给这些贫困患者赢得更稳定的求助渠道，梁益建博士团队从 2014 年开始与公益基金合作。据不完全统计，目前获得帮助的患者接近 200 位，金额近 500 万元。
>
> 问题：
>
> 梁益建为什么能成为感动中国的人选？

笔记栏

一、医学道德评价概述

（一）医学道德评价的含义

道德评价是人们依据一定社会或阶级的道德标准或原则，对他人的行为和活动做出道德或不道德的判断。医学道德评价是指人们根据一定的医学道德标准对医务人员或医疗卫生部门的职业行为和活动及其各种道德现象所做出的善恶评判。通过医学道德评价，使医务人员可以认识到他人或自我的行为是否符合医学道德的要求。依据评价主体的不同，一般可分为两种类型：社会评价和自我评价。社会评价是通过社会、患者、患者家属或同行对医疗行为、活动及各类道德现象的评价；自我评价是依靠医务人员的内心信念对自己的行为做出是否合乎道德的评价。

（二）医学道德评价的特点

从其内涵看，医学道德评价具有以下特点：

1. 医学道德评价的主客体　主体是医学道德评价者，是社会上的"人们"。这些"人们"，既可以是医务人员，也可以是非医务人员；在非医务人员中，既可以是医务人员的服务对象，如案例9-2中梁益建之所以能成为感动中国的人选，成为人们心目中的好医生，是因为他的职业行为得到了广大患者、患者家属和社会公众认可和肯定。在这里，患者、患者家属、社会公众都是医学道德评价的主体，因而具有广泛性。客体是医务人员的医疗行为，具有特定性。作为医学道德评价特殊主体的医务人员，既可以评价他人或同行的行为，也可以对自身的职业行为进行评价。由于他们集评价者和被评价者于一体，这就更需要医务人员具有高尚的医学道德修养和自律精神。

2. 医学道德评价是主客观的统一　医学道德评价实质上是人们根据一定社会的医学道德标准，通过各种形式，对医务人员的职业行为所做的善恶判断。医学道德评价的形式是主观的，医务人员的各种医疗行为总是与各自的主观动机相联系，不同处境、不同地位的人们具有不同的价值观念，对同一种医疗行为的评价往往会出现较大的差异。但是，医务人员的医学道德水平是通过医疗实践中的言行举止表现出来的，对医务人员行为的判断，医学道德高尚与否，并不以其口头表白为标准，而是根据其在医疗实践中的所作所为。无论其行为和活动是否符合广大患者的根本利益，都是客观存在的。因此，医学道德评价又是客观的，是主观与客观的统一。

3. 医学道德评价的非强制性　医学道德评价属于道德评价，具有自身的特定方式。医学道德评价不像法律那样具有强制的作用，而是通过社会舆论的力量和良心中自量和知耻的意向作用来实现的。它虽然不具有法律的强制力，但却是对法律的重要补充。就其深度和广度而言，可以起到法律无法起到的作用，其效力有时胜过法律的作用，以无形的精神力量来制约医务人员的行为。

4. 医学道德评价是善与恶的判断　医学道德评价是对医务人员的医学道德行为是善还是恶的特殊判断。它判断医务人员医学道德行为的善与恶，进而扬善抑恶。从字义上说，"善"具有好、正、美、吉等含义，往往与德行作为同义语使用。"恶"具有坏、邪、丑等含义，常常与非德行作为同义语使用。在医务人员的医学实践中，"善"也有多种含义，如"有益的""应当的""理想的""令人愉快的"等；"恶"则表示与其相反的意思。在医学道德评价活动中，"善"是指符合社会主义医学道德基本原则及各项具体原则和规范的行为或事件。案例9-2中梁益建医生之所以成为感动中国的好医生，就因为他在职责履行中，一心为患者着想，他的行为是善的。"恶"则是指违背社会主义医学道德基本原则及各项具体原则和规范的行为或事件。

（三）医学道德评价的作用

医学道德评价对于维护医务人员在医学实践中遵循医学道德原则和规范，促使医学道德原则和规范转化为医务人员的医学道德行为和品质，协调医务人员与社会各成员之间的关系，形成良好的医德医风，具有重要的作用。

1. 对医学道德行为的善恶起裁决作用　医务人员在医疗实践中的行为是否符合医学道德原则和规范，是通过医学道德评价来进行裁决的。人们通常把医学道德原则和规范比作"法"，把医学道德评价比喻为"道德法庭"的审判。社会评价和同行评价，可以看作"公审"；而个人自我评价，可以看作"自审"。通过"道德法庭"的"公审"，支持、鼓励和表彰高尚的医学道德行为，批评、谴责和制止违背医学道德的行为。这种对医务人员的职业行为有褒有贬的裁决，可以起到弃恶扬善的作用。

2. 对医务人员具有深刻的道德教育作用 良好医学品德的形成，不是一朝一夕的事，需要医务人员在长期的医疗实践中进行锻炼和培养。而医学道德评价对医务人员良好品德的形成，可以起到"催化剂"的作用。各种类型和形式的医学道德评价，不仅能够使医务人员了解和认识到什么行为是善，什么行为是恶，而且能够使医务人员懂得为什么有的行为是善，有的行为是恶，从而有助于他们自觉选择符合医学道德的行为。在医学道德评价中，良心的自责，反省的内疚，楷模的力量，都在触及着人们的灵魂，使人们依据一定的导向，铸造各自的医学品德并外化为相应的医学道德行为，医学道德评价的教育作用无疑是深刻的。

3. 对医务人员的行为具有调节作用 医学道德原则和规范在观念形态上，是一种与医学实践相联系的具体的社会意识形态。在医疗实践中，观念意识向具体行为的转化，是知与行的统一过程，而医学道德评价则是实现这种统一的"调节器"。一方面，通过对他人的医疗行为进行评价，使高尚的行为得到赞赏、表彰，促使人们去效仿和升华；而对"缺德"的行为给予谴责和阻止，实现道德调节中的"他律"到"自律"。另一方面，通过自我评价，可以使医务人员弃恶从善，促使其按医学道德规范为人处事，在医疗实践活动中，自觉地把医学道德意识转化为社会认可和赞许的行为。

4. 对医疗卫生事业的发展起促进作用 随着医学高新技术的广泛应用，新技术、新手段常常与传统的伦理道德发生矛盾，带来许多伦理道德的新课题。如现代人类辅助生殖技术、器官移植、安乐死、人体试验、基因工程等都存在一系列伦理难题。如何判断它们的道德价值，解决其中的道德矛盾，将直接关系到这些技术的运用和发展。如果能很好地从医学道德观念上对这些新课题加以解决，做出恰当的医学道德评价，无疑将大大促进医学科学技术的发展。

总之，医学道德评价是一定社会或阶级的医学道德原则和规范赖以发生作用的"杠杆"，是医学道德原则和规范转化为医务人员的医学道德情感、医学道德信念和医学道德行为，形成相应的医学品德的重要环节。医学道德评价正确与否及其深度和广度，直接影响着医学科学技术的发展，决定着社会的医学道德风尚。

二、医学道德评价的标准及依据

（一）医学道德评价的标准

判断任何事物都有标准，没有标准，就很难进行衡量与评价。医学道德评价的标准是指衡量医务人员的医学道德行为的善恶及社会效果优劣的尺度和依据。由于时代不同，社会地位及教育水准的差异，加上每个医务人员的道德认识和道德修养不同，历来在道德评价上存在很大差异。但是，是与非、善与恶总是有一定客观标准的。社会主义医学道德的基本原则，即救死扶伤，防病治病，实行社会主义人道主义，全心全意为人民的身心健康服务，体现了人民群众身心利益要求，是医务人员的行为准则。因此，凡是遵循和合乎社会主义医学道德原则的行为就是善；凡是违背或不符合社会主义医学道德原则的行为就是恶。根据社会主义医学道德基本原则的要求，目前国内公认的医学道德评价的医学道德标准主要有：

1. 疗效标准 指医疗行为是否有利于患者疾病的缓解、痊愈、保障生命安全，是评价和衡量医务人员医疗行为是否符合道德，以及道德水平高低的重要标志。案例 9-2 中梁益建之所以被人们评价为好医生，不仅在于他有"仁心"，还因为他有"妙术"。救死扶伤、防病治病、维护患者身心健康是医务人员最基本的道德义务和责任，医务人员在任何时候任何情况下，都应把人民的利益、人民的健康放在首位，并作为医疗行为的出发点和落脚点。作为医务人员，道德的基本要求是使自己的行为有利于患者的身心健康，这是医学科学的根本目的之一。如果医务人员采取了预测到对疾病缓解和根除不利的治疗措施，不论其主观原因如何都是不道德的。

2. 社会标准 指医疗行为是否有利于人类生存环境的保护和改善。医学的目标不仅仅是医治疾病，更重要的是预防疾病，防止疾病的蔓延、恶化，以及改善人类生存、劳动的环境，这也是医务人员应承担的义不容辞的道德责任。因此，医务人员的行为，应着眼于社会的进步和发展，有利于人类生存环境的保护和改善，才能更有利于人类的健康。

3. 科学标准 指医疗行为是否有利于促进医学科学的发展和社会的进步。医学是保护人的生命和增进人类健康的科学，其任务是揭示生命运动的本质和规律，揭示疾病发生发展的原因、客观过程和规律，探索战胜疾病、增进人类身心健康的途径和方法。这就需要医务人员必须树立全心全意为人民服务的意识，辛勤劳动，不畏艰难，不惧风险，不图名利，团结协作，积极进行科学研究，以促进医学科学的发展。

以上三条标准是医学道德评价的基本标准，它们是相互联系、缺一不可的整体。其实质就是根除和缓解患者的疾病，维护患者的身心健康利益，维护社会和人类的利益，维护医学科学的利益。其中，第一条标准是衡量医疗行为道德与否的基本标准。第二条标准把患者的个人利益和整个社会利益相结合，在考虑患者具体利益的同时顾及整个社会，是患者利益在空间上的扩展。第三条标准考虑到医学的发展，反映了广大患者的长远利益，是患者利益在时间上的延伸。所以，在评价医疗行为时，以上三条原则必须同时坚持，只强调其中的一条是不全面、不公正的。

（二）医学道德评价的依据

在评价医务人员的行为时，仅有判断善恶的标准是不够的，由于医务人员的行为都是由一定的动机或目的而产生，因此在医学道德评价中，还必须掌握评价的基本依据。

医学道德评价的依据指评价客体提供给评价主体用以与评价标准进行比较对照的根据。评价标准对于行为者而言是外在的，而评价依据则是内在于行为之中的，是人们行为的构成要素。医务人员的任何职业行为总是在一定动机、目的支配下采取相应手段进行的，并产生一定的行为效果。因此，在医学道德评价时，还必须掌握评价的依据，即动机与效果、目的与手段。

1. 动机与效果 动机是引起人们行为所趋向的具有一定目的的主观愿望和意向，是人们为追求各种预期目的的自觉意识。效果是指人们按照一定动机去活动所产生的结果。

医学领域中的医学动机和医学效果是对立统一的辩证关系。医学动机是指医务人员在选择医疗行为时的主观愿望；医学效果是指医务人员在医疗实践活动中所产生的客观结果。二者之间是相互联系和相互转化的。首先，医学动机产生于医疗实践中，包含着对一定医学效果的追求，并指导医疗行为达到预期的医学效果，在医学效果中体现医学动机。其次，医学动机一定要转化为相应的医学效果，医学效果的好坏又会指导医务人员产生新的医学动机。这是一个十分复杂的过程，这一过程可能出现几种情况，即好的动机产生不良的效果，不良的动机产生好的效果。这种复杂情况的出现要求人们在分析和评价医务人员的动机和效果时，必须深入分析整个医疗过程。要坚持动机和效果的辩证统一，既要看动机又要看效果。医学领域中的医学效果是指医务人员的医疗行为所产生的客观后果。在具体的医疗活动中效果也是复杂的，可以分为直接效果和间接效果、眼前效果和长远效果、局部效果和整体效果、有益效果和有害效果（毒副作用）。因为医务人员的行为是一个由动机向效果不断转化的过程，也是一个不断实践的过程。医务人员从救死扶伤，解除患者病痛，预防人群疾病发生的动机出发，在医疗过程中就必须把这种动机付诸实践，对工作认真负责、竭尽全力。但由于医务人员的责任心、技术水平、医学发展水平、医院的技术条件及患者的身体素质、疾病种类、心理状态、病变程度等多种因素的影响而未达到预期效果，往往会出现动机与效果不一致的情况。一是好的医学动机产生了不好的医学效果，即"好心办坏事"。二是不良的医学动机却产生了好的医学效果，即"歪打正着"。三是不同的医学动机却产生了相同的医学效果。在这种情况下就必须坚持动机和效果二者的辩证统一，既要看动机，又要看效果，把动机和效果统一到客观实践中。只有这样，才能恰如其分地对医务人员的职业行为作出全面的、公正的评价。

2. 目的与手段 是和动机与效果相联系的。目的是指人们在经过努力后所希望达到的目标。而手段则是指达到这一目标所采取的各种方法和措施。目的和手段是相互制约、相互渗透、相互联系的。目的决定手段，手段必须服从目的，没有目的的手段是不存在的。同时目的又不能离开一定的手段，一定的目的总要通过一定的手段来实现。医务人员行为的动机转化为效果，必然经过一个目的与手段的中间环节。因此，动机与效果的统一，还必须通过目的与手段的统一来保证实现。

医学目的，就是医务人员通过各种医学实践活动所期望达到的目标。而医学手段则是为了实现医学目的而采取的各种措施、方法和途径。

医学目的与医学手段也是互相联系、互相制约的。医学目的决定医学手段，医学手段必须服从医学目的。没有医学目的的医学手段是毫无意义的，而脱离医学手段的医学目的也只能是空中楼阁。我们在进行医学道德评价时，不仅要看医务人员在医疗实践中是否具有正确的目的，而且还要看是否选择了恰当的手段，是否支持了目的与手段的辩证统一。

在医疗实践中，一般来说，大多数医务人员都是从患者的健康利益出发，选择的医疗手段也是合乎道德的，目的与手段是相一致的。但是也会出现目的与手段相背离的情况，如有的医务人员为谋求私利或实现某种不良企图而选择医疗手段，这显然是不道德的，可称为非医学目的。由此可见，有了正确的目的，还必须认真选择手段，在发现手段背离目的的情况下必须改变手段，以免造成不良的后果。医学目的和医学手段二者之间的关系极为复杂，受各种主观和客观因素的影响和制约。因此，在进行医学道德评价时，必须坚持具体情况具体分析，防止两种不良倾向。一种是目的决定论，认为只要目的正确，就可以不择手段，甚至采取不道德的手段。另一种是手段决定论，认为手段就是一切，否认手段和目的的内在联系。这两种倾向都是片面的、错误的。前者夸大了目的的作用而否定了手段的作用，后者则反之。其结果会导致医学行为选择上出现违背医学道德的情况发生。因此，从医学道德要求出发，依据医学目的选择正确的医学手段是十分重要的。一般应遵循以下四条原则：

第一，效用性原则。即选用的医学手段必须是经过实践证明行之有效的。作为临床应用的一切医学手段，所采用的各种新技术和新药物必须是经过严格的动物实验和临床试验证明为安全有效的。

第二，统一性原则。诊疗手段的选择应与病情发展程度相一致。在医疗实践中，医生应坚持"一切以患者为中心"，尽力为患者创造适合的诊治环境和条件，并根据不同的服务对象、病种、病情采取相应而有效的诊治手段，以达到治疗疾病、恢复健康的目的，任何小病大治、大病小治的行为都是违背医学道德原则的。

第三，最优化原则。即选用的诊治手段必须经过实践证明，其效果是最佳的。对同一疾病的诊治手段是多种多样的，但应该选择当时、当地医疗设备和条件允许情况下的最佳手段。最佳的诊治手段是指疗效最佳，副作用和损伤最小，痛苦最轻，耗费最低，安全度最高。如果在条件允许的范围内，不积极选择最佳的诊治手段，而是应付患者、开大处方、做不必要的检查等都是不符合医学道德要求的。

第四，社会整体利益原则。在医学手段的选用时，必须考虑社会后果，一切可能给他人或社会带来不良后果的诊治手段，包括环境污染、病菌可能扩散的手段都不应采用，同时还要顾及社会和大多数人的利益，不能采用对个别患者有利，但却给大多数人的利益带来损害的诊疗手段，要体现对患者负责和对社会负责的一致性。

总之，在进行医学道德评价时，要将有利于人类健康利益作为根本原则，以动机与效果、目的与手段为依据，从实践出发，实事求是地做具体的辩证分析，才能做出正确的判断。

三、医学道德评价的方式

医学道德评价的方式是对医务人员的医学道德状况进行判断的特有方式。除了明确医学道德评价的作用、依据和标准外，还要使用一定的载体，运用一定的方式和方法，才能把医学道德的原则和规范转化为医务人员的行为，才能有效地扬善抑恶，树立良好的医德医风。医学道德评价方式通常有三种：社会舆论、传统习俗和内心信念。

（一）社会舆论

社会舆论是公众对某种社会现象、事件和行为的看法和态度。社会舆论是医学道德评价的重要方式，对于陶冶医务人员的高尚情操，增强医学道德观念，履行医学道德义务，具有重要意义。

首先，社会舆论可以将社会主义的医学道德原则和规范灌输给广大医务人员，使他们形成一定的医学道德认识，并在此基础上内化为自己的医学道德信念，外化为高尚的医学品德行为。社会舆论通常表现为两种形式，一种是有组织的正式舆论，政府部门和医学领域中的各个具体部门通过报纸、广播、电视、期刊、墙报、宣传栏等媒介，有目的、有计划地进行定向引导，使医务人员和日益社会化的医学生懂得，哪些是符合社会主义医学道德要求而应该做的，哪些是不能做的。这种形式的社会舆论覆盖面广、信息量大、权威性强、传播速度快，能够很快深入人心，从而敦促他们去适应、去追求更高层次的社会主义医学道德境界。另一种是非正式的社会舆论即通过口头形式传播的舆论，是人们自发形成的对医务人员的职业行为及其道德现象的道德判断。其不仅包括患者及其家属，还有社会上的其他人以及同行等，其对医务人员的职业行为也起着舆论调节、导向的作用。

其次，社会舆论在医学道德评价中作为一种社会意识形式，在一定意义上，是一种强大的精神力量。在医疗实践中，一些违反社会主义医学道德的行为总要受到舆论的谴责，从而使行为者调节、矫正其内化了的不正确的医学道德观念，以符合社会舆论倾向的要求和角色期望。在这点上，舆论起着"裁判"的作用。它监督着个人的医学道德行为并及时提出"犯规"的信号，以此帮助医务人员对已内化的逆向医学道德观念进行矫正，对顺向的医学道德观念在心理上再度适应，在行为上再度调整。

不可否认，正确的社会舆论倾向，在引发或敦促医务人员认同社会主义医学道德规范，并内化为主体的心理自觉方面起着积极的作用，对于培养医务人员的医学道德素质，它的作用有时会强于法规、纪律和行政措施。但是，社会舆论有时也会起到一种消极的作用。因为社会舆论作为社会成员表达他们自己的意志和意见的一种特殊方式，总是与社会上长期形成的传统的价值观念联系在一起。正如黑格尔所说："在公共舆论中真理和无穷错误直接混杂在一起"。我们在运用社会舆论进行医学道德评价时，必须区别正确的舆论和错误的舆论，并努力消除、减少错误舆论在医学道德评价中的影响。错误的社会舆论在医学道德评价中的消极作用，具体表现在两个方面，一是社会舆论若不顾及医务人员的心理状态和承受能力，一味地强调医学道德理想、医学道德境界，不仅不能调动他们的积极性，反而令其产生一种逆反心理，把本来正确的医学道德观念看作高不可攀的空洞"说教"而束之高阁。二是一些消极的社会舆论如无中生有的流言蜚语，往往会挫伤医务人员追求崇高理想的积极性，甚至损害他们的身心健康。由此可见，社会舆论作为医学道德评价发挥作用的重要方式，具有相反的两极功能。我们在运用社会舆论力量进行医学道德评价时，要充分考虑医学道德主体的心理承受能力把握应当与失当之间的度量和界限，提高对社会舆论正确与否的识别力是非常必要的。

（二）传统习俗

所谓传统习俗，是指人们从历史上沿袭下来的对某种或某一问题的一种惯例和常识性的看法。往往被人们视为一种不言自明的行为常规，具有形成过程的悠久性、支配人们行为的普遍性、作为衡量人们行为标准的稳定性等特点。传统习俗在本质上是社会纪律的一种自发的表现形式，也是历史形成的、普及于社会或集体之中，在一定环境和条件下经常重复出现的一种行为方式。传统习俗作为医学道德评价的一种方式，受社会经济条件、历史变迁、文化生活状况、宗教特点、道德观念及人们的社会地位等因素的制约，加上传统习俗本身的演化，使得传统习俗在医学道德评价中呈现出特殊的功能。

传统习俗在医学道德评价中的特殊功能表现为：第一，它是评价医学道德行为和道德价值最初、最起码的标准。第二，它是每次医学道德评价作出的价值判断和准则得以巩固和流传的外在形式。

由于传统习俗在医学道德评价中往往与民族情绪、社会心理交织在一起，使它具有稳定性和群众性的特点。它往往用"合格"与"不合格"来评价医务人员的行为，对医学道德行为起着约束和评价的作用。传统习俗在医学道德评价中虽有特殊作用，但并非都是积极的、进步的。积极的传统习俗对医务人员良好道德的形成起促进作用，如"医乃仁术""一心赴救""无德不从医"等；而落后的传统习俗如"男尊女卑""多子多福"，则应坚决抵制，不能使其成为形成新的医学道德风尚的阻力。由此可见，传统习俗既包括优秀的传统美德，也包含有一定的历史沉渣。在发挥传统习俗的评价功能时，要采取"扬弃"的态度，吸取精华，去其糟粕，以建立社会主义的医学道德新风尚。

（三）内心信念

所谓内心信念是指人们在实践中长期形成的对道德义务的真诚信仰和强烈的责任感，是对自己行为进行善恶价值评价的精神力量。医务人员的内心信念是指发自内心的对医学道德原则、规范和理想的正确性和崇高性的笃信，以及由此而产生的实现其道德义务的强烈责任感。内心信念作为医学道德评价的重要方式，在医学道德的自我评价中发挥着重要的作用。

1. 内心信念是一种强烈的责任感 是推动医务人员对其行为进行善恶价值评价最直接的内在动力，在整个行为过程中具有监督性和约束性。

2. 内心信念作为深入到内心的道德意识和准则 是医务人员精神上满足与否的切身体验，具有深刻的内化性。

3. 内心信念包含着道德情感和意志等因素 可以作为一种"强制力"迫使医务人员接受善恶判断的赞许或谴责。

4. 内心信念可以使医学道德评价的成果变为个体内在的稳定因素 医学道德评价的积极成果，只有成为每一个医务人员的内心信念或日常行为习惯时，才能达到预期的目的。

综上所述，社会舆论、传统习俗和内心信念三种医学道德评价的方式，在医学道德评价中分别发挥着特定的作用，同时三者之间又是紧密联系、互相作用的。传统习俗的产生和发展是通过社会舆论、内心信念发挥作用的，而社会舆论的形成和内心信念的养成，又受传统习俗的影响。可见，这三种评价形式是相互促进、相互渗透、相互补充的。只有综合运用各种评价形式，才能使医学道德评价发挥更好的作用，才能更好地有助于医务人员良好医学品德的形成。

第三节　医学道德修养

微课 9-3

医学道德修养是医务人员的一项重要的医学道德实践活动，是医务人员通过自我教育、自我磨练，把社会主义医学道德规范转化为医学道德品质的过程。随着医学科学的迅速发展和医疗卫生改革的不断深化，研究医学道德修养，提高医务人员的医学道德素质，已成为医学伦理学的一项重要课题。

一、医学道德修养概述

（一）医学道德修养的含义

"修养"是个含义广泛的概念，其本意是"切磋琢磨、涵养熏陶"的意思，通常包含三方面的含义：一是指人们在政治、道德、学识、技艺等方面进行自觉的学习、磨练和陶冶的过程及所达到的水平；二是指"修身养性"经过长期努力所达到的一种能力和境界；三是指用一定的道德原则和规范来反省和激励自己，在实践中逐渐养成的、有涵养的待人处事的态度。

医学道德修养是指医务人员为实现一定的医学道德理想而在医德意识和医德行为方面所进行的自我锻炼、自我教育、自我磨练和自我陶冶的过程及经过这种努力所形成的相应的医德情操和达到的医德境界。医学道德修养作为重要的实践活动，其目的在于使医务人员把医学道德原则和规范转化为内心信念、进行自身品质的塑造。

医学伦理学之所以把医学道德修养作为重要课题加以研究，是因为医务人员的良好医学品德不是与生俱来的，而是后天逐步形成的。一般来说，医务人员良好的医学品德的形成，包括医学道德认识的提高、医学道德情感的培养、医学道德信念的形成、医学道德意志的锻炼、医学道德行为的实践及医学道德行为习惯的养成等修养过程，该过程是一个长期、艰巨和复杂的过程。医务人员如果不认真进行医学道德修养，要培养良好的医学品德是不可能的。在医疗实践中，我们看到，医务人员的主观努力和医学道德修养不同，其结果也不同。有些人所受的教育、医疗实践经历和所处的医疗环境大致相同，有的人具有良好的职业道德品质，医术精湛，受到广大患者和社会的欢迎；有的人则进步缓慢，甚至道德败坏，堕落沉沦。其原因尽管多种多样，但往往与个人是否重视自我医学道德修养有着直接和密切的关系。实践证明，外部条件对于培养良好的医学品德固然重要，但归根到底还是需要自己的主观努力。只有通过自己的主观努力，加强医学道德修养，才能不断提高职业道德素质，把自己培养成为具有高尚医学品德境界的、为广大人民群众所欢迎的医务人员。

（二）医学道德修养的意义

1. 有利于提高医务人员的医德素质 在医务人员医德素质的形成中，医学道德修养起着内在动因的作用。社会的医学道德教育，对医务人员医学道德意识的确立，起着外在条件的作用，从内心深处进行自我教育，有利于将医学道德意识内化为医学道德信念和行为习惯。而医学道德修养正是

笔记栏

体现了社会医学道德教育的意向和自身医学道德的追求。只有加强医务人员自身的医学道德修养，将社会医学道德教育变为提高自身修养的有效方法，才能充分发挥医学道德教育的功能和效用。可以说，医学道德修养是医学道德教育发挥作用并形成医学道德素质的内在根据。社会的医学道德教育与个人医学道德修养对个人医学道德素质的形成，既是外在条件和内在根据的关系，又是他律和自律的关系。社会医学道德教育只有通过社会舆论和传统习俗等他律方式施加于医务人员，进行自我改造、自我陶冶、自我教育，才能转化为医务人员自觉的自律行为和习惯。

2. 有利于提高医务人员的医学道德行为选择能力　医学道德行为的选择指医务人员在特殊情况下，遵循医学道德原则和规范，选择正确的医学道德行为。医务人员在现实的医学实践中，常常遇到医德困惑和如何选择的问题，当这种选择不是在善与恶、道德与不道德间的选择，而是在善与善、道德与道德之间进行选择时，行为主体就会感到困惑。如在处理个人利益与患者利益的关系、社会效益与经济效益的关系、个人价值与社会价值的关系、对患者负责与对社会负责的关系时，都面临着两种不同医学道德义务的冲突，不能两全其美。在医德困惑面前要做出正确恰当的选择，就要求医务人员有较高的医学道德觉悟、医学道德知识和经验，并且要学会医学道德价值分析。所以，提高医学道德修养对于医务人员正确的医学道德行为选择具有十分重要的作用。

3. 对于建设和谐社会具有重要作用　医学道德修养不仅对医务人员个人是必要的，对社会也具有重要意义。医院是社会的一个窗口，它汇集着社会上从事各种职业的人，可以说，医务人员在医院肩负着双重任务，既是患者疾病的医治者，又是道德的传播者。医务人员的医学道德修养高，以严肃、认真、和蔼、热情的态度对待患者，这样，人们就可以从医务人员身上感受到社会充满温暖，从而促进社会主义精神文明建设。所以，医务人员的医学道德修养对社会的进步具有重要意义。

二、医学道德修养的境界

所谓医学道德修养境界，是指医务人员以一定的医学道德观念为基础，在调整个人与患者、社会之间利益关系中所形成的或达到的觉悟水平和道德情操。在不同的历史条件下，人们医学道德修养的境界是不同的。如在古代，由于医学的发展尚停留于经验医学阶段，预防医学、康复医学等现代医学门类还没有出现，治病救人是当时医学的唯一任务，医务人员从美德论、义务论出发，把救治患者作为自己唯一的目的，认为延长患者的寿命是自己的天职。在这样的背景下，他们不可能达到为广大人群的健康服务的医德境界；在近代生物医学模式下，人被看作是动物的、机械的，心理因素、社会因素被抛弃了，医务人员也不可能认真考虑心理和社会因素在疾病过程中的作用，当然在治疗和护理过程中情感的投入就会减少，也不可能达到为患者的身心健康服务的医德境界；在现代，由于预防医学、康复医学、保健医学、营养学等学科的发展，特别是现代医学模式的形成，心理、社会因素的作用日益受到重视，救治患者及其躯体性疾病已不是医学的唯一目的，医学为大众健康服务、为所有人的身心健康服务已成为医务工作的共识，这就要求必须打破传统的医德修养模式，向新的、高层次的医德修养境界努力。当然，古代、近代、现代医德境界的划分，只是就一般意义上而言的，即使在古代也不乏具有现代医德境界的医疗人员，如孙思邈、希波克拉底等。

在当前社会主义市场经济条件下，医务人员的医学道德修养境界大致可分为四个层次：

1. 利己主义的医学道德境界　这是最低层次的境界。处于这种境界的医务人员，在医疗工作中奉行的是极端利己主义，其人生观是自私自利的个人主义，他们认为自私是人的本性，行医的目的就是满足自己的私利。他们把医疗职业作为获取个人利益的手段，以听诊器、手术刀、处方权等为资本，不择手段地牟取私利。处于这种境界的医务人员根本不注重修养，他们的行为是与社会主义医学道德教育的目的相违背的，也是为人们所憎恶的。

2. 先私后公的医学道德境界　处于这种境界的医务人员在医疗活动中能够考虑集体、患者的利益，但却比较关心自己的私利。办事情、想问题常常充满矛盾，既想为集体为他人多做事情，又怕个人吃亏；想把公私关系处理好，但往往事与愿违。其根源是思想上偏重个人利益，当个人利益与集体、他人利益发生冲突时，常常不能舍弃个人利益。

3. 先公后私的医学道德境界　处于这种境界的医务人员占大多数，他们基本上树立了为人民服务的人生观，明确了作为一名医务人员的真正意义。这里说的"私"，是指医务人员个人的正当利益；"公"是指公众健康、卫生事业和集体利益。处于这种境界的医务人员，能够正确处理个人同整个卫生事业、集体、患者及同行之间的关系，能够把集体和患者的利益放在第一位，以事业为重，以患者利益为重；坚持多做贡献，合理报酬；谦逊礼让，尊重他人；严以律己，宽以待人，较好地履行了自己的道德义务和责任。

4. 大公无私的医德境界　是人类社会最高层次的医学道德境界。处于此境界的医务人员，对患者极其热忱，对工作极端负责，对技术精益求精，工作中全心全意为人民群众的健康服务。从不计较个人的得失，一切以患者利益为重，把医疗卫生工作当作个人的事业，以无私奉献为人生的最大快乐和幸福。

医学道德修养境界的四个层次，反映了医务人员医学道德修养水平的高低。自私自利的境界以"私"字为核心，表现为极端的个人利己主义，必须坚决地予以抵制；公私兼顾的境界以公私兼顾为特征，在实践中很难处理好，是一种较低层次的医学道德修养境界；只有先公后私、大公无私的医学道德境界才是社会和广大人民群众所期望的境界，才是广大医务人员所应追求的医学道德修养境界。这四种境界，是当前医务人员不同思想境界和道德状况的反映，但这又不是静止的、一成不变的。广大医务人员应切实加强自身医学道德修养，不断提高医学道德水平，逐步向更高层次的医学道德境界迈进，像白求恩那样，做"一个高尚的人，一个纯粹的人，一个有道德的人，一个脱离了低级趣味的人，一个有益于人民的人"。

三、医学道德修养的途径和方法

医务人员要真正解决社会道德要求与个人选择能力和践行能力之间的矛盾，解决自己内在思想品质中新旧道德因素之间的矛盾，除了自觉的道德修养意识和坚强的克己毅力外，还必须认识和掌握医学道德修养的正确途径和方法。

（一）学习求知

古希腊哲学家苏格拉底认为"知识即美德"。一个人修养的高低，虽不能全凭知识多少来衡量，但知识的丰富性对于提高个人修养的重要性却是显而易见的。医务人员的研究和服务对象是世界上最为复杂的"人"，没有广博的知识是难以精通医术的。因此医务人员要学习科学的理论知识，特别是对医学伦理学的基本理论、基本原则和规范的认识、掌握、理解和运用，可以使医务人员增强善恶、是非、荣辱的观念，保证自己行为的正确性。同时还应涉猎一些人文科学，如文学、哲学、心理学、美学、社会学等，以提高自身的基本素质，并在实践中锻炼和提高自己观察和解决问题能力。另外，在实际工作者，向先进人物学习，学习他们高尚的医学道德行为，学习同道的优秀医德思想，完善自己的高尚人格，向医德高境界迈进。

（二）坚持在医疗实践中加强医学道德修养

人的本质是一切社会关系的总和。人的道德品质是人的本质的重要组成部分，从根本上讲，它只能在社会实践中得到改造和提高，因而只有积极地参加医疗实践，在实践中自觉地进行自我锻炼、自我改造，才是医学道德修养的根本途径。具体说来，在医疗实践中加强医学道德修养要从以下方面做起：

1. 坚持在医疗实践中认识和改造主观世界　实践是检验真理的唯一标准，也是进行医学道德教育的根本途径和加强医学道德修养的根本方法。只有在实践中，医务人员才能认识到自己的行为是否符合医学道德规范。同时，医务人员要克服和纠正自己不道德的思想行为，培养和提高医学道德品质，也必须联系医疗实践才能真正做到。否则，其结果必与言行不一致。因此，脱离医疗实践、孤立地进行修养是不切实际的，亦无助于医德品质的培养。只有坚持理论与医疗实践相结合，做到言行一致，才能更好地将改造主观世界与客观世界结合起来，促进医德修养的不断深化。

2. 坚持在医疗实践中检验自己的言行，检验自己的医学道德修养水平　医学道德修养和医学道德品质的提高是一个长期而曲折的过程。每一个人在生活中都面临着不断的选择，在选择中增加自身的经验，而个人所达到的道德水平，并不能保证在一切问题上都能做出符合道德的选择。同时，社会的发展会不断地提出新的问题，人们已有的知识经验和道德水平并不会总是让人做出正确的选择，尤其是很多行为的后果，往往要通过很多曲折才能表现出来。这就说明，人们对善恶的认识同真理一样，只有在实践中并通过实践，其道德品质才能不断地巩固和提高。如果医务人员止步不前，不随实践本身的变化而不断加强修养，医德品质也不会真正得到提高。

（三）贵在自觉、持之以恒

社会舆论、传统习俗是医学道德品质形成的重要方面，但归根到底是通过医务人员的内心信念起作用的。医务人员只有把医学道德原则和规范变成内心信念，才能使医学道德原则和规范成为心灵深处的"医学法律"、头脑中的"自我命令"，用来调整自己的行为，使其符合医学道德的要求，达到全心全意为群众防病治病的目的。从认识论角度看，天下无天生的完人，觉悟程度也是逐渐提高的，从不自觉到自觉。认识是发展的，自己要不断进行自我教育、改造。道德修养是自我学习、自我教育、自我锻炼、自我提高的过程，没有高度的自觉性是不行的。同时，医学道德品质的形成更非一日之功，可一蹴而就的。高尚的道德人格和医学道德素质需要一个长期的"积善"过程，"积善"即精心培养优秀的医学道德观念和素质，使其不断积累和壮大。只有不弃小善，才能积成大善，只有积成众善，才能有高尚的医学道德素质。

（四）努力做到"慎独"

"慎独"既是医学道德修养的途径和方法，也是高尚的医德要求的。它是指医务人员在个人独处，无人监督、无人知情、没有舆论的影响、没有外在压力的情况下，仍能自觉坚持医学道德信念，遵守医学道德规范。"慎独"强调的是一种自律，这对医务人员来说是十分重要的。这是因为，一方面，医疗工作是一项专业性非常强的职业，一般人缺乏医学知识，无法监督。因此，医务人员工作是否认真负责，在很大程度上依靠自己的责任心和医学道德。另一方面，医务人员的工作具有群体性特点，但许多具体工作，都是在无人监督的情况下单独完成的。如果医务人员缺乏道德上的自律，缺乏"慎独"精神，工作不积极主动，表里不一，就极有可能出现医疗差错，危害患者的生命健康。因此，医务人员应努力培养"慎独"精神，努力达到"慎独"境界。医务人员要达到"慎独"境界，首先要提高认识，增强修养的自觉性：医务人员应该认识到"慎独"是经过长期修养所达到的一种境界，要达到这一境界就必须增强修养的主动性和自觉性，持之以恒，坚持到底；其次，培养"慎独"精神，必须打消一切侥幸心理。任何侥幸心理都有可能造成不良的实际后果，从而损伤医学道德修养的成果；最后，培养"慎独"精神应从小事入手。越是小事越能检验医务人员的医学道德修养水平，从小事、细节入手，耐心细致地做好本职工作，养成良好的医学品德行为习惯，才能逐步达到"慎独"境界。

第四节　医疗机构从业人员行为规范

一、医疗机构从业人员基本行为规范

微课 9-4

医学承担着守卫人类生命健康的重任，医疗机构是医学活动的载体，医疗机构从业人员是医学活动的主体，其职业行为规范直接决定着职业活动的后果。当前，我国部分医务人员在执业实践中存在的行医不规范现象，导致了各种负面后果的产生。就其具体案例的发生原因而言，有多种原因，但其根本、共同的原因在于行医行为的不规范。

我国卫生部、国家食品药品监督管理局、国家中医药管理局于 2012 年 6 月 26 日联合印发了《医疗机构从业人员行为规范》（以下简称《规范》），分为总则、医疗机构从业人员基本行为规范、管理人员行为规范、医师行为规范、护士行为规范、药学技术人员行为规范、医技人员行为规范、其他人员行为规范、实施与监督、附则共 10 章 60 条。

《规范》的出台对于进一步规范医疗服务行为，提高医疗服务水平，改进医疗服务质量，提升医疗机构从业人员的职业素养，加强医疗机构管理，保障医改顺利进行，促进卫生事业科学发展，都具有十分重要的意义。

（一）医疗机构从业人员涵盖的范围

1. 管理人员　指在医疗机构及其内设部门、科室从事计划、组织、协调、控制、决策等管理工作的人员。

2. **医师**　指依法取得执业医师、执业助理医师资格，经注册在医疗机构从事医疗、预防、保健等工作的人员。

3. **护士**　指经执业注册取得护士执业证书，依法在医疗机构从事护理工作的人员。

4. **药学技术人员**　指依法经过资格认定，在医疗机构从事药学工作的药师及技术人员。

5. **医技人员**　指医疗机构内除医师、护士、药学技术人员之外从事其他技术服务的卫生专业技术人员。主要包括医疗机构内各种检验检查科室技术人员、口腔技师、康复理疗师、医学物理工程师和医疗器械检验、维护人员等。

6. **其他人员**　指除以上五类人员外，在医疗机构从业的其他人员，主要包括物资、总务、设备、科研、教学、信息、统计、财务、基本建设、后勤等部门的工作人员。

此外，《规范》也适用于经注册在村级医疗卫生机构从业的乡村医生；医疗机构内的实习人员、进修人员、签订劳动合同但未进行执业注册的人员和外包服务人员等，根据其在医疗机构内从事的工作性质和职业类别，参照相应人员分类执行本规范。

（二）医疗机构从业人员基本行为规范内容

案例 9-3

2016 年 4 月 27 日，李女士带着儿子洋洋到 A 市第三人民医院儿科就诊，儿科主任张某检查后，诊断洋洋有发热、咳嗽、咳痰、扁桃体肿大的症状，遂开含有克林霉素、阿米卡星、注射用维库溴铵等药物处方，让李女士前往门诊药房交费取药。门诊药房当班药剂人员王某未按《处方管理办法》等相关规定，对处方用药与临床诊断的相符性未予以审核即发放药品。李女士领药后，医护人员对洋洋进行输液，在输液进行到第三步时，洋洋出现严重不良反应，遂送入该市 B 医院，后经抢救无效于事发当日死亡。2016 年 4 月 30 日，经 A 市医学会医疗事故技术鉴定，本病例属于一级甲等医疗事故，院方负完全责任；同时认定，A 市第三人民医院为合法医疗机构，医护人员为合法执业人员；医生用药错误，诊断与治疗不符；药师未按《处方管理办法》相关规定发药，即未予以审核处方就发药；维库溴铵是致死主因。

问题：

案例中的医生张某、药剂人员王某、输液护士违反了哪些医疗机构从业人员基本行为规范？

医疗机构从业人员行为规范包括了基本行为规范与分类行为规范，其中基本行为规范是所有医疗机构的从业人员要遵守的行为规范，分类行为规范是各类医疗机构从业人员分别遵守的行为规范。医疗机构从业人员基本规范的内容包括以下几方面。

1. **以人为本，践行宗旨**　坚持救死扶伤、防病治病的宗旨，发扬大医精诚理念和人道主义精神，以患者为中心，全心全意为人民健康服务。

2. **遵纪守法，依法执业**　自觉遵守国家法律法规，遵守医疗卫生行业规章和纪律，严格执行所在医疗机构各项制度规定。

3. **尊重患者，关爱生命**　遵守医学伦理道德，尊重患者的知情同意权和隐私权，为患者保守医疗秘密和健康隐私，维护患者合法权益；尊重患者被救治的权利，不因种族、宗教、地域、贫富、地位、残疾、疾病等歧视患者。

4. **优质服务，医患和谐**　言语文明，举止端庄，认真践行医疗服务承诺，加强与患者的交流与沟通，积极带头控烟，自觉维护行业形象。

5. **廉洁自律，恪守医德**　弘扬高尚医德，严格自律，不索取和非法收受患者财物，不利用执业之便谋取不正当利益；不收受医疗器械、药品、试剂等生产、经营企业或人员以各种名义、形式给予的回扣、提成，不参加其安排、组织或支付费用的营业性娱乐活动；不骗取、套取基本医疗保障资金或为他人骗取、套取提供便利；不违规参与医疗广告宣传和药品医疗器械促销，不倒卖号源。

6. **严谨求实，精益求精**　热爱学习，钻研业务，努力提高专业素养，诚实守信，抵制学术不端行为。

7. **爱岗敬业，团结协作**　忠诚职业，尽职尽责，正确处理与同行同事间的关系，互相尊重，互相配合，和谐共事。

8.**乐于奉献,热心公益** 积极参加上级安排的指令性医疗任务和社会公益性的扶贫、义诊、助残、支农、援外等活动,主动开展公众健康教育。

二、医师行为规范

> **案例9-4** 医师病历书写不规范 医院承担赔偿责任
>
> 38岁的张某在某医院被诊断患有"胸腹主动脉瘤及高血压"。该医院为其顺利实施了胸腹主动脉人工血管置换术,但术后7小时患者骤发呼吸抑制,意识丧失,心率、血压下降,经过抢救,患者一个月后神志有所恢复,两个月后意识清楚出院。该纠纷经过市级医疗事故鉴定,结论为"根据现有资料不能认定是否属于医疗事故。但医院存在以下问题:病历记录及陈述均不能提供患者发生呼吸抑制的确切原因,病因中也无科内关于该患者的病情讨论、分析、研究等记录。特护记录中的生命体征改变与病程记录中有关'呼吸抑制'的情况不符,原因不明。"对此,张某以医疗行为违反诊疗规范,护理人员在无医嘱情况下,给其饮用食物造成误吸,由于医院抢救不力,导致严重的缺氧性脑病为由,将医院告上法院,要求医院赔偿各种损失约170多万元。
>
> 一审法院经审理认为,该诉讼经鉴定虽然不属于医疗事故,但医院应该对其病历书写存在严重缺陷,影响进行医疗事故鉴定负有责任。对此,法院判决医院承担一半张某因呼吸抑制后造成的各种损失。
>
> 问题:
>
> 案例中医师的执业行为违反了哪些医师行为规范?

(一)医师行为规范的概念

医师是医务人员中非常重要的组成部分,是与患者直接接触最多的一类人员,是医务人员的主力军。医师行为规范是医师在临床和诊疗服务实践中应当遵守的行为规范,也是针对医师制定的分类行为规范。这些规范的制定对于提高医疗质量和诊疗效果,以及构建和谐的医患关系都具有积极的意义。

(二)医师行为规范的内容

医师行为规范是针对医师制定的分类行为规范,其内容包括:

1.规范行医,严格遵循临床诊疗和技术规范,使用适宜的诊疗技术和药物,因病施治,合理医疗,不隐瞒、误导或夸大病情,不过度医疗。

2.学习掌握人文医学知识,提高人文素质,对患者实行人文关怀,真诚、耐心地与患者沟通。

3.认真执行医疗文书书写与管理制度,规范书写,妥善保存病历材料,不隐匿、伪造或违规涂改、销毁医学文书及有关资料,不违规签署医学证明文件。

4.依法履行医疗质量安全事件、传染病疫情、药品不良反应、食源性疾病和涉嫌伤害事件或非正常死亡等法定报告职责。

5.认真履行医师职责,积极救治,尽职尽责为患者服务,增强责任安全意识,努力防范和控制医疗责任差错事件。

6.严格遵守医疗技术临床应用管理规范和单位内部规定的医师执业等级权限,不违规临床应用新的医疗技术。

7.严格遵守药物和医疗技术临床试验有关规定,进行实验性临床医疗,应充分保障患者本人或其家属的知情同意权。

三、《医疗机构从业人员行为规范》实施的监督

医疗机构行政领导班子负责《医疗机构从业人员行为规范》的贯彻实施。主要责任人要以身作则,模范遵守《医疗机构从业人员行为规范》,同时抓好本单位的贯彻实施。

医疗机构相关职能部门协助行政领导班子抓好《医疗机构从业人员行为规范》的落实,纪检监察纠风部门负责对实施情况进行监督检查。

笔记栏

　　各级卫生行政部门要加强对辖区内各级各类医疗机构及其从业人员贯彻执行《医疗机构从业人员行为规范》的监督检查。

　　医疗卫生有关行业组织应结合自身职责，配合卫生行政部门做好《医疗机构从业人员行为规范》的贯彻实施，加强行业自律性管理。

　　医疗机构及其从业人员实施和执行《医疗机构从业人员行为规范》的情况，应列入医疗机构校验管理和医务人员年度考核、医德考评和医师定期考核的重要内容，作为医疗机构等级评审、医务人员职称晋升和评先评优的重要依据。

　　医疗机构从业人员违反《医疗机构从业人员行为规范》的，由所在单位视情节轻重，给予批评教育、通报批评，取消当年评优评职资格或低聘、缓聘；解职待聘、解聘；其中需要追究党纪、政纪责任的，由有关纪检监察部门按照党纪、政纪案件的调查处理程序办理；需要给予行政处罚的，由有关卫生行政部门依法给予相应处罚；涉嫌犯罪的，移送司法机关依法处理。

（王星明）

思 考 题

1. 医德教育的原则与方法有哪些？
2. 医德评价的标准与依据。
3. 医德修养的途径与方法有哪些？
4. 医疗机构从业人员基本行为规范的内容有哪些？

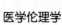

第十章 卫生经济与医院管理伦理

第一节 卫生经济伦理

卫生经济政策在一定程度上影响着卫生改革与发展的进程，它研究卫生经济领域的伦理问题，提出相应的解决对策和原则规范，是完善卫生经济政策的必要前提。

一、卫生经济伦理概述

（一）卫生经济伦理学的含义

卫生经济伦理学是生命伦理学的分支，以生命伦理学基本理论为基础，以卫生经济行为和生命政策为研究对象，应用经济伦理学的理论和方法对卫生经济问题和医疗政策进行研究，指明卫生经济行为的伦理选择和卫生政策的价值取向。

20世纪90年代，国内学者提出卫生经济伦理学的理念，着重研究卫生经济活动中的伦理精神、伦理气质及理论形态。这门学科的建立基于医学道德，是卫生经济运行的无形资源，名医、名院和传统医疗、保健品牌是卫生伦理实体，所创造的商业实利和商业价值是医学道德及科学技术的综合成果。因此，卫生经济从某种意义上来说是道德的经济，经济关系也是道德关系，经济政策就是经济伦理政策，卫生经济问题无一不是伦理学问题。

卫生经济伦理学以患者和公众享有医疗保健、健康权利的研究为核心，从伦理学视角去审视卫生经济学领域中所有决策的道德性，尤其重视公平、公正、公开在整个卫生服务和医疗保健中的实现。因此，卫生经济伦理学就必须研究效率与公平、经济效益与社会责任、生命质量和生命价值、卫生资源分配、疾病评估、保险政策、医药价格、国家干预、医院运营及卫生医疗政策等问题。

（二）卫生经济伦理学的政策理论

卫生经济伦理学应用的基本理论主要包括以下四个理论：

1. 效率与公平的选择理论 效率与公平的关系，是卫生经济伦理关系中的第一关系。医疗资源的分配问题既是一个经济问题，也是一个伦理问题。因为如何分配不仅要受经济的制约，更要体现一定伦理价值取向。在医疗资源分配中涉及的一个重要伦理价值取向就是公平。公平与效率之间有矛盾的一面，也有一致的一面。二者的一致性表现在两个方面：首先效率是实现公平的物质基础，低效率不仅是不经济的，也是不道德的。其次，公平又是效率的源泉，对效率具有促进作用。效率的高低取决于人的积极性和创造性的发挥。不公平会导致社会关系的破坏、社会问题的产生和社会的动荡，因而也难以使社会取得持久的效率。公平和效率之间经常互为条件和互相促进。然而，公平与效率又是矛盾，所以我们常常需要在两者谁优先的问题上进行抉择，力求公平与效率并重。

2. 机会代价理论 人们在做出选择时，必须付出机会代价（opportunity cost）。正如B.A.萨缪尔森所言："一项决策的机会代价是另一种可得到的最好决策的价值。"一项活动经济合理的真实成本是决策的机会代价，是做出某一决策而不去选择另一决策所舍弃的东西。在完全竞争条件下的市场，市场价格就是机会代价。在卫生经济运行中，怎样衡量医院卫生保健的成本？对这类项目的机会成本进行经济政策分析，是卫生经济成本效益分析的前提，也是所有宏观经济决策和多数微观运营决策的前提。机会成本多用于卫生保健，其作用有很高的价值。经济伦理学可将一部分机会成本称为伦理成本，这类成本即使是隐蔽的，也不可忽视它潜在的价值。

3. 福利经济学外部效应理论 福利经济学是关于社会成本与效益的理论，增进社会经济福利的途径有两个，资源最优配置和收入均等化。资源的最优配置包括卫生资源的最优配置，有一个条件就是要克服外部效应所引起的资源配置低效率状态。外部效应（external effect）是当生产和消费无意识地给其他人带来成本或效益时，外部性或溢出效应就发生了。就是说成本或效益被施加于其他人，然而施加这种影响的人却没有为此而付出代价或为此获得报酬。外部性是一个经济主体的行为对另一个经济主体的福利所产生的效果，而这种效果并没有从货币形式或市场交易中反映出来。在完全的市场条件下，卫生服务提供者以自身利益最大化为目标，不可能认真考虑其经济活动的社会成本和社会效益，这种情况下的资源配置必然缺乏效率。必须以公共选择理论为依据采取正确的政府行为矫正外部影响，强化卫生全行业宏观调控与管理，使社会成本与私人成本平衡，使社会效益与私人收益平衡，实现卫生资源的最优配置。福利经济学是以一定的伦理价值判断为前提，对经济体系的运行进行社会评价，以便确定经济体系的运行是否可以增进社会经济福利这一既定社会目标。福利经济学是衡量经济政策的伦理标准，也是制定经济政策的理论基础。

4. 劳动价值理论 涉及劳动者的劳动在经济过程中的价值表达，是我们理解卫生中工作社会经济成本和效益概念的指导思想。卫生服务是为满足人的医疗健康需要及可能的健康文化偏好，它的社会经济效益也就是卫生经济伦理效益，这种劳动价值显然就是道德价值。评定卫生服务的效率，主要看其满足人们健康需要的程度和它的社会经济成本是否合理。健康需要的可及性越大，社会经济成本应越低，那么社会经济伦理效益就越好。

卫生经济伦理学运用伦理学和经济学的知识，共同理性地解释、研究、分析、评价卫生事业改革和管理中的重大问题，有利于医疗决策的科学化，有利于医学的发展，也必然对我国迅速发展的医药卫生事业做出贡献。

二、卫生政策伦理原则

微课 10-1

（一）卫生政策的含义

世界卫生组织把卫生政策（health policy）定义为："改善卫生状况的目标、目标的重点及实现这些重点目标的主要方针"。卫生政策是国家预防疾病、促进健康、管理医疗卫生事务和保障公民身心健康的基本方针，最大化地消除健康的危险因素，提高全体公民身心健康水平，改善公民生活质量，是国家有关健康政策的目标。为达到这一目标，各国都在依据本国国情和社会需求制定卫生政策。

（二）卫生政策的作用

卫生政策以人群健康为目的，是公共政策体系的一个组成部分，具有以下四方面的作用：

1. 导向作用 是指政策对公众的行为和事物的发展方向具有引导作用，它告诉人们应当做什么和不能做什么，不仅引导人们的行为，也促使人们的思想观念发生转变，为医务人员的行为提供道德基准。对于公共卫生事业而言，它是商业性的还是具有一定福利性的公益性事业，取决于卫生政策的导向。

2. 管制作用 卫生政策是政府颁布的强制性规定，能对作用对象的行为与事物的发展进行控制和约束。任何卫生政策制定都从禁止危害人民健康的因素出发，这往往是国家通过颁布有关规范性文件明确地加以规定。

3. 调控作用 卫生政策的调控功能是指政府运用政策手段对利益相关者之间的利益冲突进行调节与控制，即调控医疗卫生人员之间、医疗卫生人员与服务对象之间、医疗卫生人员与社会之间的关系，尤其是利益关系。

4. 分配作用 公共政策的本质特征是对社会公共利益进行分配，这也是卫生政策的基本特征。卫生政策面对的是具有不同利益需求的集团和个人，有限的卫生资源如何公正、合理和有效地分配是卫生政策对象所关心的问题，也是卫生政策制定者所要解决的问题，这个问题既是理论问题，也是紧迫的实践问题。

（三）卫生政策应遵循的伦理原则

卫生政策是关于健康权利（机会）和卫生资源分配调整的方针政策，直接关系着不同群体的切身利益，必然涉及道德判断和道德选择。对卫生政策合理性的追问，要求卫生政策必须遵循伦理要求，合乎伦理准则。

1. 公益性原则 现代医学的发展已经把医患之间的关系扩展到医疗卫生工作与全社会的关系。因此，卫生政策的制定必须首先坚持公益性原则，这是合理配置卫生资源最基本的道德要求，也是衡量卫生政策正确与否的道德尺度。公益性原则坚持从社会和人类的利益出发，合理配置卫生资源和公正解决医疗实践中的矛盾。公益性原则要求卫生政策的制定和实施不仅要满足当代人的健康需求，为社会全体成员提供基本的保健服务，推动人人享有医疗卫生保健的实现，还要不损害后代的利益，有利于人类生存环境的改善，有利于医学科学的发展。

2. 公正原则 卫生政策涉及全体社会成员眼前与长远、局部与整体间的利益关系，涉及国家与企业、服务提供者与服务享受者之间的权利与义务。因此，卫生政策必须体现公正，必须以公正原则作为决策的依据。事实上，不同国家或同一国家不同社会人群间的健康状况和卫生服务利用存在着明显的差别，而并非所有的差别均代表着不公正，只有那些可避免的和不应有的差别才被认为不公正。卫生保健的公正应减少或消除所有被认为是可避免的、不公平的影响因素。因此卫生政策的公正，一方面表现为各种可利用的卫生资源的公正分配上，对具有相同卫生保健需要的人群提供相同的卫生服务，对所处状态不同的个体给予不同的处理。另一方面，体现在健康的公平、公正上，即指所有社会成员均有机会获得尽可能高的健康水平，每一个社会成员均应有公平的机会达到其最佳健康状态。

3. 效益合理性原则 即减少或杜绝浪费，合理有效地利用卫生资源。目前，各国均面临卫生资源紧缺的难题，但同时又普遍存在着卫生资源浪费的现象。形成这种矛盾的原因，在于卫生经费的筹集、分配、使用缺乏合理的制度与措施，过于宽容某些社会成员的个人利益。要克服这种卫生资源的浪费现象，迫切需要解决四个方面的问题：一是增强卫生保健服务提供者与享受者合理有效地使用卫生资源的意识；二是改进卫生费用支付的方式，使卫生费用的支付成为合理运用卫生资源的关卡；三是采取切实措施控制高新技术的滥用；四是强化生命质量的意识。

4. 以人为本原则 人的问题是公共政策和卫生政策的核心问题，以人为本是卫生政策的基本理念。在我国，卫生事业是一项具有社会公益性的福利事业，选择和制定卫生政策都必须坚持"以人为本"原则。这就意味着卫生改革与发展要坚持为人民服务的根本宗旨，把提高人民身心健康作为工作的中心和目标，优先发展有利于人民健康的基本医疗卫生事业，并追求基本权利的实现，保证人民得到良好的健康服务。同时还要尊重医务人员的尊严和劳动，调动医务人员的积极性，发挥医务人员的主动性和创造性，为提升人民身心健康水平做出最大的贡献。

第二节 医疗改革伦理

案例 10-1

党的十九大报告提出，"深化医药卫生体制改革，全面建立中国特色基本医疗卫生制度"。目前，深化医药卫生体制改革取得重大阶段性成效。中国特色基本医疗卫生制度立柱架梁的任务基本完成，初步建立了分级诊疗体系，以基层为重点，配置医疗资源，80%以上的居民15分钟内就能到达最近的医疗点。家庭医生签约服务已经覆盖4.3亿人。通过发展医疗集团、远程医疗协作网等医联体的形式，老百姓在家门口就能享受到较高水平的医疗服务。现在县域内的就诊率已经达到了82.5%。通过改革，取消了实行60多年的公立医院"以药补医"旧机制，逐步建立起维护公益性、调动积极性、保障可持续的运行新机制。鼓励社会办医，现在民营医院的数量占比超过了57%。我们着力解决低价药、儿童药等临床易短缺药品的供应问题。建立起由基本医疗、大病保险、应急救助、医疗救助构成的基本医疗保障体系，实现了异地就医住院的直接结算，保障水平也在不断提高，个人卫生支出占卫生总费用的比例从医改前2008年40.4%下降到30.0%以下，也是近20年来的最低水平。

问题：

在新医改的政策下，政府、各级医疗卫生行政部分和医疗机构各自肩负的伦理道德责任是什么？

一、医疗改革伦理概述

（一）国际典型的医疗卫生保健模式

在社会健康价值目标的导引下，各个国家从本国国情出发，力求建立一套与本国政治、经济、文化和人口健康水平相适应的医疗卫生保健制度模式。这些医疗卫生保健制度模式大致可分为以下四种：

微课 10-2

笔记栏

1. **国家医疗保障模式**　主要集中在西欧、北欧和大洋洲的一些发达国家和地区。这一模式是由国家（或地区）以立法的方式确定，通过税收渠道获得资金举办公立医疗卫生机构，或者政府购买私人的医疗服务作为基本的运作方式，是一种为所在国家或地区的全体居民提供公平可及的预防、医疗、保健、康复等服务的制度及运行体系。不同的国家或地区实行这种模式的管理形式有所不同，可分为国家集权管理和分权管理两种模式。1948 年的英国创立的国民卫生服务体系，是世界上第一个全民医疗体系，当时被认为是"世界上迄今出现的最大的社会服务实验"，是具有代表性模式之一。

2. **社会医疗保障模式**　主要集中在西欧部分发达国家、中东国家和日本。这种模式先通过国家立法，强制要求雇主和雇员按照工资的一定比例向疾病保险基金缴纳保费（或社会保险税），然后政府拿出一定比例的保费酌情补贴社会弱势群体，使其加入健康保险，以便覆盖到所有的人。这种保险制度不仅具有法律的强制性特征，还具有互济性和补偿性的特点。健康保险的管理机构有些是社会自治的非营利性的疾病基金，有些是政府集中管理的机构，实行社会统筹、互助共济、以收定支、收支平衡。

3. **个人储蓄医疗保障模式**　新加坡是实行个人储蓄模式的代表性国家。这种模式是通过国家立法强制性地以家庭或者个人为单位建立医疗储蓄基金，用于支付日后患病所需医疗费用，是融合健康上的个人责任和社会力量为一体的社会医疗卫生福利体系。

4. **混合型医疗保健模式**　是基于市场与政府的双重作用，对不同人群采用商业保险体制和政府向特定人群、弱势群体提供医疗保健或医疗救助的方式所建立的一种社会健康保障制度。市场化健康保险形式包括商业医疗保险和私人医疗保险。实际上，几乎所有的国家和地区都建立了市场健康保险制度，大多作为国家或社会卫生保健体制的补充，在国家或社会保障制度之外满足有特殊医疗保健需要的人群。目前只有美国将商业健康保险体制作为卫生保健的基本制度。

上述四种卫生保健制度模式为保障本国居民健康发挥了不可替代的作用，但各有利弊。从 20 世纪 80 年代开始，各国希望通过医疗改革进一步改进和完善医疗卫生保健制度，以解决运转中的难题，改善健康服务的可及性，提升服务质量和效率。

（二）我国的医疗卫生改革历程

1985 年 4 月国务院批准了卫生部《关于卫生工作改革若干政策问题的报告》，明确指出："必须进行改革，放宽政策，简政放权，多方集资，开阔发展卫生事业的路子，把卫生工作搞好"。由此拉开了医疗机构向市场化转型的序幕，这一年被称为"医改元年"。

1992 年 9 月，国务院下发了《关于深化卫生改革的几点意见》，医院补偿机制由统一的经费拨款改为各种形式的专项拨款。1994 年，国务院在江西九江和江苏镇江进行社会统筹与个人账户相结合的医疗保险制度试点，为全国的医疗保险制度探索经验。1998 年，国务院颁布《关于建立城镇职工基本医疗保险制度的决定》，要求在全国范围内建立覆盖全体城镇职工、社会统筹和个人账户相结合的基本医疗保险制度，并陆续出台医药分家、药品招标采购、医疗机构分类管理等一系列政策。这一时期的医疗改革思路聚焦市场，趋利行为严重。政府对医疗卫生投入严重不足，药品生产和流通秩序不规范，医院管理体制和运行机制不完善，医药费用上涨过快、个人负担过重，"看病难"和"看病贵"等问题突出。2003 年"非典"（SARS）疫情暴发，医疗改革过程中过度市场化带来的公共卫生领域的弊端暴露出来，促使全社会开始反思医疗卫生体制的改革方向。

2009 年 3 月，国务院颁布《中共中央、国务院关于深化医药卫生体制改革的意见》，标志着新一轮医改正式启动，此次医改被称为新医改。此意见提出：有效减轻居民就医费用负担，切实缓解"看病难、看病贵"的近期目标，以及建立健全覆盖城乡居民的基本医疗卫生制度，为群众提供安全、有效、方便、价廉的医疗卫生服务的长远目标。新医改在重大问题和根本性的问题上立场鲜明，改革的方向和目标明确，以全社会人人享有基本医疗卫生服务为根本出发点和落脚点。2017 年 10 月，中国共产党第十九次全国代表大会报告提出了"深化医药卫生体制改革，全面建立中国特色基本医疗卫生制度"。医改现行的方案设计、卫生制度建立到服务体系建设都是立足于中国国情，对医疗卫生体制进行全面设计和系统安排。

二、医疗改革的价值取向

卫生保健制度的供给、制度变迁、制度创新对人类在与疾病斗争中维护健康、提高生命质量的作用是不可替代的。为改善医疗服务的可及性，实现人人享有基本医疗卫生服务，公平是卫生保健制度的灵魂和根本价值取向。

公平，是指人们对人与人之间以利益关系为核心的各种关系的认识和评价。公平是一个历史范畴，其原则和标准因时代和社会制度的不同而变化，内容涉及政治、法律、文化等多个领域，其关注的具体问题十分广泛，概括起来主要表现为经济和社会两个层次上的公平。经济公平主要是指在社会经济生活中，不同的利益主体按照各方可接受的条件处理相互关系，主要表现为经济竞争中的关系，合理分配经济利益。经济公平在形态上主要包括机会公平、规则公平、分配公平和结果公平四个层面的内容。社会公平主要是指社会成员生活中权利的平等，这种平等表现在社会政治、经济、文化和道德（人格）地位等各个方面，包括涉及人的全面和自由发展的基本权利的政治公平、教育公平、医疗公平、社会保障公平等。公平应该被看作自由与平等的合体，作为对权利与责任、所得与应得、价值创造与资源分配之间比较合理的一种制度安排。

卫生保健制度中的公平是经济公平和社会公平在医疗卫生制度建构、实施、运行中的具体体现。公平是一个系统性的范畴，其中包括卫生制度相关的实质公平问题，也包括运行过程和执行环节中的程序公正问题。具体可划分为以下几方面：第一，卫生筹资领域的公平，筹资是指为购买某一产品或服务而筹集资金。不同的卫生保健制度所确定的医疗卫生筹资模式并不相同。筹资方式很多，筹资模式在全球并没有定式，都是根据本国国情和文化传统来进行设计，体现政府的统筹智慧和政治制度的价值取向。卫生筹资的公平要求建立全民医保的国家或地区，将制度建构定位在初级卫生保健体系的建设上，将重心放在向社会成员提供基本医疗卫生服务上。第二，医疗卫生服务提供的公平，主要包括以下两方面的内容：其一是卫生资源配置的公平。这里的卫生资源是指用于提供卫生服务的人、财、物，即主要是指硬性卫生资源。其二是卫生服务的可及性（accessibility）公平。所谓医疗卫生服务的可及性，是指服务对象寻求且获得服务的难易程度，即服务对象是否确实能方便、及时和实际地获得负担得起的医疗卫生服务。第三，卫生服务利用的公平，是卫生服务需要和需求的公平，是指不论其性别、财富、种族、地理等方面的差异，具有相同卫生服务需求的人可以得到相同的医疗卫生服务。第四，卫生服务产出的公平，即健康公平性或卫生服务的健康公平，也称结果和结局方面的公平，是指不同社会人群的健康水平相等或相似，健康状况分布均衡。

三、医疗改革的伦理道德责任

（一）政府的伦理道德责任

在市场经济的大背景下，医疗卫生服务引入市场机制，发挥其筹资、服务提供和机构经营管理方面的作用，更好地优化资源配置和合理使用有限的卫生资源。同时，由于市场机制的作用，使医疗卫生资源流动从客观上遵循价值规律和医疗需求的变化，引导医疗服务与医疗消费，满足不同层次、不同对象对医疗服务的不同需求，相应调整投资结构，合理配置医疗卫生资源，减轻医疗资源浪费现象。但市场机构有它固有的缺陷，如不能解决行业垄断，不能解决卫生资源分配的合理性和公平性问题，不能有效地维护和协调国家、社会和个人的利益等问题，这些缺陷都源于市场机制的本质，是市场自身无法解决的问题。

我国医疗卫生事业是一项具有社会公益性、福利性特征的事业，这样的本质决定了中国的医疗卫生事业需要政府调控。政府具有高度的权威性，拥有干预经济能力和调控经济的多种手段，可以有效解决和弥补市场的缺陷。作为代表公共利益的机构，政府对社会成员的健康保障负有不可推卸的责任，所以除市场经济作用于医疗卫生保健制度外，政府的管理和调控必不可少。

卫生保健制度中政府的责任主要表现在：一是为社会成员能够公平地获得基本的医疗卫生保健建构完备的制度框架和政策体系。二是基于医药卫生体制和相关制度和政策，为社会卫生保健提供财政支持。三是依据卫生市场规律，强化政府作为市场的规范制定者的地位，严格市场准入，引导市场运营，规范市场秩序，披露市场信息，强化市场监管，实现市场主体多元化，建立和健全统一、开放、竞争、有序与公平的卫生服务市场体系。四是制定卫生经济政策，调控卫生经济发展：制定和实施各类卫生经济政策，确保公共卫生服务和弱势群体基本医疗服务的供给，确定政府卫生补贴的目标人群，实施卫生救助与扶贫；明确对不同类型卫生服务机构的税收政策、价格政策、分配政策、补助政策，激励卫生服务的低价有效供给。五是干预医疗卫生服务市场，由于卫生服务市场的特殊性及卫生服务产品性质，政府对卫生服务市场调控的作用力度较大、范围较广，不仅要提供公共产品，规范供方市场，还要加强宏观管理，注重微观管理。

> **案例 10-2**
>
> 　　据新华社报道，2018 年 6 月 20 日在北京召开的国务院常务会议确定，督促推动抗癌药加快降价，让群众有更多获得感。我国以暂定税率方式将包括抗癌药在内的所有普通药品、具有抗癌作用的生物碱类药品及有实际进口的中成药进口关税降为零。此外，通过医保准入谈判、加快药物创新等后续措施，让群众切实感受到急需抗癌药的价格"明显降低"，全方位保障人民健康。国家医疗保障局启动国家集中采购试点、医保准入谈判等多项工作，推动抗癌药降价。对医保目录内的抗癌药，国家医疗保障局推动省级抗癌药专项集中采购。对医保目录外的独家抗癌药，国家医疗保障局已启动 2018 年准入专项谈判工作，将疗效明确、临床必需的新药、好药，通过谈判以合理价格及时纳入医保目录范围。目前已组织专家通过评审、遴选投票等程序确定了拟谈判药品范围，正在与企业确认谈判意愿。下一步将启动谈判材料准备、专家评估和具体谈判工作，谈判工作预计 9 月底前完成。
>
> 问题：
> 　　1. 分析案例，请回答政府在医疗服务中具备哪些功能？
> 　　2. 请问政府在医疗服务中肩负着哪些道德责任？

（二）医疗机构的伦理道德责任

　　医疗卫生机构的改革对医改成败起着至关重要的作用。1985 年的医改政策，完全将医疗推向市场，致使中国医疗卫生机构走上了一条商业化、市场化的经营道路，医疗卫生机构的公益性差、私立性强。

　　虽然政府对医疗卫生机构的投入绝对量有所增加，但占医疗卫生机构总收支的比例却逐年下降，医疗卫生机构只有靠自身经营来解决资金不足的问题。因此，"以药补医、以药养医"和"以设备补医"的问题突显出来，从而加重了老百姓"看病难、看病贵"的问题。同时，在市场经济的作用下，公立医院与私立医院共同竞争的局面形成，医务人员的报酬与绩效挂钩，导致医务人员职业道德败坏的现象层出不穷。医院奉行效率优先，"重效率轻公平"，盲目建设医疗卫生机构，忽视内涵建设和医德医风建设，加剧了医患矛盾。

　　党的十九大报告提出，"深化医药卫生体制改革，全面建立中国特色基本医疗卫生制度"，建立分级诊疗体系，以基层为重点，配置医疗资源。通过医疗改革，取消"以药补医"旧机制，鼓励社会办医。中国的医疗单位正趋向于多元化，并呈现竞争态势。医院功能已从单纯医疗型向综合型发展。医院管理者必须转变观念，明确自身的特色和优势，创新服务方式，改进服务质量，优化服务结构，拓展新的健康产业。在做好院内各项工作的同时，积极响应国家医改方针，切实落实医改政策，承担好医疗机构应尽的伦理道德责任。

　　医疗机构的伦理道德责任就是医疗机构所承担的社会责任，是医院对患者、公众及人类社会承担的责任和应尽的义务。公立医院具有营利性和公益性，这样的双重属性决定其对国家、社会及大众负有相应的伦理道德责任。这些责任包括：医疗服务与危重症抢救、突发公共卫生事件的紧急救援、重大活动的医疗健康保障、医学教学科研和对基层卫生的帮扶等。非公立性医院也同样负有一定的社会责任，如参与社会公益事业、开展公益活动、协助政府处理突发公共卫生事件等。

第三节　医院管理伦理

　　社会和医学的进步，促使医疗服务的组织形式、方式和内容不断发生变化。当代医疗服务的主体从个体医生的独立操作转变为众多医务人员的集体分工协作，组织形式从小型的个体诊所发展为大型或特大型综合性医系统。医院管理也伴随卫生服务和医药经济的发展得以发展。随着健康需求的增长、医学分工的日益精细，以及医疗卫生服务规模、范围的不断扩展，医疗服务机构与社会各部门之间的联系和渗透日夜紧密与复杂，医院管理已经成为医学实践中的重要内容，彰显出自身特有的鲜明而深刻的伦理特性。

案例 10-3

2016 年，中共中央、国务院印发了《"健康中国 2030"规划纲要》，并发出通知，要求各地区各部门结合实际认真贯彻落实。此纲要第八章第二节"创新医疗卫生服务供给模式"指出：建立专业公共卫生机构、综合和专科医院、基层医疗卫生机构"三位一体"的重大疾病防控机制，建立信息共享、互联互通机制，推进慢性病防、治、管整体融合发展，实现医防结合。建立不同层级、不同类别、不同举办主体医疗卫生机构间目标明确、权责清晰的分工协作机制，不断完善服务网络、运行机制和激励机制，基层普遍具备居民健康守门人的能力。完善家庭医生签约服务，全面建立成熟完善的分级诊疗制度，形成基层首诊、双向转诊、上下联动、急慢分治的合理就医秩序，健全治疗—康复—长期护理服务链。引导三级公立医院逐步减少普通门诊，重点发展危急重症、疑难病症诊疗。完善医疗联合体、医院集团等多种分工协作模式，提高服务体系整体绩效。加快医疗卫生领域军民融合，积极发挥军队医疗卫生机构作用，更好为人民服务。

问题：

1. 创新医疗卫生服务供给模式对医院管理有什么启示？
2. 在新形势下，医疗卫生单位应该如何展开管理工作才能提升医院的市场竞争力？

一、医院管理伦理的概述

在医院管理中涉及医患之间、医际之间等多方面、多维度的伦理关系，伴随各种利益的冲突，甚至是坚持还是背离医学宗旨的尖锐矛盾，从而使医院管理工作显示出深刻的伦理道德意义。

（一）医院管理伦理的含义与意义

管理的本质在于通过对具体系统的人、财、物、信息等要素进行指挥控制和计划协调，以实现资源的优化配置，发挥医疗系统的最大功能。医院管理是遵照社会需求、医院工作和医学发展的客观规律，运用现代科学管理理论和方法，对医疗体系内各相关要素进行计划、组织、指挥、控制、协调和管理，以保证医院的各项工作顺利进行。

医院管理伦理渗透在医院管理的各个环节，它依据医学伦理原则，研究医疗卫生体系内各职能部门应尽的道德责任，分析、指导和规范医院管理思想和行为，解决医疗运行中的各种难题和困境，保证医院管理的目标、内容、手段和方法符合医学道德要求，是管理学与医学伦理学的融合。

医院管理伦理对医院的管理、运行、发展和壮大有着十分重要的意义。医院管理的目标体现了医疗工作的伦理性质，不仅可以保证医院沿着正确方向发展，建立协调有序、相互信任的医疗人际关系，还可以最大限度地调动和发挥人的积极性与能动性，保证利益的公平分配。

（二）医院管理常见的伦理问题

在我国，医院作为社会医疗卫生服务体系的重要组成部分，为人民的身心健康服务是其秉持的职业宗旨，也是国家医疗卫生事业公益性的基本保障。同时医院作为独立的法人单位，兼具生产性和经营性等经济实体的特点。

20 世纪 90 年代中后期以来，我国对公立医院推行自主化改革，从全额预算拨款转变为差额预算拨款，公立医院走向自主经营、自负盈亏的发展道路。政府的直接投入仅占公立医院总收入的10% 左右，在政府投入不足的情况下，公立医院的运营发展多取决于自身的经济积累。在市场经济条件下，医院在实际经营中不能不考虑自身的经济利益，甚至追求利益最大化。医务人员的诊疗护理业务量与个人收入挂钩，个人收入水平与医院的经营绩效直接挂钩，从而形成了医院过度追求经济效益的局面，履行社会责任的意识日趋淡化。

医院的社会责任代表着社会公众对医院管理目标和行为的一种期望，期望医院能把提高社会总福利，增加社会公众福祉放在首位，多从事能产生社会效益的相关活动。而医院作为在市场经济下"经济人"的角色，使得医院更关注盈利的程度。因此，这两者之间存在一定的矛盾。如何平衡经济效益与社会效益，使得医院在履行社会责任的同时获取更大的经济效益，是医院管理中常见的伦理难题。

二、医院管理应遵守的伦理原则

（一）以患者为中心

医患关系的物化趋势使得医患之间缺少充分的语言沟通及情感交流。生物医学模式带来的负面影响依然存在，少数医务人员"重病不重人"，一味追求医学技术的突破。这些严重违背了"以患者为中心"的基本原则。

"以患者为中心"是指医院管理者在管理过程中，从维护患者利益出发，将为患者提供优质的诊疗服务、满足患者合理的医疗卫生需求作为医院各项工作的中心。"以患者为中心"的服务要求医务人员把"以患者为中心"作为行为准则，不仅关注疾病本身的生物学特征，更要关心患者的心理及社会特征，充分尊重患者的权利，重视人文关怀，为患者提供全方位的医疗服务，提高患者对医疗服务的满意度。

现代医学要求医务人员不仅关注疾病的治疗，也要致力于疾病预防、身心康复和健康促进。医院的服务对象不仅是患者，还包括有医疗服务需求的亚健康人群和健康人群，这就要求医院管理者细化和拓展医疗服务市场，创造最佳的医疗服务条件及院内生活服务条件，全方位地满足不同类型服务对象的需求，以最佳的服务、最低的费用让服务对象得到最好的诊疗效果和服务体验，尊重服务对象、关心服务对象、方便服务对象。

（二）提高服务质量

服务质量（service quality）是指服务能够满足规定和潜在需求的特征性的总和，即服务工作能够满足被服务者需求的程度。医疗服务质量是医疗服务工作能够满足患者需求的程度。

医疗服务质量不仅直接影响患者的就医体验，而且间接影响医院的声誉和效益。医疗服务质量的优劣在一定程度上决定着医院的生存和发展。医疗服务质量主要取决于广大医务人员的技术水平和医德水准。医院管理者应树立质量的观念，以服务对象为中心，严把医疗质量关，不断提高业务水平，树立医院良好形象，获得社会对医院的认可。

现代医院要提升核心竞争力和服务质量，就必须走向精细化管理。精细化管理是一种以降低管理成本、提高资源利用效率为目标的管理模式。具体到医疗行业，就是通过消除对无增值性的时间和流程，利用有限的人力、物力，以最少的投入为患者提供安全、及时、有效的服务。坚持精、准、细、严地对待诊疗及护理的每一个环节，对待医院管理和经营的每一个步骤，优化流程，降低医疗风险，减少医疗差错，持续改进质量，以优质的服务质量，赢得公众的信任和认可。

（三）平衡经济效益与社会效益

兼具公益性和营利性是我国医疗单位的鲜明特征。医院要考虑社会效益又不能无视经济效益，强调经济效益又不能放弃社会责任，所以医院管理者要始终把对国家、集体的义务放在首位，在国家、集体利益和个人利益相冲突时，以国家、集体利益为重；在医方和患方发生利益冲突时，以患者利益为重。医院管理者在制定政策时，既要突出医院自身生存和发展的需要，又要兼顾员工和患者的利益，还要担负医院对社会的责任，考虑与医院行为有密切利益关系的其他群体的利益及社会整体利益。医院工作必须兼顾社会效益与经济效益，在观念上不可将二者对立起来。

医院管理者应杜绝短视行为，以发展的眼光来看待二者之间的关系，加快构建把社会效益放在首位、社会效益和经济效益有机统一的管理体制及运行机制。

三、医学伦理委员会

（一）医学伦理委员会的历史与现状

1971 年加拿大的学者就提出了建立医院伦理委员会的建议。1975 年美国《医学伦理学杂志》第一期讨论了医院伦理委员会的组成和职能。1976 年，美国在审理"K.昆兰案件"时，就"是否撤销 K.昆兰的生命支持系统"的问题，新泽西州最高法院的法官认为 K.昆兰的家长和医生应向一个"伦理委员会"咨询，引起了人们对"伦理委员会"的关注，从而促进了医院伦理委员会的建立。1984 年，美国医学会作出了"每个医院建立一个生命伦理学委员会"的决议，以"协商由于医学和疾病引起的生命伦理学的复杂问题"。到 20 世纪 80 年代末，美国已有 60% 以上的医院建立了医院伦理委员会。欧洲等国及澳大利亚紧随其后，相继建立起这类组织。截止到 1992 年，日本已有 80% 以上的医学院校和 50% 以上的医院设立了伦理委员会组织。

20 世纪 80 年代，中国学者开始提出建立医院伦理委员会的设想。1990 年中华医学会医学伦理学会法规委员会通过了《医院伦理委员会组织规则（草案）》，我国部分医院开始组建医学伦理委员会。1994 年全国医学伦理学会法规委员会发出《关于建立"医院伦理委员会"的倡议书》，推动了我国医院伦理委员会的建立和发展。2003 年国家食品药品监督管理局下发了《药品临床试验质量管理规范》，要求各临床药理实验基地成立伦理审查委员会，对临床人体试验进行伦理审查；2010 年国家药品监督管理总局颁布的《药物临床试验伦理审查工作指导原则》是推动医学伦理委员会制度化、规范化运作的标志性文件。现阶段医学伦理委员会在工作制度、标准操作规程、人员组成、审查流程等方面不断完善、逐步规范，我国伦理委员会的建设进入到实质性的操作阶段。医学伦理在医学实践和生命科学研究中发挥着越来越重要的作用。

（二）医学伦理委员会的分类

医学伦理委员会是应对生命伦理困境和医学道德难题的直接产物，反映了现代科学活动中的同行评议和公众参与的思想，是医学研究者和医务人员与同行、专业团体和社会公众共担风险与责任的体现。根据工作范围和职责的不同，通常将医学伦理委员会分为四类：

第一，医学行业和学术组织伦理委员会（health-profession & association committee，HPAC），是在医学专业人员和医学科技工作者自愿组成的行业组织或学术组织内部成立的专业委员会，也称"道德建设委员会"，主要为指导和规范其学会成员的执业和学术活动，制定行业或专业道德规范和行为准则；开展道德教育培训和宣传工作，促进道德诚信；监督和检查学会道德建设工作，促进医学伦理学的研究；提供有关道德、伦理方面的咨询。

第二，医学伦理专家委员会（advisory ethics committee，AEC），一般是中央和省级卫生健康行政部门设立的专家咨询和政策研究组织，主要针对重大伦理问题进行研究讨论，提出政策咨询意见在必要时可组织对重大科研项目的伦理审查；对辖区内机构伦理委员会的伦理审查工作进行指导和监督。

第三，医院伦理委员会（hospital ethics committee，HEC），又称临床伦理委员会，以保护患者权益为宗旨，确保医疗机构及其医务人员按照法律规范实施临床诊疗，主要针对复杂有争议的、具有深刻社会影响的临床伦理难题，为临床医生的具体诊疗决策和医疗干预进行伦理审查、个案伦理咨询；对医疗机构内特殊临床技术的规范应用和医疗资源的公正分配等进行伦理审查、政策研究，提出政策咨询意见；对医务人员进行医德教育和伦理培训。

第四，机构伦理委员会（institutional review board，RB），又称研究伦理委员会，以规范医学研究、促进科研诚信、保护受试者或实验动物权益为宗旨，依据国内外相关法规和伦理准则，遵循规范的审查流程，对生物医学研究中的人体研究和动物实验及其实施过程进行系统的、独立的伦理审查和伦理监管；同时为伦理委员会委员和研究者进行科研伦理培训，以提升其伦理能力和素养。

（三）医学伦理委员会的职能与作用

1. 医学伦理委员会的职能　总的来说，医学伦理委员会具有以下四方面的职能：

第一，审查批准。受政府行政部门委托，医院伦理委员会运用医学伦理原则，对某些特殊的医学科研项目、敏感的医疗技术应用实施伦理审查，对申报的项目进行伦理审查批准，确保医学高新技术的合理应用和医学正确的发展方向。

第二，教育培训。对医学伦理委员会委员、研究者、临床医生、患者及社会公众进行伦理教育和培训，使其了解诊疗实践和医学研究中的相关伦理法规政策，掌握必要的伦理知识和思维方法，自觉遵循和践行医学伦理原则，丰富伦理理论素养，提高伦理实践能力。

第三，咨询指导。医学伦理委员会以专业的伦理思维与判断，就生物医学和生命科学领域有争议的伦理问题，为患者及其家属、临床医生和研究者提供咨询服务，为医务人员的具体临床决策提出专业建议，指导研究者负责任地开展医学研究。

第四，政策研究。在国家和地区层面上，为医学研究、预防保健和医疗领域中的相关伦理法规和政策的制定提供专业意见和指导；对医疗机构发展中的发展战略、科研方向、利益分配原则、高新技术配比等重大问题提供专业的伦理咨询意见。

2. 医学伦理委员会的作用　医院伦理委员会是新形势下调整医学伦理关系的新型组织形式，它适应了医院改革的需要，保证了医患利益，解决了生命伦理难题。

第一，保证医院改革方向的正确。医院改革的根本目的是提高医疗卫生服务水平，更好地促进卫生健康事业的发展。在我国，公益性是医疗单位的基本属性，要求医疗单位开拓进取、义利并重，履行好自己的社会职责。但在市场经济下一些负面和消极的观念，如唯利是图、以权谋私等腐蚀着医务工作者价值观念和医院管理者的价值取向，影响医院发展的方向。医院伦理委员会将依据医学伦理原则，对医院的战略决策、政策制定、改革方向予以论证和把握，提供伦理咨询意见，确保医院改革方向的正确。

第二，调整医患关系。当前，我国医患关系中依然存在矛盾，这些矛盾严重影响了医疗关系的正常发展和医疗工作的顺利进行。在这些矛盾冲突中有大部分是由于误解、服务态度差及沟通不畅导致的，属于伦理范畴，既不能都诉诸法律，又不能完全依靠双方自己的力量解决。那么，最好的方法就是通过医院伦理委员会进行伦理调解。由于医院伦理委员会由各方代表组成，通过开展平等对话和进行伦理分析，既可以有效地维护患者的利益，也能代表医方的利益，从而为防止和解决医疗活动中的医患冲突，协调医患关系，发挥积极的作用。

第三，解决医学高新技术应用带来的生命伦理学难题。在医学高新技术的使用上，医务人员面临着更多、更尖锐的道德两难选择。例如在对不可逆转的终末期患者的治疗方案的选择中，延长生命与解除患者痛苦的矛盾、生命神圣论与生命价值论的矛盾，器官移植中的供需选择及稀有医疗资源的公正分配的难题，医学需要和非医学需要下人为干预生命的界限道德反思等，这些都是医务人员面临的道德选择难题。医院伦理委员会将为医务人员及相关者提供伦理咨询，使医学高新技术的发展和应用更符合患者、人类社会及各方面的利益。

第四，维护各方的正当利益。在高度专业化的医疗领域中，患者处在相对弱势的地位，其维护自身利益的能力十分有限。医院伦理委员会将站在公正的立场上，有效地维护患者和社会人群的利益；正确评价医疗风险，合理保护医务人员的正当利益；正确评价社会利益、医学科学发展的利益与患者及医务人员利益之间的关系，为相关者提供必要的伦理咨询。

（贾伊伶）

思 考 题

1. 卫生政策应遵循哪些伦理原则？
2. 医学伦理委员会有哪些职能与作用？
3. 医院管理应遵守哪些伦理原则？

参 考 文 献

曹水福，陈晓阳 .2010. 医药卫生体制改革中的伦理难题 . 山东社会科学，（7）150-153.

曹水福 .2013. 深化医改政策中有关"政府主导"几个需要澄清的误区 . 山东大学学报哲学社会科学版，（1）148.

曹永福，陈晓阳 .2011. 公立医院回归公益性的体制难题及政策建议 . 济南：山东大学学报哲学社会科学版，152-156.

曹永福 .2006. 医学伦理学 . 济南：山东大学出版社 .

曹永福 .2011. 新医改政策中"公益性价值取向"的伦理辨析 . 中国卫生经济，（3）320-22.

车龙浩 .2005. 医学伦理学 . 北京：高等教育出版社 .

陈化，刘俊荣 .2017. 从知情同意到共同决策：临床决策伦理的范式转移——从 Montgomery 案例切入 . 医学与哲学，38（10A）：16-19.

陈晓阳，曹永福 .2010. 医学伦理学 . 北京：人民卫生出版社 .

丛亚丽 .2002. 护理伦理学 . 北京：北京大学医学出版社 .

董四平，安艳芳，方鹏骞，等 .2009. 论医患关系恶化的哲学根源：医学的异化 . 医学与哲学，30（5）：24-26.

高树中，杨继国，贾国艳 .2018. 医学伦理学 . 北京：科学出版社 .

郭丽君，鲍勇，戴红勤等 .2016. 上海市社区医务人员职业价值感现状及影响因素调查 . 中国全科医学，19（7）：853-856.

郭楠，刘艳英 .2013. 医学伦理学案例教程 . 北京：人民军医出版社 .

郝晋，王晓燕，苗京楠，等 .2015. 医患认知差异下医患信任关系的重构 . 中国医院管理，35（12）：70-72.

焦雨梅，穆长征等 .2016. 医学伦理学 . 镇江：江苏大学出版社 .

睢素利 .2017. 从伦理和法律视角探讨患者自主权在预先医疗决定中的实现 . 中国医学伦理学，30（10）：1213-1218.

刘俊荣 .2004. 医患冲突的沟通与解决 . 广州：广东高等教育出版社 .

刘振华，2015. "医闹"事件的反思与防控机制重构 . 广西社会科学，29（6）：162-166.

刘志红 .2014. 和谐医患关系构建视角下医学生语言沟通能力培养策略分析 . 山东社会科学，31（10）：103-104.

齐俊斌 .2018. 医学伦理学 . 北京：人民日报出版社 .

尚鹤睿 .2008. 心理学视角下的医患关系 . 医学与哲学：人文社会医学版，29（4）：12-13.

施旸，刘连新，王艳萍 .2013. 医疗纠纷的现状与调解机制探讨 . 中国医院管理，33（9）：79-80.

孙福川，王明旭 .2013. 医学伦理学 . 北京：人民卫生出版社 .

孙福川 .2002. 论生命伦理学基本原则的解构与重建 . 医学教育探索，1（1）：70-73.

孙慕义 .2015. 医学伦理学 . 北京：高等教育出版社 .

汪建荣 .2018. 国家医师资格考试医学综合指导用书医学人文概要 . 北京：人民卫生出版社 .

王海明 .2008. 新伦理学（修订版）. 北京：商务印书馆 .

王海明 .2009. 伦理学导论 . 上海：复旦大学出版社 .

王锦帆 .2006. 医患沟通学 . 北京：人民卫生出版社 .

王丽宇 .2013. 医学伦理学 . 北京：人民卫生出版社 .

王明旭，尹梅 .2015. 医学伦理学 . 北京：人民卫生出版社 .

王明旭，赵明杰 .2018. 医学伦理学 . 北京：人民卫生出版社 .

王一方 .2000. 敬畏生命——生命、医学与人文的对话 . 南京：江苏人民出版社，44-57.

韦锦斌 .2005. 人性视野中的医学 . 医学与哲学，26（4）：36-37.

吴素香 .2013. 医学伦理学 . 北京：广东高等教育出版社 .

伊焱，陈士福 .2014. 医患关系中的非理性因素及其优化探讨 . 中国医院管理，34（5）：60-61.

尹梅 .2015. 医学伦理学 . 北京：人民卫生出版社 .

臧运森，田侃，贺云龙 . 2015. 医师"拒诊权"相关问题的思考 . 中国全科医学，18（5）：556-559.

张兆金，黄欣，黄敏芳，等 .2015. 广州市医患双方对医患关系认知差异的比较分析 . 医学与哲学：人文社会医学版，36（9）：67-70.

朱简兰，蒲川 .2009. 重庆某三甲医院医患沟通现状认知与模式思考 . 现代预防医学，36（20）：3887-3892.

附录

最新执业医师资格考试大纲解读

一、新版考试大纲修订的背景

《中华人民共和国执业医师法》的颁布标志着我国开始实施医师资格考试准入制度。作为医师资格考试试题研发和考生备考的依据，我国的《医师资格考试大纲》（以下简称《考试大纲》）于1999年首次颁布，2002年、2009年和2013年先后三次进行修订。2019年是我国医师资格考试实施第20年，为深入贯彻落实全国卫生与健康大会精神，全面深化医药卫生体制改革，根据《中华人民共和国执业医师法》、《"健康中国2030"规划纲要》、《国务院办公厅关于深化医教协同进一步推进医学教育改革与发展的意见》、《国务院办公厅关于进一步加强乡村医生队伍建设的实施意见》、"十三五"卫生计生和中医药改革与发展相关规划精神以及医师资格考试工作改革要求，在对2013年版《考试大纲》和近六年考试工作进行全面总结的基础上，国家医学考试中心（以下简称医学考试中心）组织开展并完成了2019年版西医类别（包括临床、口腔和公共卫生）和乡村全科执业助理医师《考试大纲》的修订。

二、新版考试大纲修订的原因

在中国特色社会主义新时代，全面深化医药卫生体制改革和实施健康中国战略都对医师资格考试工作提出了新思路和新要求：

一是人民生活水平不断提高，人民群众对医药卫生服务质量有了更高的要求，而我国目前仍存在医药卫生人才数量不足、素质和能力相对不高、结构和分布尚不合理等问题，特别是基层卫生人才严重短缺，难以满足人民群众日益增长的医药卫生服务需求。

二是工业化和城镇化的推进、生态环境的改变以及人口老龄化和疾病谱的变化，给医药卫生服务工作带来一系列新的挑战。

三是生命科学、生物与信息技术的不断创新，人工智能与大数据的广泛应用，医学内部各学科之间、医学与人文社会学科之间的整合更加凸显，以岗位胜任能力为导向的医学人才评价模式的转变对医生的知识结构和知识水平也提出了新的要求。

四是"十三五"期间，国家颁布实施《国家医师资格考试发展规划（2018—2020年）》，针对医师资格考试工作改革任务提出明确的工作目标和要求，确定了时间表，医师资格考试工作所面临的任务更加繁重而艰巨。

因此，为了满足深化医药卫生体制改革和医药卫生人才培养的要求，适应医学科学发展和医学教育改革的需要，医学考试中心每隔3至5年会对《考试大纲》进行一次修订，这也是国际上资格准入类考试的通行做法。2013年版《考试大纲》已颁布实施6年，能够较好地评价医师的能力，为医学人才培养与准入发挥了重要作用。但近年来，随着我国医药卫生事业快速发展、医药服务需求不断增长和服务能力不断提升，以及医学教育改革不断发展和考试评价技术不断进步，借鉴国际通行做法，考试内容应适时调整，考试设计应不断优化，考试手段应逐步完善，以适应国家对医师素养及能力的新需要，满足健康中国建设及为人民群众提供全生命周期、连续的卫生与健康服务的新要求。

三、新版考试大纲修订所遵循的原则

2019年版《考试大纲》的修订是以岗位胜任力为导向，以医师准入基本要求为指导，突出重点，稳步实现从学科知识考试向岗位能力考试的转化。

一是根据国家最新修订的法律法规和部门规章，调整并更新了相关考核内容。

二是根据"国家卫生健康工作方针"中"预防为主"的要求，充分体现"大力推进健康促进"的工作理念。

三是根据国家"推进分级诊疗制度建设""提升基层卫生服务能力"，突出执业医师和执业助理医师两级考核要求的差异性和侧重点。

四是根据医学教育发展、临床工作需求变化及考试方式改进，突出岗位胜任力特点，进一步体

现基础与临床、临床与预防的融合，重点考查临床综合应用等能力。

五是根据疾病谱变化、医学发展和临床诊疗需求等方面的需要，重点考查临床常见病和多发病。

六是在适应医学发展需要的同时兼顾考试大纲的稳定性，在 2013 年版《考试大纲》的框架基础上，将考核内容有机整合。

四、新版执业医师资格考试《医学伦理学》考试大纲修订的主要内容

1. 医学伦理学增加了指导原则。
2. 临床治疗的伦理决策。
3. 医学伦理委员会及医学伦理审查。
4. 基因诊疗的伦理原则。
5. 医学道德教育。

五、临床执业医师资格考试《医学伦理学》考试大纲（2019版）

单元	细目	要点
一、伦理学与医学伦理学	1. 伦理学	（1）伦理学的含义和类型 （2）伦理学的研究对象 （3）伦理学的基本概念
	2. 医学伦理学	（1）医学伦理学的含义 （2）医学伦理学的历史发展 （3）医学伦理学的研究对象和内容 （4）医学伦理学的基本观点 （5）学习医学伦理学的意义和方法
二、医学伦理学的原则与规范	1. 医学伦理的指导原则	（1）防病治病，救死扶伤 （2）实行社会主义人道主义 （3）全心全意为人民身心健康服务
	2. 医学伦理学的基本原则	（1）尊重原则 （2）不伤害原则 （3）有利原则 （4）公正原则
	3. 医学伦理学的基本规范	（1）医学伦理学基本规范的含义和本质 （2）医学伦理学基本规范的形式和内容 （3）医务人员的行为规范
三、医疗人际关系伦理	1. 医患关系伦理	（1）医患关系的伦理含义和特点 （2）医患关系的伦理属性 （3）医患关系的伦理模式 （4）医患双方的道德权利与义务 （5）构建和谐医患关系的伦理要求
	2. 医务人员之间关系伦理	（1）医务人员之间关系的含义和特点 （2）处理好医务人员之间关系的意义 （3）协调医务人员之间关系的伦理要求
四、临床诊疗伦理	1. 临床诊疗的伦理原则	（1）患者至上原则 （2）最优化原则 （3）知情同意原则 （4）保密守信原则
	2. 临床诊断的伦理要求	（1）询问病史的伦理要求 （2）体格检查的伦理要求 （3）辅助检查的伦理要求
	3. 临床治疗的伦理要求	（1）药物治疗的伦理要求 （2）手术治疗的伦理要求 （3）其他治疗的伦理要求
	4. 临床急救的伦理要求	（1）临床急救工作的特点 （2）临床急救的伦理要求
	5. 临床治疗的伦理决策	（1）临床治疗的伦理难题 （2）临床治疗的伦理决策

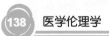
续表

单元	细目	要点
五、临终关怀与死亡的伦理	1.临终关怀伦理	（1）临终关怀的含义和特点 （2）临终关怀的伦理意义和要求
	2.安乐死伦理	（1）安乐死的含义 （2）安乐死的伦理争议
	3.死亡伦理	（1）死亡的含义 （2）死亡标准的历史演变 （3）脑死亡标准的伦理意义
六、公共卫生伦理与健康伦理	1.公共卫生伦理学的含义和理论基础	（1）公共卫生伦理学的含义 （2）公共卫生伦理的理论基础
	2.公共卫生伦理原则	（1）全社会参与原则 （2）社会公益原则 （3）社会公正原则 （4）互助协同原则 （5）信息公开原则
	3.公共卫生工作伦理要求	（1）疾病防控的伦理要求 （2）职业性损害防治的伦理学要求 （3）健康教育和健康促进的伦理学要求 （4）应对突发公共卫生事件的伦理要求
	4.健康伦理	（1）健康伦理的含义 （2）健康权利 （3）健康责任
七、医学科研伦理	1.医学科研伦理的含义和要求	（1）医学科研伦理的含义 （2）医学科研伦理的要求
	2.涉及人的生物医学研究伦理	（1）涉及人的生物医学研究的含义和类型 （2）涉及人的生物医学研究的伦理原则
	3.动物实验伦理	（1）动物实验伦理的含义 （2）动物实验伦理要求
	4.医学伦理委员会及医学伦理审查	（1）医学伦理委员会的含义 （2）医学伦理委员会的职能 （3）涉及人的生物医学研究的伦理审查
八、医学新技术研究与应用的伦理	1.人类生殖技术伦理	（1）人类辅助生殖技术的含义和分类 （2）人类辅助生殖技术的伦理争论 （3）人类辅助生殖技术和人类精子库的伦理原则 （4）人的生殖性克隆技术的伦理争论
	2.人体器官移植的伦理	（1）人体器官移植的含义和分类 （2）人体器官移植的伦理争议 （3）人体器官移植的伦理原则
	3.人的胚胎干细胞研究伦理	（1）人的胚胎干细胞研究的伦理争论 （2）人的胚胎干细胞研究的伦理规范
	4.基因诊疗的伦理	（1）基因诊断的伦理问题 （2）基因治疗的伦理问题 （3）基因诊疗的伦理原则
九、医务人员医学伦理素质的养成	1.医学道德教育	（1）医学道德教育的特点 （2）医学道德教育的过程 （3）医学道德教育的方法
	2.医学道德修养	（1）医学道德修养的含义和意义 （2）医学道德修养的目标和境界 （3）医学道德修养的途径和方法
	3.医学道德评价	（1）医学道德评价的含义和意义 （2）医学道德评价的标准 （3）医学道德评价的依据 （4）医学道德评价的方式